U0220298

# 药理学实验操作教程
## （全视频展示）

主编　陈乃宏

中国协和医科大学出版社
北　京

**图书在版编目（CIP）数据**

药理学实验操作教程（全视频展示）/ 陈乃宏主编. —北京：中国协和医科大学出版社，2021.9
ISBN 978-7-5679-1751-4

Ⅰ. ①药… Ⅱ. ①陈… Ⅲ. ①药理学－实验－教材 Ⅳ. ①R965.2

中国版本图书馆CIP数据核字（2021）第108698号

**药理学实验操作教程**（全视频展示）

**主　　编**：陈乃宏
**责任编辑**：王朝霞
**封面设计**：许晓晨
**责任校对**：张　麓
**责任印制**：张　岱

**出版发行**：**中国协和医科大学出版社**
（北京市东城区东单三条9号　邮编100730　电话010-65260431）
**网　　址**：www.pumcp.com
**经　　销**：新华书店总店北京发行所
**印　　刷**：北京联兴盛业印刷股份有限公司

**开　　本**：787mm×1092mm　1/16
**印　　张**：16.25
**字　　数**：360千字
**版　　次**：2021年9月第1版
**印　　次**：2021年9月第1次印刷
**定　　价**：480.00元

ISBN 978-7-5679-1751-4

LIST OF COMPILERS

# 编写人员名单

（按汉语拼音排序）

**主　　编**　陈乃宏　教授　中国医学科学院药物研究所

**副 主 编**

陈晓光　教授　中国医学科学院药物研究所
杜冠华　教授　中国医学科学院药物研究所
孙宏硕　教授　加拿大多伦多大学
王晓良　教授　中国医学科学院药物研究所
苑玉和　教授　中国医学科学院药物研究所
张永鹤　教授　北京大学医学部
周文霞　教授　军事科学院军事医学研究院

**常务编委**

楚世峰　中国医学科学院药物研究所
贺文彬　山西中医药大学
扈金萍　中国医学科学院药物研究所
环　奕　中国医学科学院药物研究所
林　媛　中国医学科学院药物研究所
王守宝　中国医学科学院药物研究所
王伟平　中国医学科学院药物研究所
闫　旭　中国医学科学院药物研究所
杨　敏　中国医学科学院药物研究所
张　森　中国医学科学院药物研究所

## 编　委


艾启迪　湖南中医药大学

曹　慧　中国医学科学院药物研究所

陈　晨　兰州大学第一医院

陈　娇　加州大学旧金山分校

程肖蕊　军事科学院军事医学研究院

崔素颖　北京大学基础医学院

方莲花　中国医学科学院药物研究所

冯中平　加拿大多伦多大学

甘文强　中国医学科学院药物研究所

高　岩　首都医科大学宣武医院

韩　峰　南京医科大学药学院

韩燕星　中国医学科学院药物研究所

侯玉芳　中国医学科学院药物研究所

黄菊阳　中山大学药学院

黄　晏　军事科学院军事医学研究院

黄　卓　北京大学药学院

吉海杰　山西省中医药研究院

季　鸣　中国医学科学院药物研究所

简文轩　广州中医药大学

蒋建东　中国医学科学院药物研究所

金　金　南开大学

金　晶　中国医学科学院药物研究所

孔令雷　中国医学科学院药物研究所

来芳芳　中国医学科学院药物研究所

李博宇　首都医科大学附属北京朝阳医院

李彩娜　中国医学科学院药物研究所

李　芳　中国科学院大学

李芳芳　中国医学科学院药物研究所

李　刚　内蒙古医科大学

李铁钢　中国医学科学院药物研究所

李　燕　中国医学科学院药物研究所

李志鹏　滨州医学院

刘　岩　美国健康科学西部大学

刘治军　首都医科大学附属北京安贞医院

刘子良　中国医学科学院药物研究所

刘丹丹　中国中医科学院青蒿素研究中心

罗　飘　中国中医科学院青蒿素研究中心

吕思霖　中国医学科学院药物研究所

马开利　中国医学科学院医学生物学研究所

马寅仲　中国科学院深圳先进技术研究院

宁　娜　国家药品监督管理局药品审评中心

牛　非　首都医科大学附属北京天坛医院

邵千航　北京大学人民医院

申竹芳　中国医学科学院药物研究所

盛　莉　中国医学科学院药物研究所

石瑞丽　包头医学院

石天尧　军事科学院军事医学研究院

王宝莲　中国医学科学院药物研究所

王宏旭　中国医学科学院药物研究所

王雨辰　中国医学科学院药物研究所

王真真　中国医学科学院药物研究所

韦桂宁　广西中医药研究院

温　路　北京协和医院

夏聪媛　中日友好医院

薛妮娜　中国医学科学院药物研究所

薛　薇　北京医院
闫加庆　中国医学科学院肿瘤医院
闫　征　中国医学科学院药物研究所
杨鹏飞　新乡医学院
杨岩涛　湖南中医药大学
袁天翊　中国医学科学院药物研究所
张　帅　南方科技大学
张晓颖　中国医学科学院药物研究所
张　钊　中国医学科学院药物研究所
张志玲　北京大学第三医院
左　玮　北京协和医院

**参加编写录制人员**

| | | | | | | |
|---|---|---|---|---|---|---|
| 艾启迪 | 薄如雪 | 曹　慧 | 陈　晨 | 陈　迪 | 陈　娇 | 陈乃宏 |
| 陈晓光 | 陈　颖 | 谌浩东 | 程肖蕊 | 楚世峰 | 崔丽媛 | 崔素颖 |
| 董一筱 | 杜冠华 | 杜雨生 | 方莲花 | 冯聚玲 | 冯中平 | 甘文强 |
| 高　岩 | 韩　峰 | 韩奇文 | 韩燕星 | 何宏媛 | 贺文彬 | 侯玉芳 |
| 胡凯超 | 扈金萍 | 环　奕 | 黄菊阳 | 黄　晏 | 黄　卓 | 吉海杰 |
| 季　鸣 | 简文轩 | 蒋建东 | 金　金 | 金　晶 | 孔令雷 | 来芳芳 |
| 李博宇 | 李彩娜 | 李　芳 | 李芳芳 | 李　刚 | 李铁钢 | 李欣娱 |
| 李　燕 | 李志鹏 | 林　媛 | 刘　诺 | 刘　岩 | 刘杨波 | 刘奕晨 |
| 刘丹丹 | 刘治军 | 刘子良 | 罗　飘 | 吕思霖 | 马开利 | 马文玉 |
| 马寅仲 | 宁　娜 | 牛　非 | 彭　也 | 任思宇 | 邵千航 | 申竹芳 |
| 盛　莉 | 石瑞丽 | 石天尧 | 孙宏硕 | 孙姝婵 | 王宝莲 | 王丹姝 |
| 王宏旭 | 王洪蕴 | 王惠芹 | 王莎莎 | 王守宝 | 王　硕 | 王伟达 |
| 王伟平 | 王晓良 | 王晓彤 | 王雨辰 | 王真真 | 韦桂宁 | 温　路 |
| 吴青林 | 夏聪媛 | 薛妮娜 | 薛　薇 | 闫加庆 | 闫　旭 | 闫　征 |
| 燕柳艳 | 阳松威 | 杨　敏 | 杨鹏飞 | 杨天骄 | 杨岩涛 | 叶君锐 |

袁天翊　苑玉和　张程璐　张红娟　张宁宁　张　森　张　帅
张小玲　张晓颖　张亚妮　张永鹤　张　钊　张志玲　郑晓溪
周甜甜　周文霞　周　欣　朱天碧　左　玮

# 前　言

PREFACE

药理学是连接医学与药学的纽带，其与病理学、生物化学、微生物学、免疫学等学科密切相关，是新药发现和评价的核心环节之一，具有新药研发指挥棒的作用。自20世纪40年代起，《古德曼吉尔曼治疗学的药理学基础》已连续出版13版，我国学者也先后多次出版药理学实验方法专著。但现有的专著均为文字描述或图片展示，易造成实验人员理解偏差，导致操作不规范，研究结果不一致的现象。为降低因文字理解差异导致的实验操作不一致，提升药理学实验操作的标准化程度，我们于2016年受中国医学科学院委托立项，主要依托中国医学科学院药物研究所六十余年的实验操作经验，并结合当前国际药理学实验前沿技术，开展药理学实验方法的影像学教程的出版筹备工作。

本书以实验操作视频为主线，分为两部分。第一部分为技术总论，通过实验场景拍摄，对药理学实验涉及的基本操作进行了系统性展示，并配以文字说明，使读者可直观了解实验细节。在此基础上，还对与药理学研究密切相关的分子影像学、化学生物学等交叉学科的操作技术进行了展示。第二部分为分论，针对不同系统的药理学实验模型的构建、评价以及注意事项，制备了不同主题的影响教材章节，为药物筛选与评价的规范化操作提供了直观的教学资料。

本书有以下特点：①影像为主，文字为辅。本书为读者呈现了实验操作的全过程，相较于文字描述为主的教材，实验操作更加直观，可显著提升实验教学的工作效率。②统领全局，注重细节。实验操作的成败取决于实验细节。本书对实验操作中的手势、手法、物品摆放等细节都给予了充分展示，对传统教材难以展示的实验细节进行了补充。③交叉融合，优势互补。本书不仅对传统药理学实验进行了系统性的展示，而且将交叉学科的前沿技术也融入其中，影像学、分子生物学、化学生物学等与药理学实验密切相关的技术方法均有展示，为未来药理学实验技术的发展方向提供了参考。本书不仅适用于指导药理学本科生/研究生的操作规范，而且对于扩展青年医务工作者的基础科研操作水平，提升药物研发人员操作规范，均具有良好的指导作用。

本书的主要编写人员均是长期从事药理学研究的资深专家或从事生物学研究的一线科研人员，视频中实验操作者均是在这些资深专家指导下的优秀青年科研工作者，他们录制和撰写的每一章节都是自身科研成果的一部分，并且实验影像对操作细节、关键步骤都给予了充分展示，所以写来得心应手，读来生动有趣。在此，谨向做出辛勤劳动的各位编写人员表示诚挚的谢意。同时也向给予本书巨大支持的北京协和医学院研究生院、教育处表示深深的感谢！

限于水平，《药理学实验操作教程（全视频展示）》会有不足之处，甚至某些学术观点和技术方法仍落后于日新月异的科学发展，尚祈读者不吝指正。

编　者

2021年5月

CONTENTS

# 目　录

## 第一篇　基本技能部分

## 第二篇 专业技术

# 第一篇

# 基本技能部分

# 第一章

# 细胞的培养

## 第一节　细胞系的培养

### 一、概述

#### （一）复苏

1．从液氮罐中取出含有细胞的冻存管，放入37℃水浴箱中，快速晃动使其融化。

↓

2．待细胞完全融化，1000 rpm，离心5 min，弃上清。

↓

3．加入1 ml培养基重悬细胞，接种于细胞培养皿中，补齐培养基。

↓

4．显微镜下观察，将细胞放至37℃，含5% $CO_2$的细胞培养箱中，24 h后更换新鲜培养基。

#### （二）传代培养

1．待细胞密度为80%～90%时，吸去培养基，PBS洗2遍。

↓

2．加入适量0.25%的胰蛋白酶消化液（能够覆盖整个培养皿底部即可），显微镜下观察，待胞质回缩、细胞间隙增大时立即吸走消化液，并加入含10% FBS的DEME培养基终止消化。

↓

3．将细胞收集至15 ml离心管，1000 rpm离心5 min，弃上清。

↓

4．重悬后的细胞加入培养皿/瓶，放至37℃，5%$CO_2$培养箱中培养。

（三）冻存

1．细胞生长至对数生长期时，吸去培养基，PBS洗2遍。

2．加入适量0.25%的胰蛋白酶消化液（能够覆盖整个培养皿底部即可），显微镜下观察，待胞质回缩、细胞间隙增大时立即吸走消化液，并加入含10% FBS的DEME培养基终止消化。

3．将细胞收集至15 ml离心管，1000 rpm离心5 min，弃上清。

4．加入由5份DMEM培养基、4份胎牛血清和1份DMSO配成的冻存液，轻轻重悬细胞。

5．将重悬的细胞转移到无菌的冻存管（1毫升/管），置于预先放置于室温的程序降温盒中，将降温盒移至−80℃冰箱，24 h后将冻存管转移至液氮罐中。

（张志玲　陈乃宏）

## 二、PC12细胞的复苏、传代、冻存

（一）所需实验材料

DMEM培养基；胎牛血清；枪及相应的枪头（20 μl、200 μl、1000 μl）各一套；10 ml移液管；吹打管；橡胶吸头；15 ml离心管；小细胞培养瓶（25 $cm^2$）；大细胞培养瓶（75 $cm^2$）

（二）实验步骤

1．PC12细胞的复苏

（1）将冻存细胞从液氮中取出，迅速放到37℃水中摇动，使之尽快解冻。

（2）吸出细胞悬液，装入15 ml离心管中，再加入5 ml DMEM完全培养基，常温离心200 g×5 min。

（3）倒去上清，加入1 ml DMEM完全培养基，用枪吹打均匀，制成单个细胞分布的细胞悬液。

（4）把细胞悬液转移到培养瓶中，补充4～5 ml DMEM完全培养基，置5%$CO_2$孵箱中

培养，2～3天后传代。

2．PC12细胞的换液 （当培养液中的营养成分耗尽了，则需更换培养液）将旧的培养液吸出，弃掉，加入新的DMEM完全培养基，将培养瓶放入培养箱，继续培养。

3．PC12细胞的传代 （当细胞铺满瓶壁时需传代，一小瓶可以传一大瓶或者3小瓶）

（1）将旧培养基吸出弃掉。

（2）加入新的DMEM完全培养基，用吹打管把瓶壁上的细胞完全吹下来，并吹散成单个细胞悬液。

（3）把此细胞悬液转移到大培养瓶中或分成3个小瓶，并补充适量培养基（大瓶补充至10 ml左右，小瓶补充到5 ml左右），继续培养。

4．PC12细胞的冻存

（1）配制冻存液：胎牛血清：进口DMSO＝9∶1（体积比）。

（2）选取对数生长期的细胞，用吹打管完全吹下细胞，转移到15 ml离心管中，常温离心200 g × 5 min。

（3）弃掉上清，加入适量冻存液，吹打均匀，并分装到冻存管中，每管1 ml（一小瓶细胞一般冻存3支，即配制3 ml冻存液，再分装到3支冻存管中，一大瓶细胞一般冻存9支）。

（4）封严管口，并标明细胞名称以及冻存日期。

（5）将冻存管放于程序降温冻存盒中，放于−80℃冰箱 24 h。

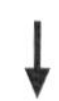

（6）24 h后转移到液氮中长期保存。

（任　倩　王真真　陈乃宏）

**（三）化合物体外筛选**

1．所需实验材料　PC12细胞、蒸馏水、PBS、DMEM、胎牛血清（FBS）、马血清（ES）、$NaHCO_3$、$Na_2S_2O_4$、$H_2O_2$、无糖Earle’s液、Asrle’srived he、Heps、多聚赖氨酸（PLL）、MTT、三联液、刻度离心管、吸管、EP管、小玻璃瓶、500 ml瓶子2个（DMEM培养基）、含血清的DMEM培养基、高压滤器。

2．实验步骤

（1）PC12细胞的培养

1）使细胞均匀地生长在培养瓶中，避免局部过度集中生长。

2）细胞生长至培养瓶的80%～90%时，用于筛药。

（2）包被、洗板

1）取无菌96孔板，放于超净台。

2）选取中间60个孔，每孔加入50 μl PLL，37℃，4 h。

3）回收PLL、向每孔中加入超纯水，真空泵吸去中间60个孔中的水。

4）向60个孔中加入PBS，用真空泵吸干净中间的60个孔，备用。

（3）种细胞

1）预温培养基（37℃），细胞从孵箱中取出，轻摇后倒掉液体，再加入新的含血清的DMEM培养基。

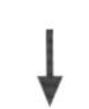

2）吹散贴壁细胞，取出部分稀释成$10^5$个/毫升。

3）将稀释的细胞液加入到96孔板中，每孔加入100 μl混匀的细胞液。

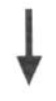

4）加完后，孵箱中放置，24 h后加药。

（4）加药

去血清模型

1）预温培养基（37℃）、采用DMEM培养基稀释药物。

2）取出已接种细胞的96孔培养板，吸走培养基，每孔加入100 μl含药的DMEM（药物组）、DMEM（模型组）、含血清的DMEM（空白组）。

3）加完后，细胞于孵箱中培养48 h。

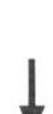

4）MTT法检测细胞活力、一般形态学观察。

鱼藤酮模型

用DMSO配制成高浓度的鱼藤酮溶液，实验前用含血清的DMEM培养基稀释成4 μmol/L的液体，用该液体代替去血清模型中的DMEM液体，其余步骤同去血清模型。

$H_2O_2$ 模型

将30%的$H_2O_2$用含血清的DMEM培养基稀释，配成100～300 μmol/L相应浓度的溶液，用该液体代替去血清模型中的DMEM液体，其余步骤同去血清模型。

Aβ 模型

将Aβ配成10～20 μmol/L相应浓度，用该液体代替去血清模型中的DMEM液体，其余步骤同去血清模型。

细胞氧糖剥夺（OGD）模型

用无糖Earle's液洗细胞2次，加入含终浓度为2～20 mmol/L $Na_2S_2O_4$无糖Earle's液处理1～4 h（氧糖剥夺时间可根据实验需要而定，参考相关文献）后换回含血清DMEM培养基继续培养24 h（复氧时间也参考具体实验要求而定）。其余步骤同去血清模型。

结果见图1-1-1所示。

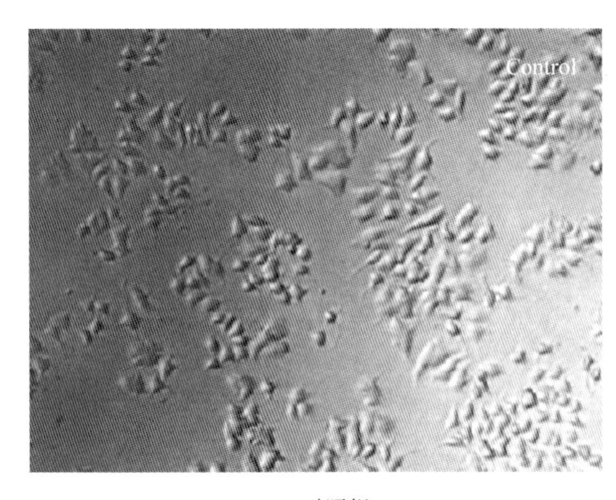


A．对照组

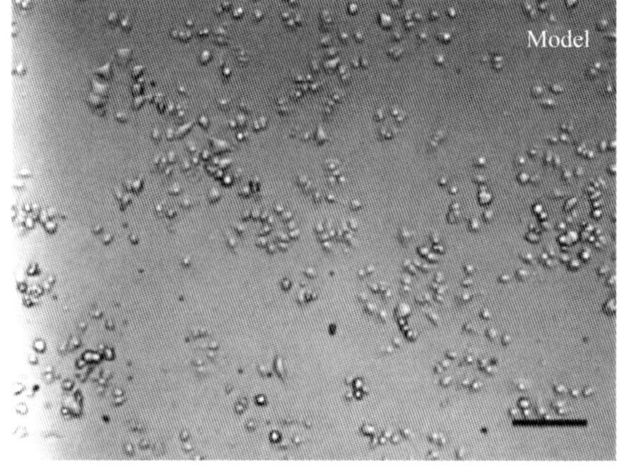


B．模型组

**图1-1-1　去血清对细胞形态的影响**

注：Control：对照组；Model：模型组

◆ 注意事项

（1）灭菌前刻度离心管和吸管的头端塞紧棉花；空瓶和瓶盖采用锡箔纸包裹；空瓶高压后再放入PBS或双蒸水，再进行灭菌，高压前瓶盖与瓶口间留空隙，灭菌后，立即盖紧瓶盖，放入超净台内。

（2）PC12细胞是一种肿瘤细胞，在传代次数较多后，它的形状和性状会发生改变，主要是细胞形状变得不规则，有突起产生，对药物的敏感性下降。因此，要注意观察细胞形态，控制细胞的传代次数，发生形状改变后应换用新的细胞。

（3）MTT、鱼藤酮见光易分解，避光保存，使用时避光操作。

（4）$Na_2S_2O_4$溶液易降解。实验中，所用的$Na_2S_2O_4$溶液需要一次性配好，分装，避光冻存。

（任 倩 王真真 陈乃宏）

## 第二节 原代细胞的培养

### 一、血管平滑肌细胞原代的培养方法

1．实验材料 雄性大鼠（180～200 g）；DMEM（Dulbecco's Modified Eagle Medium）；D-Hank's液；标准胎牛血清（FBS）；消化液（0.06%胰酶＋0.06% Ⅰ型胶原酶，DMEM配制）；显微镜；手术器械（大小剪刀，粗镊子，细镊子）；6孔培养板；24孔培养板；细胞培养瓶；细胞培养箱。

2．实验步骤

（1）雄性大鼠断头处死后，于无菌状态下完全打开大鼠的腹腔、胸腔，从膈膜向上即为胸主动脉，迅速用弯剪将其剪下，放入预冷的、含有双抗的无菌D-Hank's液中漂洗多次，洗去余血。

（2）准备装有新的、含双抗D-Hank's液的培养皿，再次冲洗血管条，并将其移入超净台中进行操作。24孔板每孔盛有含双抗D-Hank's液，依次重复冲洗血管条4次，在液体中用眼科弯镊剥离血管外脂肪层，再次冲洗1次。

（3）放入含有消化液的6孔板中，放入37℃孵箱，消化20～30 min，以便于分离外膜、中膜。

（4）从孵箱中取出血管，放入装有新的D-Hank's液的平皿中，从血管外膜上找一缺口，用镊子夹住外膜，迅速且轻柔地将外膜整个剥脱下来，眼科剪将管腔剪开，平铺于平皿中，用弯头眼科镊刮除内膜。

（5）将平滑肌层放入另一干净平皿中用剪刀剪碎，剪成1 mm×1 mm大小的组织片。

（6）组织块贴壁后向皿中加1 ml含20%血清的DMEM/F12培养基，混匀吸出，放入小培养瓶，组织块应分散开来，平铺均匀。再向皿中加入1 ml培养基冲洗，合并入小培养瓶中。

（7）先倒置于孵箱中3 h，然后轻轻翻转使培养基浸润组织块，静止不动2 ～ 3天后待贴壁较牢时，轻轻补充2 ml培养基，静置待细胞爬出即为血管平滑肌细胞。

（8）当细胞融合达到90%以上，进行常规细胞传代培养，传代细胞呈典型的“峰与谷”样生长。

（9）根据实验需求，使用相应代数的细胞。

3．原代培养的血管平滑肌细胞及鉴定（本实验室未发表数据，图1-1-2）

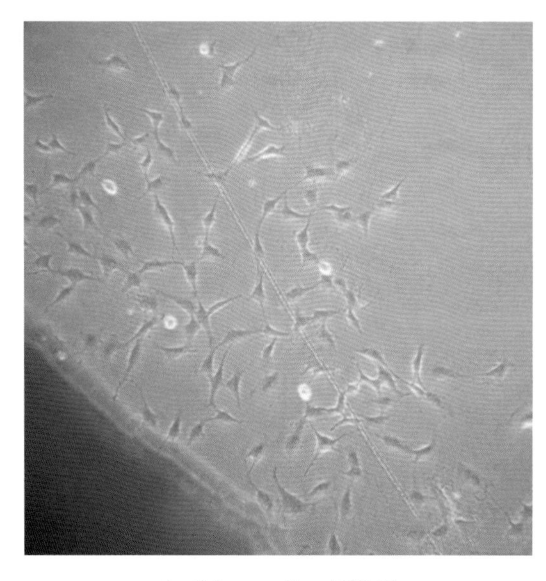

A．Primary cultured VSMC

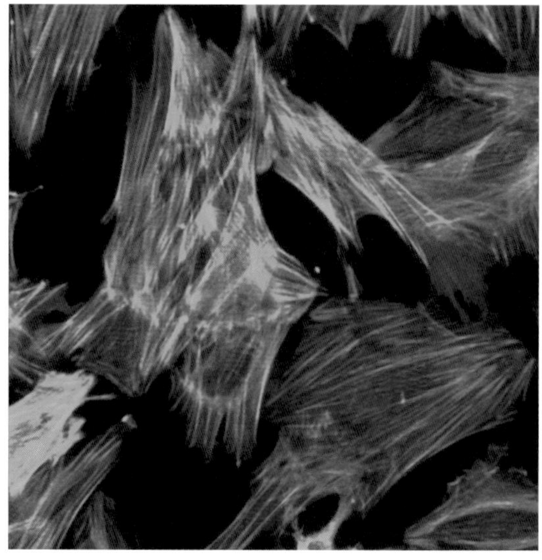

B．F-actin by phalloidin

图1-1-2　原代培养的血管平滑肌细胞鉴定图

注：Primary cultured VSMC：原代培养的血管平滑肌细胞；F-actin by phalloidin：结合丝状肌动蛋白F-actin的鬼笔环肽

◆ 注意事项

（1）取大鼠胸主动脉时要保持整个过程处于冰浴，全部操作需要在无菌条件下进行。

（2）消化时注意不要消化过度，严格控制消化时间。

（3）需完全去除血管内外膜，否则混入内皮细胞和成纤维细胞。

（方莲花　王守宝　袁天翊　杜冠华）

## 二、心肌细胞原代的培养方法

1．实验材料　出生1～3天的SD大鼠（雌雄不拘）；胰蛋白酶；Ⅰ型胶原酶；DMEM（Dulbecco's Modified Eagle Medium）；D-Hank's液；标准胎牛血清（FBS）；消化液（0.06%胰酶＋0.06% Ⅰ型胶原酶，DMEM配制）；青、链霉素双抗；解剖显微镜；手术器械（大小剪刀，粗镊子，细镊子）；水浴恒温振荡器；15 ml、50 ml离心管；6孔培养板；24孔培养板；细胞培养瓶；细胞培养箱；荧光显微镜。

2．实验步骤

（1）将20只左右新生SD乳鼠处死后，于无菌状态下完全打开大鼠的胸腔，迅速取出心脏，放入预冷的、含有双抗的无菌D-Hank's液中，洗去余血。

（2）将其移入超净台中进行操作，准备装有新的、含双抗D-Hank's液的培养皿，多次漂洗心脏。

（3）吸弃洗涤后的液体，将心脏用剪刀剪成1 $mm^3$大小的组织块，再次D-Hank's液洗涤。

（4）将组织块转入100 ml玻璃瓶中，加入10 ml消化液（0.06%胰酶＋0.06% Ⅰ型胶原酶，DMEM配制），置于37℃水浴恒温振荡器中，轻微摇荡消化6 min。

（5）再置超净台中轻柔吹打15次，丢弃第一次消化后的上清（含大量成纤维细胞）。

（6）重复（4）～（5）消化步骤，从第二次消化开始将上清通过70 μm滤筛加入200 ml玻璃瓶，并加入2 ml血清终止消化，至消化液用尽或心肌碎块消化完毕。

（7）消化6 min的间隙，用于包被培养皿（加1%明胶溶液于培养皿中，37℃孵育60 min，用生理盐水清洗一遍，放置于超净台中晾干）。

（8）心肌组织分离成单个细胞后，用培养基制成心肌细胞悬液，转移至50 ml离心管，在800 rpm，25℃条件下离心5 min；吸去上清，用50 ml培养基重悬，置于培养皿中差速贴壁1 h。

（9）将培养皿中的细胞悬液取出，轻微摇晃使沉降至底部的细胞漂浮，转移至50 ml离心管，以800 rpm，25℃的条件离心5 min，用培养基重悬。

（10）细胞计数，按70万～80万个细胞/毫升铺板接种。

（11）24 h后，更换培养基。在体外适宜条件下使之生长繁殖，并保留其结构与功能特性，可用于心肌细胞搏动的变化和心力衰竭的体外研究。

3．原代心肌细胞的免疫荧光实验结果（本实验室未发表数据，图1-1-3）

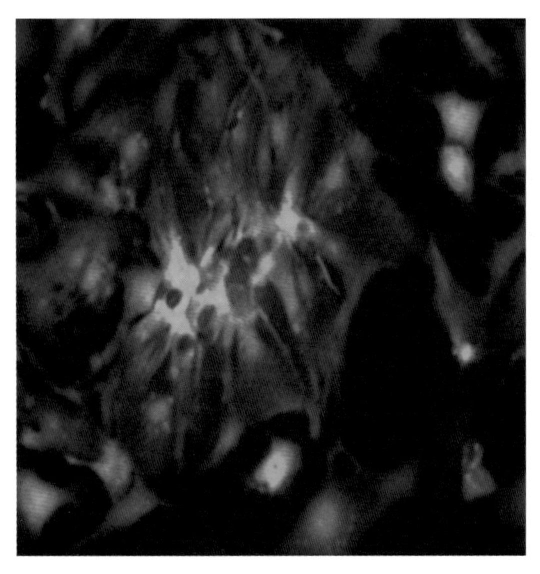

DCFH-DA 染色（ROS）

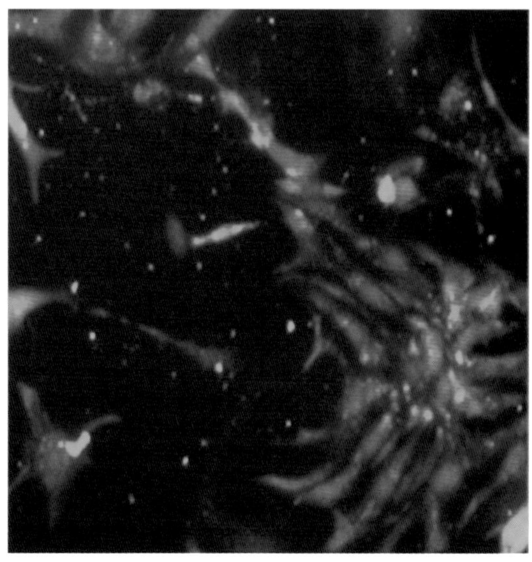

Fluo-3 染色（intracellular $Ca^{2+}$）

Mito Tracker 染色（membrane potential）

图1-1-3　原代心肌细胞

注：DCFH-DA染色（ROS）：2',7'-二氢二氯荧光黄双乙酸钠（活性氧ROS荧光探针）；Fluo-3染色（intracellular $Ca^{2+}$）：（细胞内钙离子荧光探针＋Fluo-3）；Mito Tracker染色（membrane potential）：（线粒体膜电位Mito Tracker染色）。

◆ 注意事项

（1）消化时注意不要消化过度，严格控制消化时间。

（2）吹打有助于心肌组织分离成单个细胞，但是要注意吸管口径的选择、控制吹吸力度。

（3）差速贴壁时每个培养皿以10 ml细胞悬液为宜，时间以30～60 min为佳，可以重复多次。

（4）铺板接种后24 h内尽量避免生长环境变动，有利于心肌细胞贴壁生长。

（王守宝 方莲花 袁天翊 杜冠华）

## 三、原代小胶质细胞的培养方法

1．所需实验材料 DMEM/F12培养基；多聚赖氨酸；75%酒精；D-Hank's溶液；PBS溶液；胰酶；DNA酶；计数板；手术器械（大小剪刀，粗镊子，细镊子）；50 ml离心管；10 cm培养皿；6 cm培养皿；75 $cm^2$培养瓶；双抗100 U/ml，Glutamax（1∶100）；40 μM，100 μM的细胞筛网。

2．实验步骤

（1）新配制PLL包被培养瓶过夜，PBS或三蒸水洗两遍。

（2）出生24 h的SD大鼠5只，75%酒精浸泡10 s消毒。

（3）无菌操作，大剪刀断头置于放于冰板上的盛有DMEM/F12培养基的10 cm的培养皿中。

（4）用两个镊子开颅，取出全脑，切取皮质部位，并放于另一个含培养基的10 cm皿中。

（5）细镊子剥离脑膜及多余的血管膜等，放于含有培养基的6 cm培养皿中。

（6）吸去6 cm皿中的DMEM/F12，用手术剪将组织切成1 mm×1 mm×1 mm大小，以利于酶消化溶液的渗透。

（7）将组织块转移到50 ml离心管中，并加入适量的胰酶和DNA酶，置于37℃水浴中消化10 min，每3分钟振摇1次，一只SD鼠的皮质1 ml胰酶，胰酶∶DNA酶＝1∶100，DNA酶使用之前需要培养基进行活化（无血清的）。

（8）加入2 ml G-FBS终止消化，用吹打管吹20下，用DMEM/F12培养基漂洗两次，即加入10～15 ml DMEM/F12，混匀，4℃ 200 g×5 min离心，倒去上清，再加入10～15 ml DMEM/F12，混匀，4℃ 200 g×5 min离心，倒去上清，加入适量完全培养基（DMEM/F12

培养基＋10% FBS＋双抗＋Glutamax），吹匀。

（9）细胞悬液过100 μM的细胞筛网，然后过40 μM细胞筛网。

（10）显微镜下观察收集的细胞形态并进行计数。

（11）将细胞种到包被过的培养瓶中，密度为$10^5$～$10^6$个/毫升。

↓

（12）3天全换液，5天全换液，7天加培养基4 ml，培养第9天分离细胞，拧紧瓶盖，固定在水平摇床上，180 rpm，37℃水平摇动4 h，取培养基上清1000 rpm离心10 min，重悬后接种于6孔板中，$10^6$个细胞/孔。

3．小胶质细胞免疫荧光形态（图1-1-4）

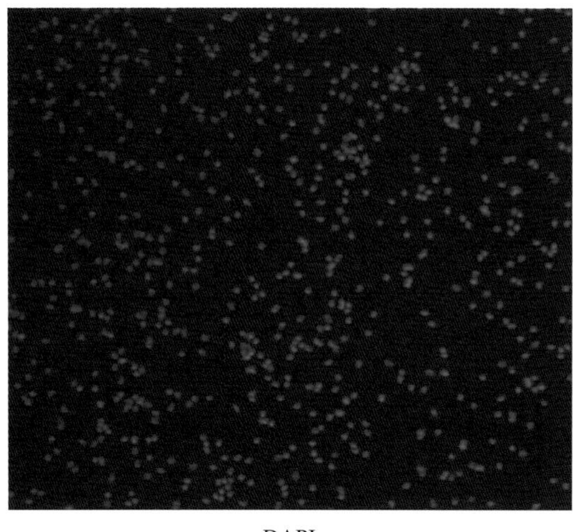

DAPI

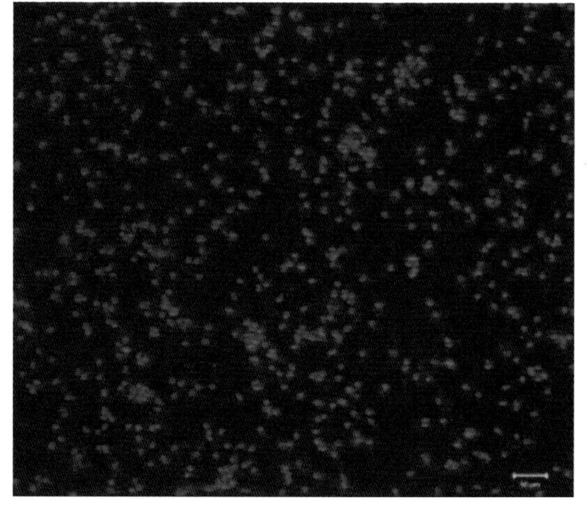

Iba-1

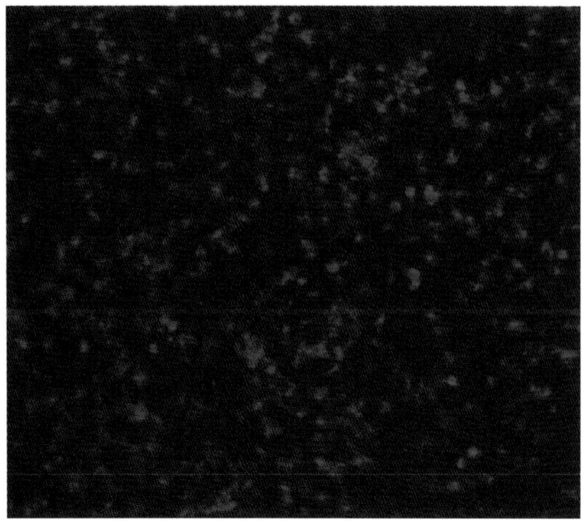

Merge

图1-1-4　小胶质细胞鉴定图

注：DAPI：4',6-二脒基-2-苯基吲哚（DNA荧光染料）；Iba-1：离子钙结合衔接分子1；Merge：（叠加图）。

◆ 注意事项

（1）取材时要保持整个过程在冰上操作。

（2）剥离脑膜和血管膜时尽量剥干净，残留的血管膜影响细胞的生长。

（3）消化时注意不要消化过度，严格控制消化时间。

（4）过筛之前吹打均匀，需要小心吹打，以免影响细胞活力。

（5）细胞不传代。

（邵千航　苑玉和　陈乃宏）

## 四、原代星形胶质细胞的培养方法

1. 实验材料　DMEM/F12培养基；多聚赖氨酸；75%酒精；D-Hank’s溶液；PBS溶液；2.5%胰酶；DNA酶（1 mg/ml）；计数板；手术器械（大小剪刀，粗镊子，细镊子），离心管，培养皿。

2. 实验步骤

（1）多聚赖氨酸包被培养板过夜，PBS或三蒸水洗两遍。

（2）DMEM/F12＋10%G-FBS，2.5%胰酶37℃预热。

（3）出生24 h的SD大鼠，75%酒精浸泡10 s消毒。

（4）无菌操作，大剪刀断头置于放于冰板上的盛有4℃ DMEM/F12培养基的10 cm培养皿中。

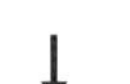

（5）用DMEM/F12活化DNA酶（50 μl→500 μl）。

（6）用两个镊子开颅，取出全脑，取皮层组织，并放于另一个10 cm培养皿中。

（7）细镊子剥离脑膜及多余的血管膜等，之后将组织放于6 cm培养皿中。

（8）吸去6 cm培养皿中的DMEM/F12培养基，用手术剪将组织切成1 $mm^3$大小，以利于酶消化溶液的渗透。

（9）将组织块转移到50 ml离心管中，加入适量的D-Hanks（5只SD大鼠皮层8 ml，10只SD大鼠海马3 ml），并加入胰酶（终浓度为0.25%）和活化后的DNA酶，置于37℃水浴中消化10 min，每3 min摇晃1次。

↓

（10）加入1 ml G-FBS终止消化，4℃ 800 rpm×5 min离心，弃上清，加入10 ml DMEM/F12培养基，混匀，4℃ 800 rpm×5 min离心，弃上清，加入1 ml预热的DMEM/F12＋10% G-FBS培养基，吹匀。

（11）细胞悬液过200目筛，然后过300目筛。

（12）将细胞转移到未包被的大培养瓶中贴壁25 min，利用差速贴壁去掉成纤维细胞。

（13）取上清，转移到另一多聚赖氨酸包被过的培养瓶中。每隔3天更换培养基（更换半量培养基），培养10天后180 rpm×5 h摇细胞，3 ～ 5天后重复摇细胞。

（14）两次摇细胞后瓶中细胞大部分为星形胶质细胞，培养3 ～ 5天后传代。使用0.25%胰酶消化，800 rpm×5 min离心，加入预热的DMEM/F12＋10% G-FBS培养基1 ml，重悬细胞，计数后分成3等份传代。

（15）细胞长满后使用免荧光技术检测星形胶质细胞纯度，鉴定结果如图1-1-5，可用于实验或冻存于-80℃待用。

◆ 注意事项

（1）取材时要保持整个过程处在冰浴上。

（2）取材用预冷的DMEM/F12培养基。

（3）剥离脑膜和血管膜时尽量剥干净，残留的血管膜影响神经元的生长。

（4）消化时注意不要消化过度，严格控制消化时间。

（5）过筛之前吹打均匀，需要小心吹打，切记吹打过快或用力过大，以免影响细胞活力。

（6）差速贴壁时间不宜过长，否则会损失星形胶质细胞。

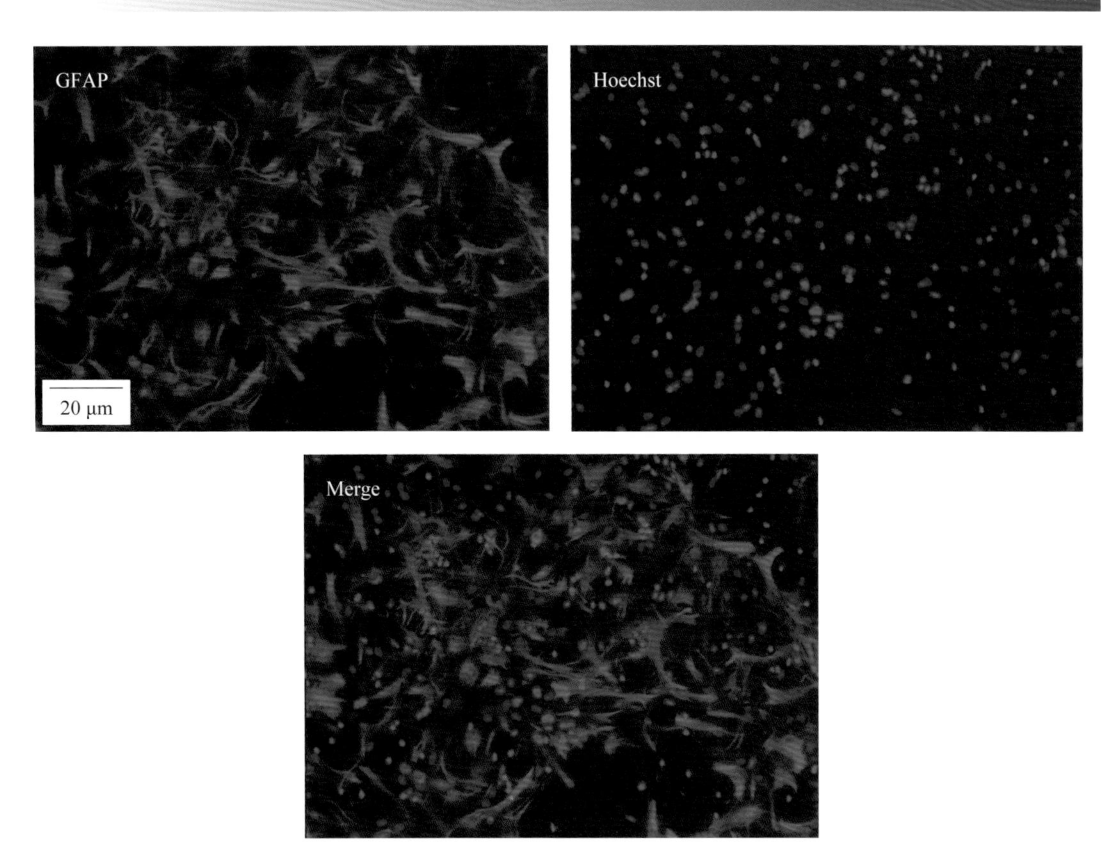


图1-1-5　星形胶质细胞的纯度鉴定

（夏聪媛　王真真　陈乃宏）

## 五、原代神经元的培养方法

1. 所需实验材料　DMEM/F12培养基；多聚赖氨酸；75%酒精；D-Hank's溶液；PBS溶液；胰酶；DNA酶；计数板；手术器械（大小剪刀，粗镊子，细镊子），50 ml离心管，10 cm培养皿，6 cm培养皿。

2. 实验步骤

（1）PLL包被培养板过夜，PBS或三蒸水洗两遍。

↓

（2）出生24 h的SD大鼠，75%酒精浸泡10 s消毒。

↓

（3）无菌操作：大剪刀断头置于盛有DMEM/F12培养基的10 cm的培养皿中，用两个镊子开颅，取出全脑，切取感兴趣脑区的皮质组织，并放于另一个10 cm培养皿中。

↓

（4）细镊子剥离脑膜及多余的血管膜等，放于6 cm培养皿中。

（5）吸去6 cm培养皿中的DMEM/F12，用手术剪将组织切成1 mm×1 mm×1 mm大小，以利于酶消化溶液的渗透。

（6）将组织块转移到50 ml离心管中，并加入适量的胰酶和DNA酶，置于37℃水浴中消化10 min。

（7）加入G-FBS终止消化，用DMEM/F12培养基漂洗两次，即加入10～15 ml DMEM/F12，混匀，4 ℃ 200 g×5 min离心，倒去上清，再加入10～15 ml DMEM/F12，混匀，4 ℃ 200 g×5 min离心，倒去上清，加入适量Neurbasal-A培养基，吹匀。

（8）细胞悬液过200目筛，然后过300目筛。

（9）显微镜下观察收集的细胞形态并进行计数。

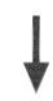

（10）将细胞种到包被过的板子上，密度为$10^5$～$10^6$个/毫升。

（11）以后每2～3天换液1次，第一次半换液，之后可以全换液，培养5～6天后开始实验。

3．神经元免疫荧光形态（图1-1-6）

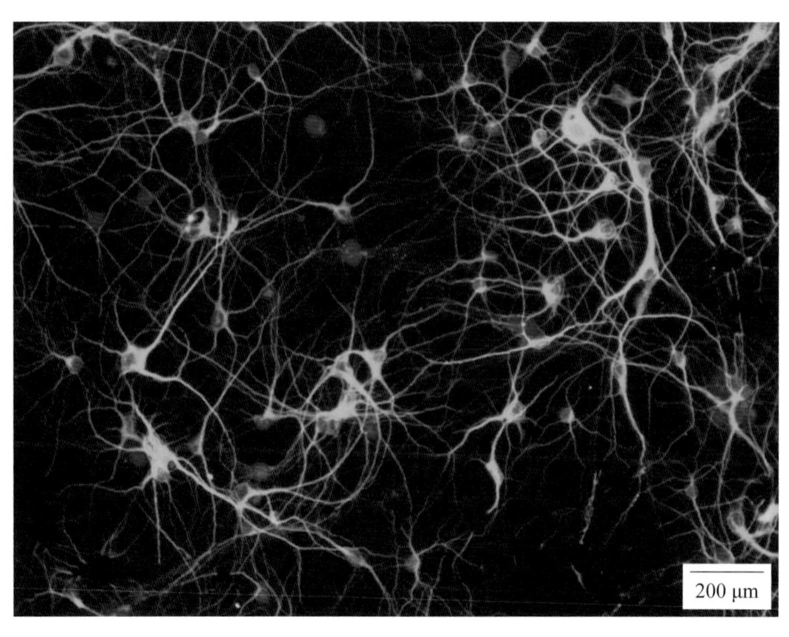


图1-1-6　神经元免疫荧光形态

◆ 注意事项

（1）取材时要保持整个过程处于冰浴。

（2）取材用DMEM/F12培养基，之后培养细胞都用Neurbasal培养基。

（3）剥离脑膜和血管膜时尽量剥干净，残留的血管膜影响神经元的生长。

（4）消化时注意不要消化过度，严格控制消化时间。

（5）过筛之前吹打均匀，需要小心吹打，以免影响细胞活力。

（邵千航　苑玉和　陈乃宏）

## 参 考 文 献

（1）PHILIPPEOS C，HUGHES R D，DHAWAN A，et al. Introduction to cell culture［J］. Methods Mol Biol，2012，806：1-13.

（2）FRESHNEY R I，Introduction to basic principles. Second ed. Animal Cell Culture：A Practical Approach，ed. R I Freshney. Oxford：Oxford University Press，1994，1–14.

（3）FRESHNEY，R I. Culture of Animal Cells：A Manual of Basic Technique. Fourth ed. New York：Wiley-Liss Inc. 2000.

（4）SAKAGAMI H，SUZUKI R，SHIRATAKI Y，et al. Re-evaluation of culture condition of PC12 and SH-SY5Y cells based on growth rate and amino acid consumption［J］. In vivo（Athens，Greece），2017，31（6）：1089-1095.

（5）CSOBONYEIOVA M，POLAK S，DANISOVIC L. Toxicity testing and drug screening using iPSC-derived hepatocytes，cardiomyocytes，and neural cells［J］. Canadian journal of physiology and pharmacology，2016，94（7）：687-694.

（6）CAGAN R. Drug screening using model systems：some basics［J］. Disease models & Mechanisms，2016，9（11）：1241-1244.

（7）WU S，WANG N，HE Q，et al. The Establishment of the method of cell biochromatograpy and analysis of the active ingredients from TongQiaoHuoXue decoction acting on the neurocytes［J］. Chemical & pharmaceutical bulletin，2018，66（10）：983-991.

（8）SAKAGAMI H，SUZUKI R，SHIRATAKI Y，et al. Re-evaluation of culture condition of PC12 and SH-SY5Y cells based on growth rate and amino acid consumption［J］. In vivo（Athens，Greece），2017，31（6）：1089-1095.

（9）CSOBONYEIOVA M，POLAK S，DANISOVIC L. Toxicity testing and drug screening using iPSC-derived hepatocytes，cardiomyocytes，and neural cells［J］. Canadian journal of physiology and pharmacology，2016，94（7）：687-694.

（10）GUO J，LI L，WU YJ. Inhibitory effects of Brazilin on the vascular smooth muscle cell proliferation and migration induced by PDGF-BB［J］. Am J Chin Med，2013，41（6）：1283-1296.

（11）FANG LH，ZHANG YH，MA JJ，et al. Inhibitory Effects of Tetrandrine on the serum-and platelet derived growth factor-BB-induced proliferation of rat aortic smooth muscle cells through inhibition of cell cycle progression，DNA synthesis，ERK1/2 activation and c-fos expression［J］. Atherosclerosis，2004，174（2）：215-223.

（12）BOERMA M，VAN DER WEES CG，WONDERGEM J，et al. Separation of neonatal rat ventricular myocytes and non-myocytes by centrifugal elutriation [J]. Pflügers Archiv，2002，444（3）：452-456.

（13）WANG S，WANG Z，FAN Q，et al. Ginkgolide K protects the heart against ER stress injury by activating IRE1α/XBP1 pathway [J]. Br J Pharmacol，2016，173（15）：2402-2418.

（14）辛毅，许秀芳，黄益民，等. 乳小鼠心肌成纤维细胞和心肌细胞的分离培养及荧光鉴定 [J]. 新乡医学院学报，2011，28（5）：541-547.

（15）GIULIAN D，BAKER T J. Characterization of ameboid microglia isolated from developing mammalian brain [J]. J Neurosci，1986，6：2163-2178.

（16）TANEO J，ADACHI T，YOSHIDA A，et al. Amyloid beta oligomers induce interleukin-1beta production in primary microglia in a cathepsin B-and reactive oxygen species-dependent manner [J]. Biochem Biophys Res Commun，2015，458：561-567.

（17）LIN L，DESAI R，WANG X，et al. Characteristics of primary rat microglia isolated from mixed cultures using two different methods [J]. Journal of Neuroinflammation，2017，14：101.

（18）GALATRO T F，Vainchtein I D，Brouwer N，et al. Isolation of microglia and immune infiltrates from mouse and primate central nervous system. Methods Mol Biol，2017，1559，333-342.

（19）ALARCON-AGUILAR A，LUNA-LOPEZ A，VENTURA-GALLEGOS J L，et al. Primary cultured astrocytes from old rats are capable to activate the Nrf2 response against MPP＋ toxicity after tBHQ pretreatment [J]. Neurobiology of aging，2014，35（8），1901-1912.

（20）ALLEN JW，MUTKUS LA，ASCHNER M. Isolation of neonatal rat cortical astrocytes for primary cultures [J]. Curr Protoc Toxicol，2001，12，Unit12.4.

（21）SOUZA DG，BELLAVER B，SOUZA DO，et al. Characterization of adult rat astrocyte cultures [J]. PLoS One，2013，8（3）：e60282.

（22）CONG-YUAN XIA，ZHEN-ZHEN WANG，ZHAO ZHANG，et al. Corticosterone impairs gap junctions in the prefrontal cortical and hippocampal astrocytes via different mechanisms [J]. Neuropharmacology，2018，131，20-30.

（23）MOON J H，LEE J H，NAZIM U M，et al. Human prion protein-induced autophagy flux governs neuron cell damage in primary neuron cells [J]. Oncotarget，2016，7，29989-30002.

（24）LU Z，PIECHOWICZ M，QIU S A. Simplified method for ultra-low density，long-term primary hippocampal [J]. Neuron Culture，2016，5（109）：53797.

（25）TANOKASHIRA D，MAMADA N，YAMAMOTO F，et al. The neurotoxicity of amyloid beta-protein oligomers is reversible in a primary neuron model [J]. Mol Brain，2017，10，4.

（26）YU S B，BAEK J，CHOI M，et al. Polymer thin films with tunable acetylcholine-like functionality enable long-Term culture of primary hippocampal neurons [J]. ACS Nano，2016，10，9909-9918.

# 第二章

# 基本生物学方法

## 第一节　细胞存活率的检测

### 一、所需实验材料

多聚赖氨酸（PLL）；PBS；细胞；培养基；MTT粉末；SDS；三蒸水；盐酸（10 mol/L）；异丙醇；细胞培养箱；光学显微镜；酶标仪。

MTT溶液配制：采用PBS配制成5 mg/ml的溶液，0.22 μm滤膜过滤除菌，分装，锡箔纸包裹保存于−20℃。所有操作应避光。

三联液配制：10 g SDS加入50 ml三蒸水中，搅拌溶解，加入0.1 ml盐酸（10 mol/L），定容至95 ml，再加入5 ml异丙醇，常温放置。

### 二、实验步骤

1．取96孔板，PLL（50 μl/well）包被30 min，37℃。

↓

2．回收PLL，PBS洗1次。

↓

3．准备好细胞悬液（$1\times10^5$/ml），种板（100 μl/well）。

↓

4．24 h后，根据实验需要，进行细胞刺激等处理操作等。

↓

5．一定时间（根据实验需要）后，加入MTT（10 μl/well）生成甲瓒，避光操作。

↓

6．4 h后，加入三联液溶解甲瓒（100 μl/well）。

7．6～8 h（或过夜）后，酶标仪570 nm下测定OD值。

## 三、活细胞中甲瓒结晶生成（图1-2-1）

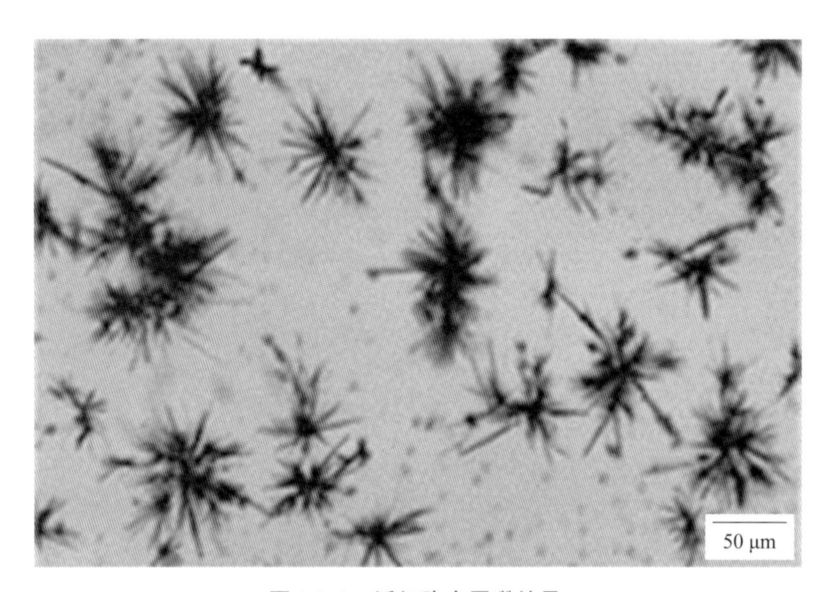


图1-2-1　活细胞中甲瓒结晶

◆ 注意事项

（1）细胞铺板时让细胞均匀地生长在培养瓶中，避免局部过度集中生长。

（2）建议3～5个副孔。

（3）酶标仪测定吸光度之前去除液体中的气泡，否则影响OD读数。

（4）MTT为毒性物质，对身体有害。

（陈　晨　楚世峰　陈乃宏）

# 第二节　细胞克隆的形成

## 一、平板集落形成实验

### （一）所需实验材料

待检测细胞（适用于贴壁细胞）；细胞培养基；胎牛血清；胰酶；PBS；醋酸；甲醇；Giemsa染色液；培养皿；带网格透明胶片；细胞培养箱；光学显微镜。

### （二）实验步骤

1．取对数生长期细胞，用0.25%胰酶消化，制备单细胞悬液。

2．将细胞悬液做梯度倍数稀释，以适当的细胞密度（根据增殖能力）接种于培养皿中。每个培养皿加入10 ml 37℃预温培养基，每皿分别接种50、100、200个细胞，轻轻转动培养皿，使细胞分散均匀。

3．将培养皿放入细胞培养箱，静置培养2～3周。

4．经常观察，当培养皿中出现肉眼可见的克隆时，终止培养。弃去上清液，用PBS小心浸洗2次。

5．加无水甲醇或1∶3醋酸/甲醇5 ml，固定15 min。

6．弃去固定液，加适量Giemsa染色液染10～30 min，用流水缓慢洗去染色液，空气干燥。

7．将平皿倒置并叠加一张带网格的透明胶片，用肉眼直接计数克隆，或在显微镜（低倍镜）计数大于10个细胞的克隆数。最后计算克隆形成率。

$$克隆形成率=\frac{克隆数}{接种细胞数}\times 100\%$$

（三）细胞克隆形态（图1-2-2）

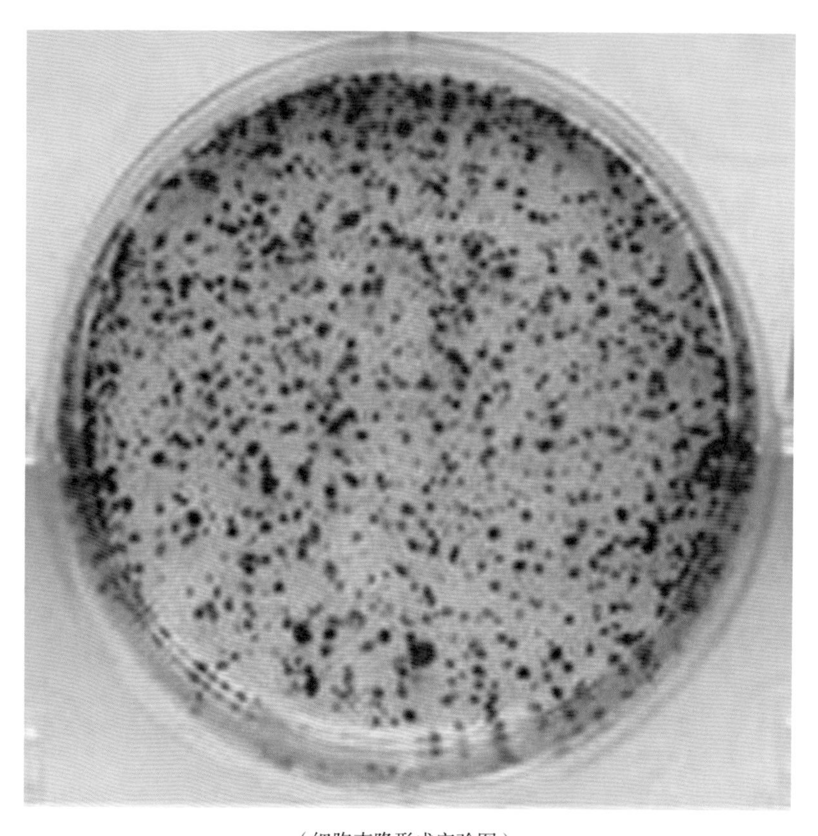

（细胞克隆形成实验图）

图1-2-2　细胞克隆形态

◆ 注意事项

（1）接种时避免细胞过密，细胞应充分分散（分散度达95%以上），不能有细胞团，确保结果的准确度。

（2）适用于贴壁生长的细胞。

（3）适宜底物为玻璃的、塑料培养皿。

## 二、软琼脂集落形成实验

### （一）所需实验材料细胞

待检测细胞（适用于悬浮细胞）；细胞培养基；胎牛血清；胰酶；三蒸水；琼脂糖；细胞培养箱，光学显微镜。

### （二）实验步骤

1. 取对数生长期细胞，用胰蛋白酶消化并吹打成为单细胞悬液，显微镜下计数，用2×培养基调整细胞密度至$1\times10^3$个/毫升，将细胞悬液做梯度倍数稀释。

↓

2. 用三蒸水分别制备1.2%和0.7%两个浓度的低溶点琼脂糖液，高压灭菌后，维持在40℃，防止凝固。

↓

3. 将1.2%的琼脂糖和2×培养基按1∶1比例混合，取3 ml混合液加入直径6 cm平皿中（10 cm平皿加7～10 ml），冷却凝固后作为底层琼脂，置细胞培养箱中备用。

↓

4. 将0.7%的琼脂糖和2×培养基按1∶1比例混合作为上层琼脂，再加入0.2 ml的细胞悬液，充分混匀，加入含底层琼脂的培养皿中，待上层琼脂凝固后，形成双琼脂层。

5. 置入37℃ 5% $CO_2$细胞培养箱中培养10～14天。

↓

6. 把培养皿放置在倒置显微镜下，观察细胞克隆数。计算形成率。

↓

7. 计算：$克隆形成率=\frac{克隆数}{接种细胞数}\times100\%$

（三）细胞克隆形态（图1-2-3）

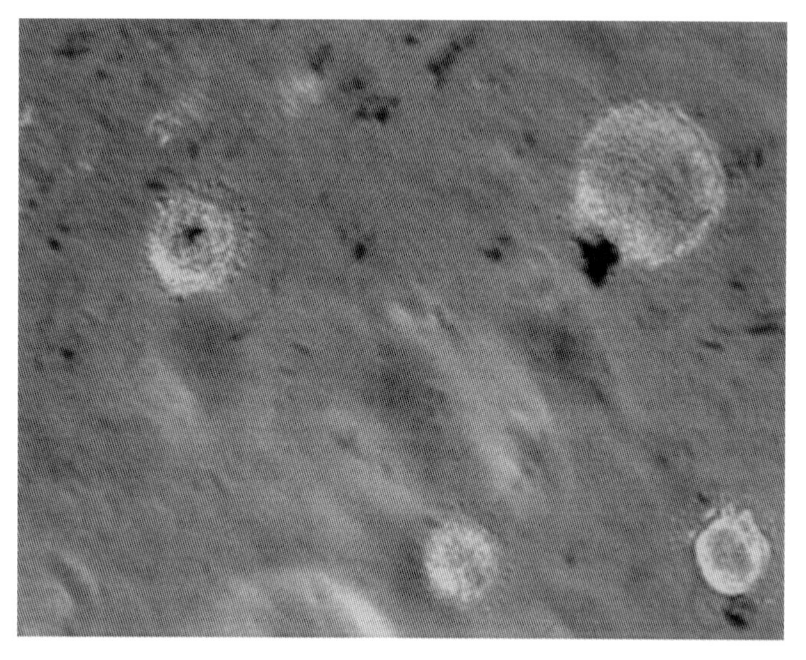

图1-2-3　细胞克隆形态

◆ 注意事项

（1）琼脂对热和酸不稳定，避免反复加热，高压灭菌后应进行分装。

（2）接种时避免细胞过密。

（3）软琼脂应降温至40℃以下再与细胞混合，防止细胞死亡。

（4）细胞应充分分散（分散度达95%以上），确保结果的准确度。

（5）若克隆形成率过低，可根据实验需要在培养基中添加胰岛素、地塞米松等促克隆形成物质。

（陈　晨　楚世峰　陈乃宏）

# 第三节　蛋白的提取方法、蛋白电泳技术、免疫印迹技术

## 一、蛋白提取方法

### （一）实验材料

1．仪器　冷冻离心机（Sigma），酶标仪（Thermo），超声破碎仪，镊子，眼科剪（镊）。

2．试剂　细胞或组织裂解液，蛋白酶抑制剂，PMSF，磷酸酶抑制剂，PBS，BCA试剂盒。

3．对象　细胞、组织。

### （二）实验步骤

1．细胞

（1）弃去细胞培养基，用冰冷的PBS洗3遍。

（2）用细胞刮刀收集细胞，1000 rpm离心5 min，弃去上清。

（3）将含抑制剂的裂解液（裂解液∶蛋白酶抑制剂∶PMSF∶磷酸酶抑制剂＝100∶1∶1∶1）加入细胞沉淀中，吹打均匀，冰浴30 min，每10 min振荡1次。

（4）离心（4℃，12 000 rpm，30 min），将上清转移至另一干净的EP管中，取6 μl用于测定蛋白浓度，剩余样品加1/4相应上清体积的4×Loading Buffer变性（100℃，10～15 min）。储存−20℃，待于Western blot实验。

2．组织

（1）称取相应组织的湿重，用冰冷的PBS洗一遍，并用滤纸将组织表面水吸干。

↓

（2）将含抑制剂的裂解液（裂解液∶蛋白酶抑制剂∶PMSF∶磷酸酶抑制剂＝100∶1∶1∶1）加入相应组织的EP（含抑制剂裂解液体积∶组织湿重＝10 μl∶1 mg）中，用眼

科剪剪碎。

↓

（3）超声破碎仪裂解组织，冰浴30 min，每10 min振荡1次。

↓

（4）离心（4℃，12 000 rpm，30 min），将上清转移至另一干净的EP 管中，取6 μl 用于测定蛋白浓度，剩余样品加1/4上清体积的4×Loading Buffer，变性（100℃，10 ～ 15 min）。储存−20℃，待于Western blot实验。

3．BCA试剂盒测蛋白浓度

（1）按照试剂盒说明将标准品分别稀释至相应浓度。

↓

（2）每孔加入200 μl工作液，取20 μl不同浓度的标准样品加入对应的96孔板中。

↓

（3）每孔加200 μl工作液，每个样品做3次复孔，取6 μl待测蛋白加入EP管中，补加64 μl PBS，混合均匀，取20 μl加入相应的复空中。

↓

（4）37℃孵育30 min。

↓

（5）用酶标仪检测562 nm处吸光值，拟合标准曲线并计算蛋白浓度。

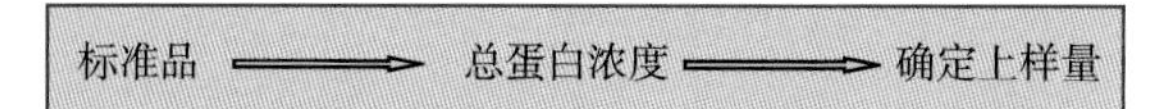


◆ 注意事项

（1）6孔板一个孔内细胞加裂解液100 μl。

（2）蛋白与loading buffer比为4∶1。

## 二、Western blot操作流程（图1-2-4）

### （一）实验材料

1．试剂　30%丙烯酰胺；4×分离胶；4×浓缩胶；SDS-PAGE上样缓冲液（5×）；TEMED（N，N，N’，N’-四甲基乙二胺）原液；10%过硫酸铵；电泳缓冲液（5×）；TBS缓冲液；TBS-T洗液；封闭液；电转缓冲液。

2．仪器　电泳仪和电泳槽；水浴槽；振荡器；ECL仪器。

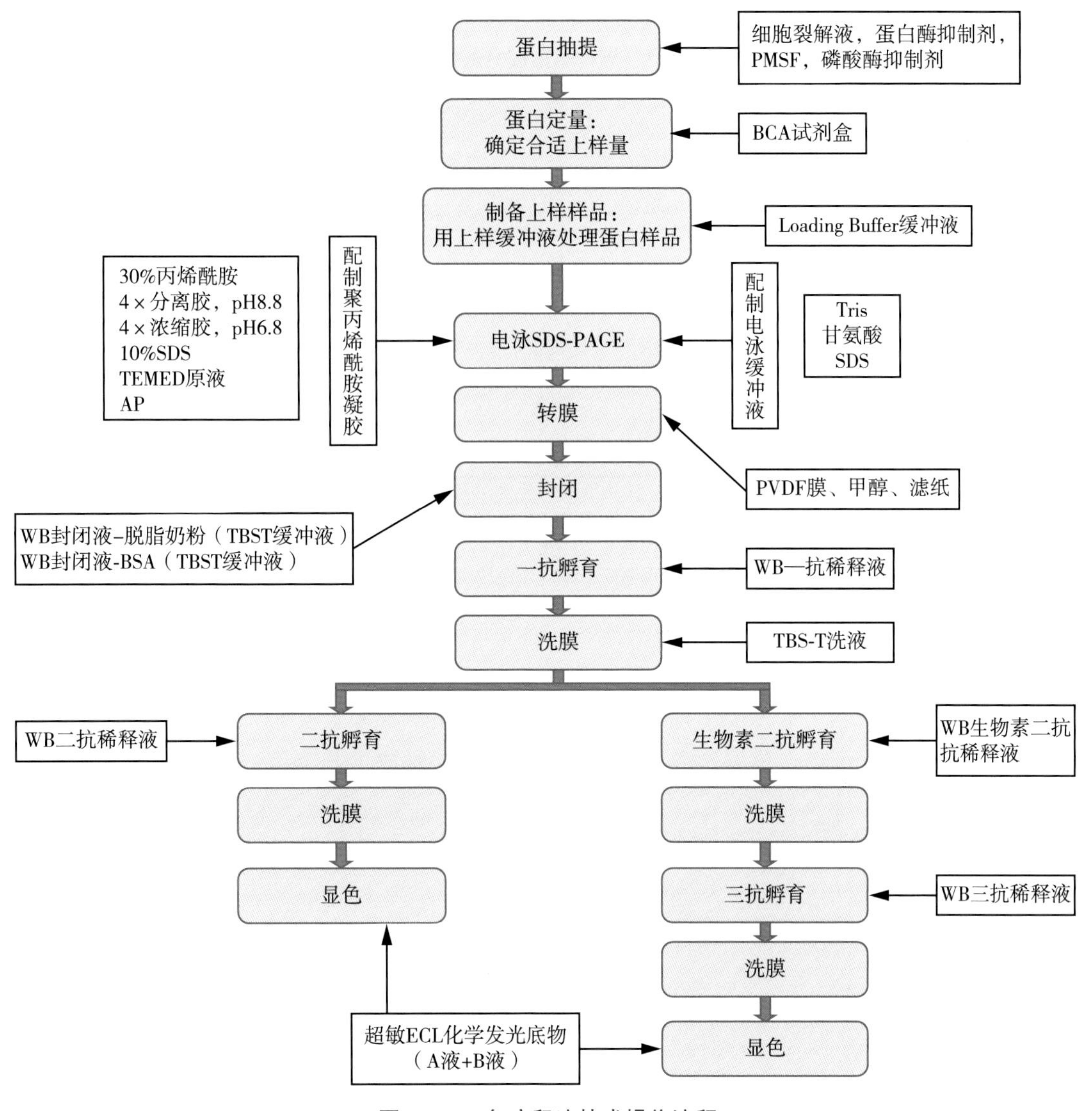


图1-2-4　免疫印迹技术操作流程

## （二）实验步骤

分离胶和浓缩胶配制

（1）分离胶配制

1）用两块干净的玻璃，平板和垫片组装电泳装置中的玻璃平板夹层，并固定在灌胶支架上。

↓

2）根据实验分离的蛋白质分子量，按下表1-2-1配制分离胶液体，然后加入10%的过硫酸铵和TEMED，轻轻搅拌混匀。

表 1-2-1 聚丙烯酰胺分离胶的配制

| 试剂成分 | 配制不同浓度分离胶所需试剂（ml） | | | | |
| --- | --- | --- | --- | --- | --- |
| | 8% | 9% | 10% | 12% | 15% |
| 30% 丙烯酰胺 | 1.33 | 1.5 | 1.67 | 2.0 | 2.5 |
| 1.5MTris•Cl/SDS，pH8.8 | 1.25 | 1.25 | 1.25 | 1.25 | 1.25 |
| $H_2O$ | 2.42 | 2.25 | 2.0 | 1.75 | 1.25 |
| 10% 过硫酸铵 | 0.05 | 0.05 | 0.05 | 0.05 | 0.05 |
| TEMED | 0.002 | 0.002 | 0.002 | 0.002 | 0.002 |

3）用移液枪立即将分离胶液体沿夹层中一条垫片的边缘加入于玻璃平板夹层中，至凝胶约4.5 cm高为止。

4）用另一移液枪，往夹层的液面顶部缓缓加1 ml双蒸水，凝胶在室温聚合，一般30 min左右。聚合后，可见在顶层乙醇与凝胶的界面间有一清晰的折光线。

5）倾去顶层的无水乙醇，并尽量用滤纸吸干。

（2）浓缩胶配制（表1-2-2）

1）按表1-2-2配制浓缩胶，用移液枪将液体沿一条垫片加入到玻璃平板夹层，直至夹层的顶部。

表 1-2-2 聚丙烯酰胺浓缩胶的配制

| 试剂成分 | 所需试剂体积 | |
| --- | --- | --- |
| | 1板胶 | 2板胶 |
| Acry：Bis（30：0.8） | 0.33 ml | 0.66 ml |
| 0.5MTris•Cl/SDS，pH6.8 | 0.5 ml | 1 ml |
| $H_2O$ | 1.17 ml | 2.34 ml |
| 10% 过硫酸铵 | 0.02 ml | 0.04 ml |
| TEMED | 0.002 ml | 0.004 ml |

↓

2）选用相应的梳子，将其插入夹层的积层胶液体中，必要时，再补加积层胶液体充盈剩余空间。让浓缩胶室温聚合30 min。

（3）加样

1）浓缩胶凝聚后倾斜放入装有1/3电转缓冲液的电泳槽中，注意排底部气泡。小心拔出梳子，避免撕裂聚丙烯酰胺凝胶加样孔。

2）将蛋白质样品从−20℃取出，待化解100℃煮沸5 min混匀，按已确定的顺序和量加样至各孔中。目的蛋白边缘孔中加Marker。

（4）电泳

1）加样完毕，盖好电泳槽的盖子并选择适当的电压进行电泳，通常在连续系统中，上层浓缩胶的电泳电压要低于分离胶的电泳电压，使样品更好地进入凝胶，电泳时，应采用恒压的模式，这样蛋白质才可以保证恒定的电泳迁移率。一般采用恒压浓缩胶60 V。

2）待浓缩胶电泳完后，进入分离胶时电压改为120 V，电泳直至溴酚染料前沿下至凝胶末端处，即停止电泳。

（5）转膜

1）SDS-PAGE结束后，取出凝胶。用刀片将两玻璃板分开，将多余的凝胶划去，上部以浓缩胶为准全部弃去，下部把分子量标准最小分子带下一点全部划去，小心从下面的玻璃平板上移出凝胶，在凝胶的一角切去一小块以便在染色及干胶后仍能认出加样次序。

2）PVDF膜放入无水甲醇浸泡5 min，按胶尺寸剪好的滤纸置于电转缓冲液中平衡15 min代用。

3）打开电转印夹平放，红侧（正极）在下，依次放用电转缓冲液浸泡透的海面垫、三层滤纸、凝胶、PVDF膜、三层滤纸、电转缓冲液浸泡透的海面垫，去除气泡，夹好电转印夹。

4）电泳槽加满电转印液，插入电转印夹，将电泳槽放入冰浴中，连接好电极，接通电流，恒流300 mA转膜0.5 ～ 2 h（按照蛋白分子量确定）。

（6）封闭：取转印膜，放入封闭液内，摇床震动，室温封闭2 h。

（7）抗体孵育

1）封闭后的杂交膜放入杂交袋中，加入抗体稀释液稀释的一抗，封口，4℃过夜。

2）用TBS-T，10 min洗膜3次。

3）孵育二抗或生物素二抗，室温2 h，贴在转盘上温柔旋转；加生物素二抗，需孵育生物素三抗，室温1 h。

4）用TBS-T，10 min洗膜3次。

（8）检测

1）ECL显色剂配制：显色剂A、B按1∶1比例混匀。

2）在暗室将杂交后印迹膜放入显色盒中，加上混合好的显色液。

3）用纸巾吸去印迹膜边缘或者边角部分多余的显色液，将一透明的玻璃纸盖住抚平，并确定干的表面与胶片接触，于ECL中曝光。

### （三）结果计算

Quantity one软件分析条带灰度，通过内参校正误差，所得结果代表待测样品的相对含量。SPSS或GraphPad软件对结果进行统计。

### （四）可能出现的问题及解决方法

1. ︶条带呈笑脸状，原因：凝胶不均匀冷却，中间冷却不好。
2. --条带，可能是由于上样未混匀。
3. 拖尾：样品溶解不好。
4. 条带两边扩散：加样量过多。
5. 背景很脏：没有洗干净（使用PBST或者TBST）；抗体浓度过大，可以降低一抗浓度；曝光时间过度，减少曝光时间；封闭时间短，延长封闭时间，选择适宜的封闭剂；抗体稀释液效果不好。
6. 结果中杂带较多：目的蛋白有多个修饰位点（如磷酸化位点）；样本处理过程中目的蛋白发生降解，加入蛋白酶抑制剂，样本处理时在冰上操作；上样量过高，太敏感，适当减少上样量。
7. 结果中无信号或显示信号弱：样本中含目的蛋白量低，提高上样量；转移不完全或过度转移，可以用丽春红染膜并结合染胶后确定条带是否转至膜上或转过头，适当调整转膜时间和电流；抗体浓度不够，增加浓度；洗膜过度，洗膜时间不宜过长，加入的去垢剂不宜过多。

## 三、健康和安全警告

操作有毒试剂时戴好手套和口罩。

◆ 注意事项

（1）灌胶时，速度相对较慢点，否则容易产生气泡，分离胶灌到一定位置即可，要保证灌浓缩胶后插梳子时，梳子不能进入分离胶为度。灌完分离胶后，用水封，加水时速度要慢，否则胶容易被冲变形。用移液枪灌浓缩胶时，吸头里的胶尽量不要全打进去，这样容易产生气泡，比如吸1 ml胶，打的时候打进900 μl即可。

（2）上样前蛋白样品最好离心，上样量不宜过多，以免出现微笑带。

（3）从分离胶中拔出梳子时，胶孔左右的胶较可能变歪，用微量加样器或针头将其拨正即可，之后上样，上完样后若有剩余孔可用1×上样缓冲液填充，和样品体积一致即可。

（4）转膜时，转膜仪尽量放在冰上或者水中，因为时间过长会产生热量。转移时间可根据分子量大小调整转移时间和电流大小。

（罗　飘　楚世峰　陈乃宏）

## 四、NativePage电泳流程

### （一）实验材料

1. 试剂及其配制

（1）NativePAGE 预制胶（3% ～ 12%或4% ～ 16%）。

（2）NativePAGE上样缓冲液（4×）。

（3）NativePAGE marker。

（4）蛋白裂解液：50 mM Tris-HCl，pH 7.5，150 mM NaCl，1 mM EDTA，1% NP-40。

（5）10×电泳缓冲液（pH 8.8 Tris-Gly）：30.3 g Tris base，144 g甘氨酸，加双蒸水定容到1 L。

（6）0.02% 考马斯亮蓝G-250染色液：称取200 mg G-250，溶于50 ml 90%乙醇中，加入85%的磷酸100 ml，加入双蒸水定容到1 L。

（7）洗脱液1：（40%甲醇，10%乙酸）；洗脱液2：（8%乙酸）。

2. 仪器　电泳仪和电泳槽，摇床，微波炉（950 ～ 1100 W），ECL仪器。

### （二）实验步骤

1．样品处理

（1）蛋白提取和定量方法与western blot样品提取方法一样。

↓

（2）将蛋白样品与NativePAGE上样缓冲液（4×）混合，不需要加热。

↓

（3）电泳槽内液加满，外液要低于内液高度，蛋白上样总量30～40 μg，按已确定的上样顺序进行上样，并在蛋白边缘孔加入5 μl Native PAGE marker。

2．电泳　加样完毕，盖好电泳槽的盖子进行电泳，在冰上恒压150 V电泳，电泳时间为1.5～2 h。

3．考马斯亮蓝染色和脱色

（1）待电泳完后，将凝胶小心转移至装有考马斯亮蓝的皿中，在水平摇床上缓慢振动1 h。

↓

（2）倒出染色液，将凝胶放入皿中，加入100 ml洗脱液1，放入微波炉45 s。

↓

（3）将皿放在摇床上，振摇15 min。

↓

（4）弃液体，倒入100 ml洗脱液2，放入微波炉45 s。

↓

（5）将皿放入摇床57 rpm，过夜振摇。

↓

（6）将脱色凝胶放入双蒸水中保存，对凝胶染色进行拍照。

4．转膜、封闭、抗体孵育及检测　待电泳结束也可进行转膜，转膜前要将凝胶浸泡在1% SDS溶液中，浸泡时间为15 min，水洗干净后转膜，转膜的条件为100 V恒压2 h。转膜，封闭以及抗体孵育的具体操作步骤与western blot一致。

（三）NativePAGE 胶电泳结果（图 1-2-5）

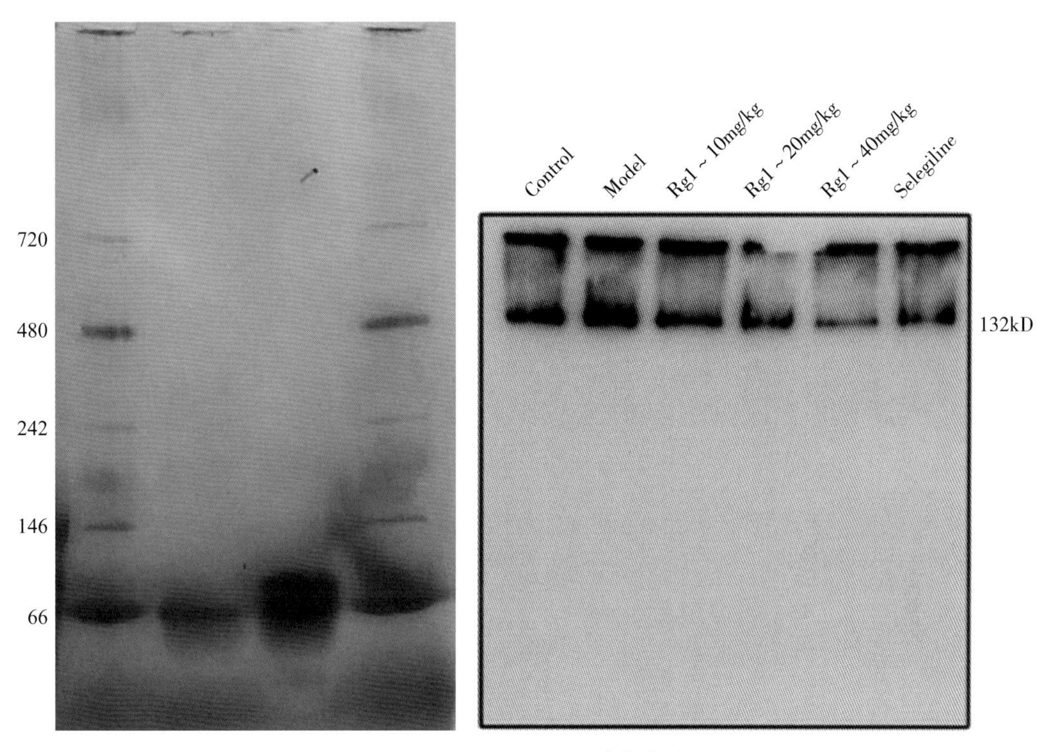


图 1-2-5　NativePAGE 胶电泳结果

注：Maker：蛋白质分子量标准；Control：对照组；Model：模型组；Selegiline：司来吉兰。

◆ 注意事项

（1）操作有毒试剂时戴好手套和口罩。

（2）Native 胶、电泳液，以及蛋白裂解液均不含 SDS。

（3）蛋白样品中加入上样缓冲液，切记不要加热。

（4）电泳过程要在冰上操作。

（5）考马斯亮蓝染液可以回收 2 ～ 3 次。

（6）凝胶转膜前需要在 SDS 溶液中浸泡。

（邵千航　苑玉和　陈乃宏）

# 第四节　酶联免疫吸附实验（ELISA）

## 一、所需实验材料

ELISA板；包被液；洗涤液（PBST）；封闭液（10% 胎牛血清，PBS配制）；一抗；SAV-HRP 二抗；TMB显色液；终止液（2N $H_2SO_4$）；8头排枪；酶标仪（包被液、一抗、二抗、显色液的稀释比例根据不同ELISA试剂盒说明书为准）。

## 二、实验步骤

1．排枪吸取稀释好的包被液，100 μl/well，放入4℃过夜或者37℃ 2 h。

2．包被结束吸弃包被液，用PBST洗涤，300 μl/well，洗涤3次，最后一次弃净洗涤液。

↓

3．ELISA孔内加入封闭液，200 μl/well，37℃ 1 h。

↓

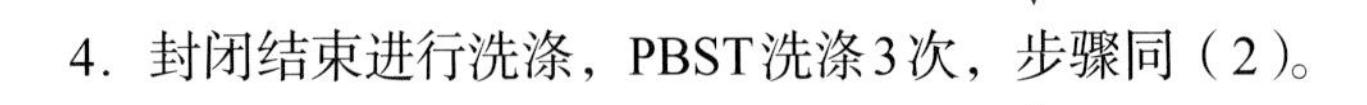

4．封闭结束进行洗涤，PBST洗涤3次，步骤同（2）。

↓

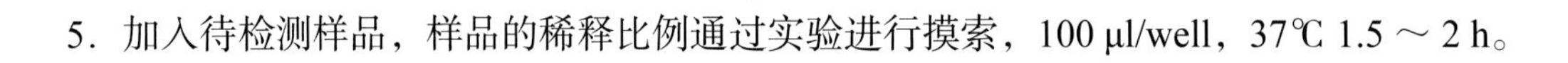

5．加入待检测样品，样品的稀释比例通过实验进行摸索，100 μl/well，37℃ 1.5 ～ 2 h。

↓

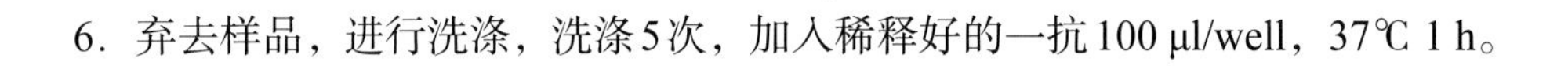

6．弃去样品，进行洗涤，洗涤5次，加入稀释好的一抗100 μl/well，37℃ 1 h。

↓

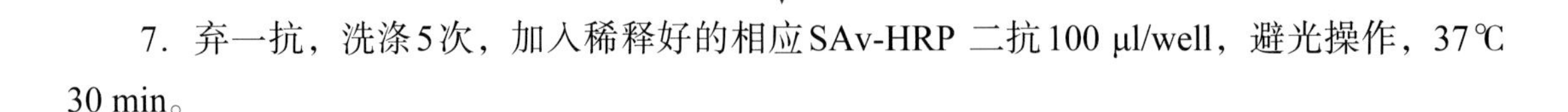

7．弃一抗，洗涤5次，加入稀释好的相应SAv-HRP 二抗100 μl/well，避光操作，37℃ 30 min。

↓

8．弃二抗，洗涤5次，加入稀释好的TMB底物100 μl/well，避光操作，37℃ 15 min。

↓

9．每孔加入50 μl 终止液终止反应，15分钟内测定实验结果。

↓

10．酶标仪450 nm波长进行检测。

## 三、ELISA检测结果（图1-2-6）

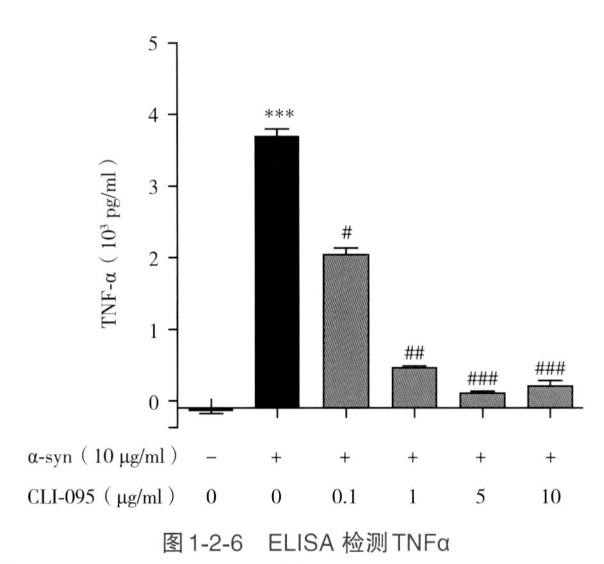


图1-2-6　ELISA检测TNFα

注：TNF-α（$10^3$ pg/ml）：肿瘤坏死因子-α（$10^3$ pg/ml）；α-syn（μg/ml）：α-突触核蛋白（μg/ml）。

◆ 注意事项

（1）为避免孔内液体蒸发，板上应加封口膜封住。

（2）注意孔内液体要去除孔中的气泡。

（3）每步使用液体都要新鲜配制。

（4）每次洗涤后ELISA板中液体要尽可能弃净。

（5）每步最好使用排枪加入液体，保证结果的准确性。

（邵千航　苑玉和　陈乃宏）

# 第五节　免疫共沉淀技术

## 一、所需实验材料

10 cm培养皿；预冷PBS；RIPA buffer；细胞刮子；Protein A琼脂糖珠子；振荡器；离心机。

## 二、实验步骤

1．细胞接种在10 cm培养皿，加入实验所需刺激剂，待细胞长满至80%。

2．用预冷PBS洗涤细胞，并吸干PBS，加入2 ml PBS，用细胞刮子将细胞从培养皿上刮下，把细胞悬液转移至1.5 ml EP管内。

3．4℃，1000 g离心5 min，吸干PBS得到细胞沉淀，加入适量的预冷RIPA buffer，冰上裂解细胞30 min。

4．4 ℃，12 000 rpm离心30 min，上清即为细胞蛋白，蛋白进行BCA蛋白定量。

5．Protein A 琼脂糖珠子的制备，进口枪头吸取20 μl珠子，放入每个进口EP管内，加入1 ml PBS洗珠子，3000 rpm离心5 min，洗3次，每次去上清，保持每管PBS量一致。

6．取500 μg蛋白（进口EP管），加入1 μg抗体（1∶250/1∶500 加入抗体），4℃，缓慢摇动4 h，剩余蛋白作为input。

7．将蛋白抗体混合物加入到处理好的珠子中，4℃过夜振摇。

8．4℃，3000 rpm离心5 min去上清，加入裂解buffer洗珠子3次，最后一次要将液体尽可能吸干。

9．加入60 μl的2×loading buffer，沸水中煮5 min，−20℃保存。

10．12 000 rpm，离心10 min，取20 μl上清上样进行电泳。

## 三、CO-1P结果（图1-2-7）

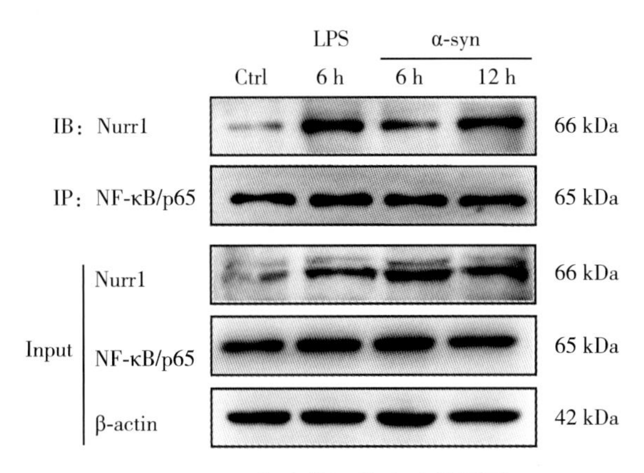


图1-2-7　免疫共沉淀实验结果图

注：Ctrl：对照组；α-syn：α-突触核蛋白；β-actin：β-肌动蛋白。

◆ 注意事项

（1）CO-IP蛋白需要温和裂解条件，要使用CO-IP专用的RIPA buffer。

（2）Protein A 琼脂糖珠子使用之前要摇匀。

（3）建议剪掉枪头尖的部分，避免在涉及琼脂糖珠的操作中破坏琼脂糖珠。

（邵千航　苑玉和　苑玉和）

# 第六节　免疫荧光技术

## 一、所需实验材料

PBS；4%多聚甲醛；0.2% Triton X-100；3% BSA；一抗以及相应二抗；90%甘油；无色指甲油；盖玻片；载玻片；镊子；荧光显微镜或激光共聚焦显微镜。

## 二、实验步骤

1. 弃掉培养板中的培养液，用冰浴的PBS洗3遍，加入适量的4%多聚甲醛（24孔板500 μl每孔）室温孵育20 min。

2．弃掉多聚甲醛，用PBS洗3遍，加入适量的0.2% Triton X-100（24孔板每孔500 μl），室温孵育10 min。

3．弃掉Triton X-100，用PBS洗3遍，加入适量的3% BSA（24孔板每孔500 μl），室温孵育60 min。

4．去掉3% BSA，加入适量的一抗（24孔板每孔500 μl），放置4℃冰箱过夜。

5．回收一抗，加入PBS，放在摇床上45 rpm摇晃5 min，弃掉上清，重复此操作3次。

6．加入适量的二抗（24孔板每孔500 μl），37℃孵育60 min（避光）。

7．加入PBS，放置于摇床上45 rpm摇晃5 min，弃掉上清，重复此操作3次。

8．取3 μl 90%甘油滴于载玻片上，用镊子刮下培养板中的盖玻片，扣在甘油上，周围涂上指透明甲油以固定盖玻片，−20℃避光保存。

9．用荧光显微镜或激光共聚焦显微镜观察染色结果。

## 三、实验结果（图1-2-8）

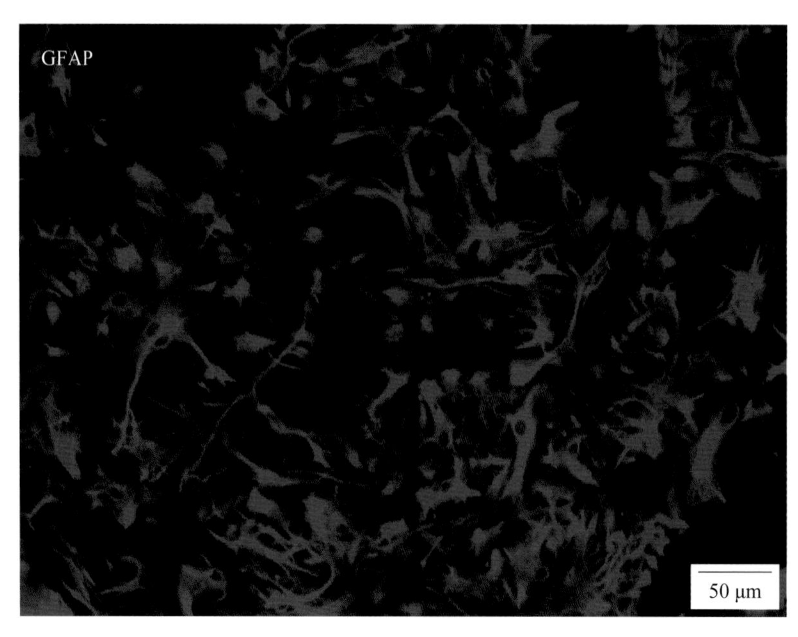


图1-2-8　原代星形胶质细胞

◆ 注意事项

（1）所有的操作都必须缓慢轻柔，以免冲掉细胞。

（2）应根据目标蛋白分布调整实验条件，例如细胞膜蛋白可以不使用Triton X-100。

（3）封片时注意不要有气泡，封片后注意不要移动盖玻片，以免蹭掉细胞。

（4）荧光二抗容易淬灭，操作过程中注意避光。

（夏聪媛　王真真　陈乃宏）

# 第七节　组织化学技术

## 石蜡切片免疫组织化学染色

### （一）所需实验材料

动物石蜡切片；PBS；Triron X-100；羊血清；二甲苯；乙醇；双蒸水；双氧水；一抗试剂；二抗试剂；DAB显色液；中性树胶等。

### （二）实验步骤

1. 石蜡切片组织脱蜡和水化　分别在二甲苯Ⅰ、Ⅱ中浸泡15～30 min，以脱掉组织中的蜡。由于进入组织中的二甲苯不能与水溶性染色液相溶，故需进一步通过下行梯度乙醇把组织中的二甲苯逐步替代出来。切片在100%乙醇Ⅰ、Ⅱ中分别浸泡5 min，然后依次是90%、80%、70%、60%乙醇中分别浸泡5 min，PBS漂洗3次，每次5 min，置蒸馏水中待用。

2. 抗原修复　0.01M pH 6.0 柠檬酸钠 buffer（1.05 g/500 ml 双蒸水），微波炉高火加热 5 min，中高火加热 5 min，自然冷却至室温；PBS冲洗3次，每次5 min。

3. 细胞膜打孔　切片置于0.1%～0.3% TritonX-100中，室温浸泡10 min，PBS冲洗3次，每次5 min。

4. 灭活　每片50 μl 3% 双氧水避光室温10 min；PBS冲洗3次，每次5 min。

5. 封闭（湿盒）　用2%～10%羊血清或2%～5%牛血清清蛋白在室温下作用30 min至1 h。但应该注意此时结合不牢固，所以最好不要冲洗，倾去余液直接加一抗。

6. 一抗孵育擦干组织周围水迹，滴加一抗稀释液50～100 μl（一抗比例依试剂效率，初始可为1∶200），4℃过夜或37℃ 1 h；PBST 5 min，洗3次。

7. 加二抗室温孵育1 h（二抗比例依试剂效率，初始可为1∶500）；PBST 5 min，洗3次。

8. 显色（湿盒） DAB显色液（1∶20）每片2滴，1 min以内流水充分冲洗终止显色。

9. 苏木素复染　有必要时用盐酸酒精分化，流水冲洗反蓝。

封片：70% 乙醇 3 min × 1

80% 乙醇 3 min × 1

90% 乙醇 3 min × 1

100% 乙醇 3 min × 1

二甲苯　10 min × 2

封片（中性树脂稍稀释即可）

10. 结果计算软件为Image-Pro Plus 6.0，使用显微镜拍照。

（三）大鼠肝组织 TGF-β1（图1-2-9）

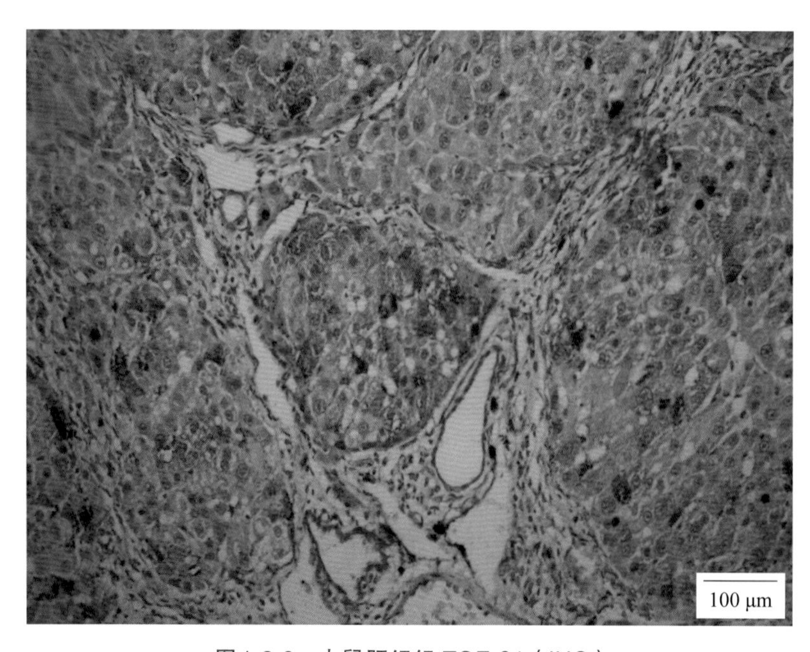


图1-2-9　大鼠肝组织 TGF-β1（IHC）

◆ 注意事项

（1）Triton X-100为去污剂，其脂溶性可使细胞膜穿孔，增加细胞膜对抗体的渗透性，但是检测细胞膜抗原时可免去此步骤。

（2）染色过强：可能是抗体的浓度过高或抗体孵育时间过长或DAB显色时间过长或DAB浓度过高。

（3）非特异性背景染色：可能是操作过程中冲洗不充分（每步冲洗3次，每次5 min）；组织中含过氧化物酶未阻断（可再配置新鲜3% $H_2O_2$封闭）；血清蛋白封闭不充分，延长血清蛋白封闭时间。

（张小玲　王真真　陈乃宏）

# 第八节　流式细胞术

## 一、AnnexinV/PI双染色法

### （一）所需实验材料

培养的细胞；凋亡诱导试剂；PBS；FITC标记的Annexin V；PI染色液；无胎牛血清的培养基。

### （二）实验步骤

1. 培养细胞，诱导细胞的凋亡，浮游的细胞可以直接收集；如果是贴壁细胞，用胰蛋白酶处理后收集细胞。细胞计数，500～1000 rpm离心5 min，沉淀细胞，回收$3\times10^7$～$5\times10^7$个细胞。

↓

2. 加入100 μl无胎牛血清的培养基，悬浮细胞。

↓

3. 加入5 μl FITC标记的Annexin V和10 μl PI溶液，轻轻混匀，室温避光染色20 min。

↓

4. 用PBS洗3次。

↓

5. 最后加入100 μl PBS重悬细胞。

↓

6. 通过200目的尼龙筛，转移到FACS分析用的试管，进行流式分析前注意避光，并放置在冰上。

7. 流式细胞仪检测。

（三）薯蓣皂苷诱导的大鼠肝星型细胞LX2的凋亡（图1-2-10）

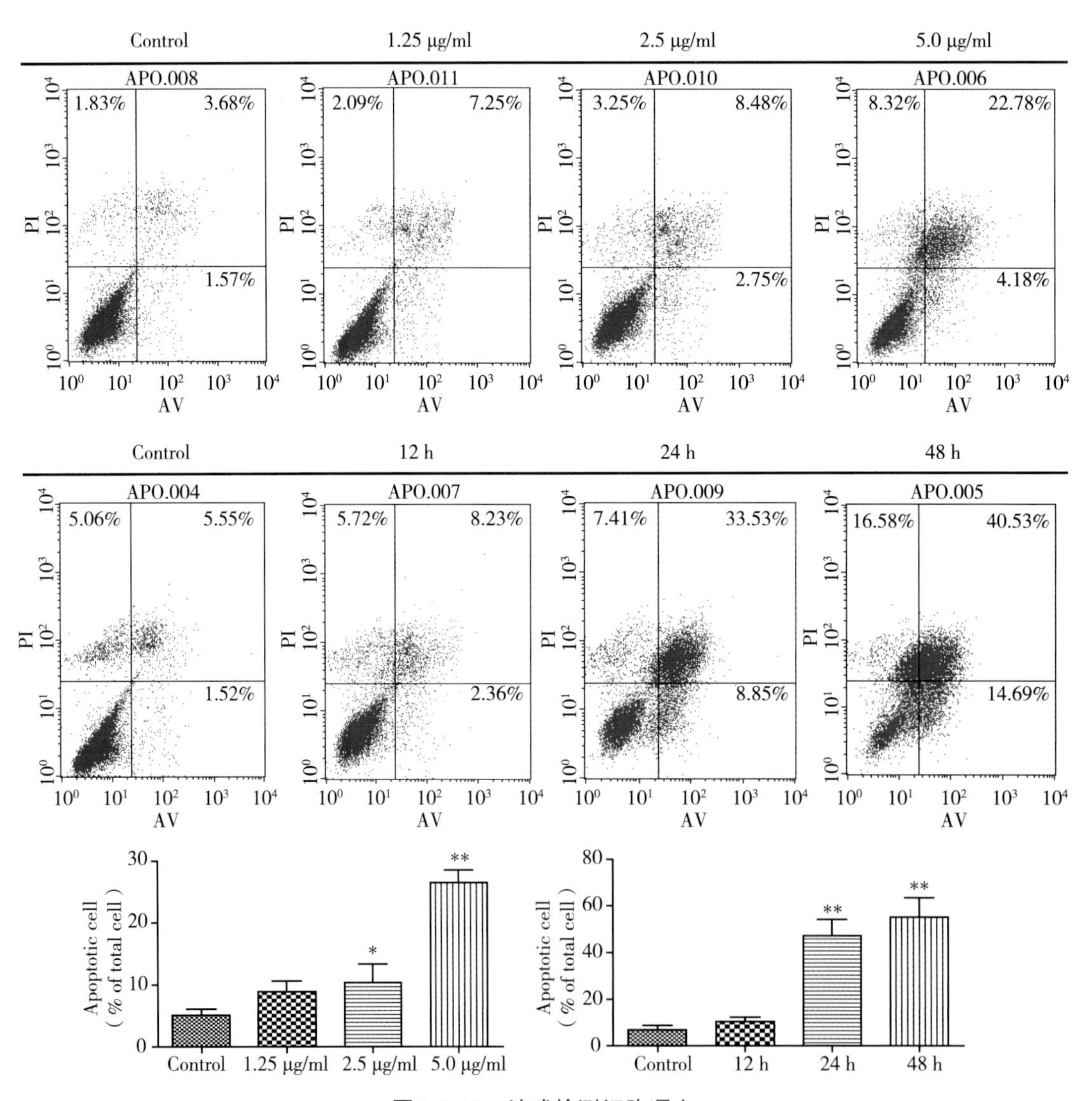


图1-2-10 流式检测细胞凋亡

注：Control：对照组；Apoptotic cell（% of total cell）：凋亡细胞（占总细胞%）。

## 二、PI染色检测细胞周期

### （一）所需实验材料

培养细胞；冰上预冷的70%酒精；无$Ca^{2+}$和$Mg^{2+}$的PBS；50 μg/ml PI；1000 μg/ml RNase A。

### （二）实验步骤

1. 收集培养细胞。

↓

2. 4℃，500 ～ 1000 rpm离心5 min，回收$3\times10^7$ ～ $5\times10^7$个细胞。

↓

3. 加入100 μl PBS，悬浮细胞。

↓

4. 4℃，500 ～ 1000 rpm离心5 min，去除上清液。

↓

5. 加入500 μl冰上预冷的70%乙醇，悬浮细胞。

↓

6. 冰上放置30 min，以固定细胞。

↓

7. 细胞染色：离心收集细胞，以1 ml的PBS洗细胞1次，加入500 μL PBS（含50 μg/ml PI，1000 μg/ml RNase A），4℃避光孵育30 min。

↓

8. 流式分析。

### （三）薯蓣皂苷对人喉癌细胞周期的影响（图1-2-11）

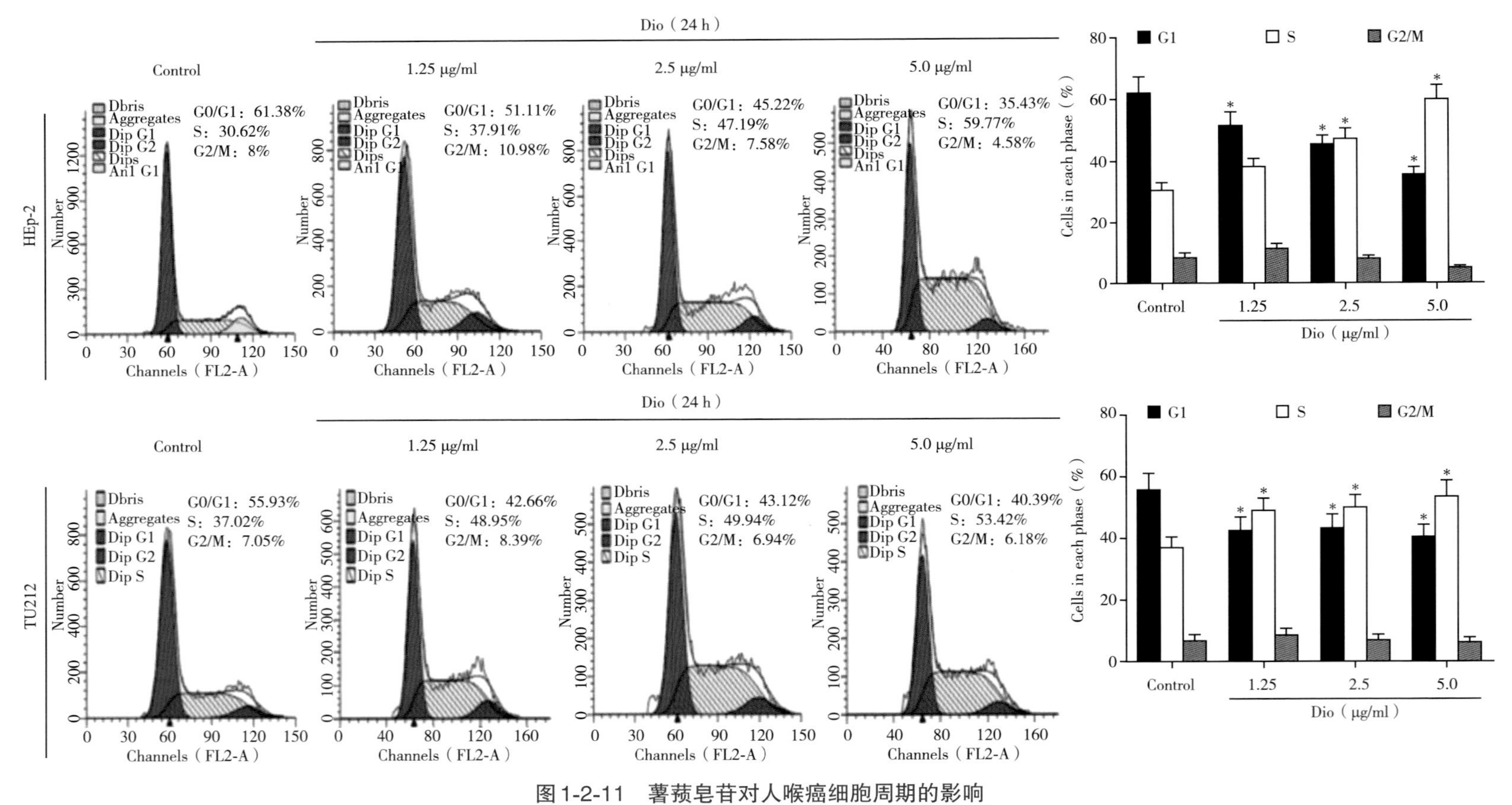


图1-2-11　薯蓣皂苷对人喉癌细胞周期的影响

注：Control：对照组；Cells in each phase（%）：不同时期细胞（%）。

◆ 注意事项

（1）悬浮细胞可以直接收集。如果是贴壁细胞，用胰蛋白酶处理后收集细胞。

（2）确保细胞样品上机检测前的浓度为$1\times10^6$/ml，细胞浓度过低直接影响检测结果。

（3）染料染色后要充分洗涤，注意混匀和离心速度，减少重叠细胞和细胞碎片。

（4）注意染色后避光，保证细胞荧光的稳定

（张小玲　王真真　陈乃宏）

## 参 考 文 献

（1）ABE K，SAITO H．Both oxidative stress-dependent and independent effects of amyloid beta protein are detected by 3-（4,5-dimethylthiazol-2-yl）-2,5-diphenyltetrazolium bromide（MTT）reduction assay［J］. Brain research，1999，830：146-154.

（2）STOCKERT JC，BLAZQUEZ-CASTRO A，CANETE M，et al．MTT assay for cell viability：Intracellular localization of the formazan product is in lipid droplets［J］．Acta histochemica，2012，114：785-796.

（3）SLIWKA L，WIKTORSKA K，SUCHOCKI P，et al．The Comparison of MTT and CVS assays for the assessment of anticancer agent interactions［J］．PloS one，2016；11：e0155772.

（4）JI HJ，WANG DM，HU JF，et al．IMM-H004，a novel courmarin derivative，protects against oxygen-and glucose-deprivation/restoration-induced apoptosis in PC12 cells［J］．European journal of pharmacology，2014，723：259-266.

（5）BAI JW，ZHANG YQ，LI YC，ZHANG GJ．Analysis of epithelial-mesenchymal transition induced by overexpression of twist［J］．Methods in molecular biology，2017，1652：259-274.

（6）KURODA A，FUCHIGAMI T，FUKE S，et al．Minocycline directly enhances the self-renewal of adult neural precursor cells［J］．Neurochemical research，2018，43：219-226.

（7）YUAN H，DENG R，ZHAO X，et al．SUMO1 modification of KHSRP regulates tumorigenesis by preventing the TL-G-Rich miRNA biogenesis［J］．Molecular cancer，2017，16：157.

（8）MA C，HUANG T，DING YC，et al．MicroRNA-200c overexpression inhibits chemoresistance，invasion and colony formation of human pancreatic cancer stem cells［J］．International journal of clinical and experimental pathology，2015，8：6533-6539.

（9）Maestro R，Dei Tos AP，Hamamori Y，et al．Twist is a potential oncogene that inhibits apoptosis．Genes & development，1999，13：2207-2217.

（10）HNASKO TS，HNASKO RM．The western blot［J］．Methods Mol Biol，2015，1318：87-96.

（11）TAYLOR SC，POSCH A．The design of a quantitative western blot experiment［J］．Biomed Res Int，2014，：361590.

（12）KIM B．Western blot techniques［J］．Methods Mol Biol，2017，1606：133-139.

（13）HIRANO S．Western blot analysis［J］．Methods Mol Biol，2012，926：87-97.

（14）BUSTAD H J，VORLAND M，RONNESETH E，et al．Conformational stability and activity analysis of two hydroxymethylbilane synthase mutants，K132N and V215E，with different phenotypic association with acute intermittent porphyria［J］．Biosci Rep，2013：33.

（15）ISHIDA Y，ISHIBASHI J，LEAL W S．Fatty acid solubilizer from the oral disk of the blowfly［J］．PLoS One，2013，8：e51779.

（16）LIPOWICZ B，HANEKOP N，SCHMITT L，et al. An aeroplysinin-1 specific nitrile hydratase isolated from the marine sponge Aplysina cavernicola［J］. Mar Drugs，2013，11：3046−3067.

（17）ZHANG L，GU Y，LI H，et al.，Daphnetin protects against cisplatin-induced nephrotoxicity by inhibiting inflammatory and oxidative response［J］. Int Immunopharmacol，2018b，65，402−407.

（18）EBRAHIMI T，RUST M，KAISER S N，et al. alpha1-antitrypsin mitigates NLRP3-inflammasome activation in amyloid beta1−42-stimulated murine astrocytes［J］. Journal of neuroinflammation，2018，15，282.

（19）SHAO Q H，YAN W F，ZHANG Z，et al. Nurr1：A vital participant in the TLR4-NF-kappaB signal pathway stimulated by alpha-synuclein in BV-2cells［J］. Neuropharmacology，2019，144，388−399.

（20）XIA C Y，WANG Z Z，ZHANG Z，et al. Corticosterone impairs gap junctions in the prefrontal cortical and hippocampal astrocytes via different mechanisms［J］. Neuropharmacology，2018，131：20−30.

（21）YAN J Q，YUAN Y H，GAO Y N，et al. Overexpression of human E46K mutant alpha-synuclein impairs macroautophagy via inactivation of JNK1-Bcl-2 pathway. Mol Neurobiol，2014，50：685−701.

（22）YU R，LIU T，JIN S B.，et al. MIEF1/2 function as adaptors to recruit Drp1 to mitochondria and regulate the association of Drp1 with Mff［J］. Sci Rep，2017，7：880.

（23）ZANG C，YANG H，WANG L，et al. A novel synthetic derivative of phloroglucinol inhibits neuroinflammatory responses through attenuating kalirin signaling pathway in Murine BV2 microglial cells［J］. Mole cular nearobiology，2019，56（4）：2870-2880.

（24）THOMAS SCHMITZ，JONATHAN RITTER，SUSANNE MUELLER. Ursula felderhoff-mueser，Li-Jin Chew，and Vittorio Gallo. 2011. Cellular Changes Underlying Hyperoxia-induced Delay of White Matter Development［J］. J Neurosci 31（11）：4327–4344.

（25）ALARCON-AGUILAR，A，LUNA-LOPEZ，A，VENTURA-GALLEGOS JL，et al. Primary cultured astrocytes from old rats are capable to activate the Nrf2 response against MPP＋ toxicity after tBHQ pretreatment［J］. Neurobiology of aging，2014，35（8），1901−1912.

（26）CONG-YUAN XIA，SHI-FENG CHU，SHUAI ZHANG，et al. Ginsenoside Rg1 alleviates corticosterone-induced dysfunction of gap junctions in astrocytes［J］. J Ethnopharmacol，2017，208：207−213.

（27）ALTURKISTANI H A，TASHKANDI F M，MOHAMMEDSALEH Z M. Histological Stains：a literature review and case study［J］. Glob J Health Sci，2015，8：72−79.

（28）KITABATAKE H，TANAKA N，FUJIMORI N，et al. Association between endotoxemia and histological features of nonalcoholic fatty liver disease［J］. World J Gastroenterol，2017，23：712−722.

（29）HAMZEH M.，HOSSEINIMEHR S J，KHALATBARY AR，et al. Atorvastatin mitigates cyclophosphamide-induced hepatotoxicity via suppression of oxidative stress and apoptosis in rat model［J］. Res Pharm Sci，2018，13：440−449.

（30）ZHANG X，HAN X，YIN L，et al. Potent effects of dioscin against liver fibrosis［J］. Sci Rep，2015，5：9713.

（31）SI L，XU L，YIN L，et al. Potent effects of dioscin against pancreatic cancer via miR-149−3P-mediated inhibition of the Akt1 signalling pathway［J］. Br J Pharmacol，2017，174：553−568.

（32）SI L，ZHENG L，XU L，et al. Dioscin suppresses human laryngeal cancer cells growth via induction of cell-cycle arrest and MAPK-mediated mitochondrial-derived apoptosis and inhibition of tumor invasion［J］. Eur J Pharmacol，2016，774：105−17.

# 第三章

# 分子生物学常用技术

## 第一节　质粒的提取

### 一、所需实验材料

LB培养基；抗生素（卡那霉素/氨苄青霉素）；质粒提取试剂盒；离心管；水浴锅；恒温振荡培养箱；离心机。

### 二、实验步骤

1．细菌超净台提前紫外杀菌15 min。

2．杀菌完毕，开风机，关紫外线灯，取3 ml LB培养基和3 μl抗生素（kana/Amp）加入15 ml离心管内混合，取冻存菌种3 μl接入离心管。

3．将离心管置于37℃，220 rpm恒温摇床过夜。

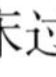

4．提前打开水浴锅调至70℃，放入EB预热。

5．取出混浊的细菌培养液，12 000 g离心1 min，弃去上清。

6．加入RB，涡旋振荡悬浮细菌沉淀至无明显菌块存在。

7．加入LB，上下温和翻转6次，使菌充分裂解，形成透亮溶液。

8．加入NB，轻混6次至形成紧实的黄色凝集块，室温静置2 min。

9．12 000 g离心5 min，小心吸取上清加入吸附柱中。

10．12 000 g离心1 min，弃流出液。

11．加入WB，12 000 g离心1 min，弃流出液。

12．12 000 g离心1 min，彻底去除残留WB。

13．将离心柱置于一干净离心管中，柱中央加入40 μl 65℃预热的EB，室温静置1 min。

14．12 000 g离心1 min，洗脱DNA，取1 μl提取液混合DNA loading buffer进行琼脂糖凝胶电泳检测质粒提取是否成功，取2 μl用超微量分光光度计检测提取质粒浓度，样品标记后置于−20℃保存。

## 三、质粒琼脂糖电泳示意图（图1-3-1）

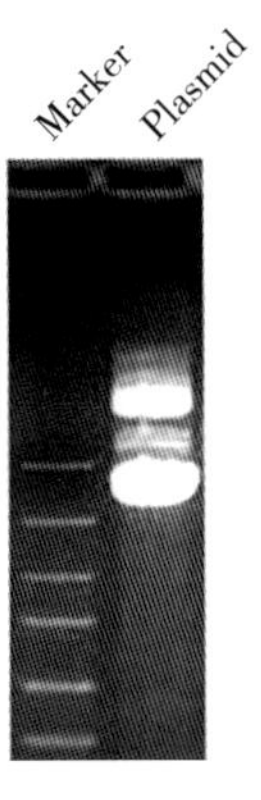


图1-3-1　质粒琼脂糖电泳示意图

注：Marker：蛋白标准分子量；Plasmid：质粒。

◆ 注意事项

（1）LB培养基及接菌离心管提前灭菌。

（2）抗生素根据质粒抗性选择，抗生素储液按1∶1000加入培养基（卡那霉素储液100 mg/ml，氨苄青霉素储液50 mg/ml）。

（3）菌液如保存较久导致活力下降应适当提高接种量。

（4）加入NB室温静置离心后，若仍有黄色絮状物凝集，则可将吸出的上清再次离心2 min。

（5）质粒DNA分子具有三种构型：共价闭合环状DNA、开环DNA和线性分子。琼脂糖凝胶电泳中同一种质粒DNA由于构型不同具有不同的电泳迁移率。共价闭合环状DNA空间位阻最小，跑在最前；其后为线性DNA，开环DNA因为空间位阻最大，所以速度最慢。

（张　钊　陈乃宏）

# 第二节　核酸的提取

## 一、RNA提取

### （一）所需实验材料

细胞提取：PBS，细胞刮刀。

组织提取：液氮，研钵或高速组织研磨仪，DEPC水，TRIZOL，异丙醇，乙醇，氯仿，琼脂糖，1×TAE，1.5 ml RNase-free离心管，RNase-free移液器吸头，移液器，凝胶电泳仪，涡旋混合器，冷冻离心机，石英板或核酸定量仪。

### （二）实验步骤

1. 组织提取：取50～100 mg组织使用高速组织研磨仪充分匀浆，或放入液氮预冷的研钵中研磨成粉末状，将悬液转移至1.5 ml RNase-free离心管中，加入1 ml TRIZOL混匀。

贴壁细胞提取：吸弃六孔板细胞培养上清，PBS小心清洗两次，吸净液体。每孔内加入1 ml TRIZOL，至出现黏稠的裂解物，用细胞刮刀及移液器将裂解物刮净并转移至1.5 ml RNase-free离心管内。

↓

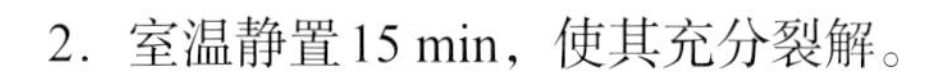

2. 室温静置15 min，使其充分裂解。

↓

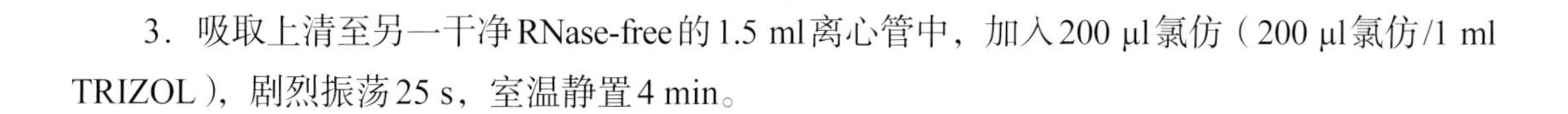

3. 吸取上清至另一干净RNase-free的1.5 ml离心管中，加入200 μl氯仿（200 μl氯仿/1 ml TRIZOL），剧烈振荡25 s，室温静置4 min。

↓

4. 4℃，12 000 rpm，离心15 min，小心吸取上清至另一干净RNase-free的1.5 ml离心管中。

↓

5．加入等体积的异丙醇轻微混匀，静置5 min。

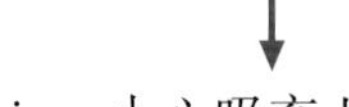

6．4℃，12 000 rpm，离心5 min，小心吸弃上清。

7．1 ml 75%乙醇（DEPC水配制）轻轻上下颠倒清洗沉淀，4℃，12 000 rpm，离心5 min，小心吸弃上清。

8．重复（7）1次。

9．置于超净台内风干。

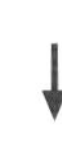

10．用30～50 μl DEPC水溶解沉淀。

11．RNA定量。取5 μl RNA进行琼脂糖凝胶电泳（2% Agarose，1×TAE）检测RNA是否降解；取4 μl RNA用石英板或2 μl RNA用核酸定量仪精确定量。

◆ 注意事项

（1）采用TRIZOL试剂提取细胞总RNA，需要将所有塑料用品用0.1% DEPC水浸泡过夜，灭菌，烘干；所有玻璃制品于250℃ 烘烤5 h，自然冷却待用。

（2）RNA绝大多数为rRNA，真核生物有4种rRNA，它们分子大小分别是5S、5.8S、18S和28S。RNA样品电泳后，可见28S、18S及5S小分子RNA条带，则说明完整性好。28S和18S RNA比值约为2∶1，表明RNA无降解。如比值逆转，则表明RNA降解。

（3）用石英板对RNA精确定量时，取4 μl RNA ＋196 μl DEPC 水，每孔100 μl，做2个复孔分别测A260，A280。

（4）A260/A280＝1.8～2.1时RNA纯度高，蛋白混入少，如果A260/A280 ＜ 1.7时，表明RNA纯度不高。RNA浓度＝40×A260×50（稀释倍数）ng/μl。

（张　钊　王莎莎　陈乃宏）

## 二、基因组提取

### （一）所需实验材料

无菌EP管；基因组提取试剂盒；蛋白酶K（Proteinase K）；水浴锅；恒温振荡培养箱；琼脂糖；1×TAE；凝胶电泳仪；涡旋混合器；离心机；石英板或超微量核酸定

量仪。

（二）实验步骤

1．取≤20 mg切碎的动物组织置于无菌1.5 ml EP管内。

2．每管加入100 μl LB2溶液和20 μl Proteinase K，混匀封口。

3．置于恒温振荡培养箱内，55℃，220 rpm，振荡6～8 h。

4．打开水浴锅，70℃ 预热EB。

5．取出振荡机内EP管，如需去除RNA，在每管预先加入20 μl RNase A，室温孵育2 min，12 000 g，5 min，离心后转移上清至另一EP管中。

6．加入500 μl BB2，涡旋5 s，室温下静置10 min。

7．将全部溶液加入至离心柱内，12 000 g离心30 s，弃流出液。

8．加入500 μl CB2，12 000 g离心30 s，弃流出液。

9．重复（8）1次。

10．加入500 μl WB2，12 000 g离心30 s，弃流出液。

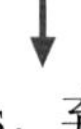

11．重复（10）1次。

12．12 000 g离心2 min，彻底去除WB2中的乙醇。

13．将离心柱置于另一干净EP管内，在柱中央加入50～200 μl预热的EB，37℃ 孵育1 min，12 000 g离心1 min，洗脱DNA于EP管内。

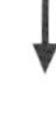

14．置于−20℃保存。

15．DNA定量，取4 μl提取物用石英板或2 μl提取物用核酸定量仪精确定量。

◆ 注意事项

若组织较大，裂解时间可适当延长。

（姜懿纳　张　钊　陈乃宏）

# 第三节　目的基因扩增技术

## Real-time PCR技术

### （一）所需实验材料

反转录所得cDNA模板，2×SYBR Green qPCR SuperMix，50×Passive Reference Dye（根据机型决定是否需要），$ddH_2O$，移液器，枪头，ABI 7900 Real-time PCR仪，超净台，酒精灯，掌上离心机，八连管等。

### （二）实验步骤

1．根据试剂说明书进行反应液配制，常用为20 μl体系，如下（表1-3-1）反应液配制：

表1-3-1

| Component（成分） | Volume（体积） | Final Concentration（终浓度） |
|---|---|---|
| Template（模板） | Variable（适量） | As required（按要求） |
| Forward Primer（10 μM），正向引物 | 0.4 μl | 0.2 μM |
| Reverse Primer（10 μM），反向引物 | 0.4 μl | 0.2 μM |
| 2×SYBR Green qPCR SuperMix，2×SYBR Green实时荧光定量聚合酶链式反应预混液 | 10 μl | 1× |
| Passive Reference Dye（50×），参比染料 | 0.4 μl | 1× |
| $ddH_2O$，去离子水 | variable，适量 | — |
| Total Volume，总体积 | 20 μl | — |

2．待反应液全部加入后合盖轻弹混匀，掌上离心机轻甩液体至管底。

3．设置ABI 7900 PCR仪程序。

94℃　　30 s
94℃　　5 s
50～60℃　15 s
72℃　　10 s
（以上）40～50，循环

Dissociation Stage，解离阶段。

三步法退火温度参考引物$T_m$值，两步法可提高特异性。

4．融解曲线分析　单峰说明没有非特异性扩增及引物二聚体，可对Ct值进行导出分析。

5．结果分析　数据分析有绝对定量和相对定量两种方法。

例如：正常和APP/PS1痴呆小鼠海马组织50 ng RNA得到的cDNA用来分析X（目标基因）和GAPDH（参照基因，以前的研究表明这个基因在正常和痴呆模型海马组织中没有差异，表1-3-2）。

表1-3-2

| 样品 | CT（X） | CT（GAPDH） |
|---|---|---|
| 正常（校准样本） | 15.0 | 16.5 |
| 痴呆（试验样本） | 12.0 | 15.9 |

（1）在检测和校准的样品中X的CT值和内参的CT值进行归一化：

ΔCT（正常）＝15.0−16.5＝−1.5

ΔCT（痴呆）＝12.0−15.9＝−3.9

（2）试验样本的与校准样本的ΔCT值进行归一化

ΔΔCT＝ΔCT（痴呆）−ΔCT（正常）＝−3.9−（−1.5）＝−2.4

（3）计算表达比率：$2^{-\Delta\Delta CT}=2^{-(-2.4)}=5.3$

因此，痴呆患者细胞的X表达水平比正常细胞高5.3倍。

◆ 注意事项

（1）设计引物时扩增产物最好在200 bp左右。

（2）保证引物的特异性，溶解曲线出现多峰表明有引物二聚体或非特异性扩增，需更换引物。

（3）参考说明书针对不同仪器对PCR条件进行调整。

（4）反应液混匀，注意不要污染八联管壁及管盖。

（5）SYBR Green注意避光保存，避免反复冻融。

（张　钊　陈乃宏）

# 第四节 核酸电泳技术

## 一、所需实验材料

DNA 电泳缓冲液（1×TAE Buffer）；琼脂糖（Agarose）；GelStain 核酸染料（10 000×）；6× 凝胶加样缓冲液；电泳仪；电泳槽；凝胶槽；梳子；移液器；锥形瓶；微波炉；分析天平；照胶仪。

## 二、实验步骤

1．安装制胶器。将多功能制胶器洗净、晾干，并插入梳子。

2．制备琼脂糖凝胶（以1%凝胶液为例）。称取0.5 g琼脂糖置于锥形瓶中，加入50 ml的1×TAE 缓冲液，放入微波炉加热至完全熔化即成。

3．将熔化的琼脂糖凝胶液冷到60℃后，加入10 000×GelStain 核酸染料5 μl，混匀后缓缓倒入凝胶槽，形成胶面（勿有气泡）。

4．待胶凝固后（30 ～ 60 min），轻拔掉梳子，将凝胶盘从制胶槽中取出，放入电泳槽内，加入1× 电泳缓冲液。

5．用移液器将DNA样品与6× 凝胶加样缓冲液（Loading buffer）混合后，缓慢垂直加入加样孔，注意不要产生气泡，并在样品旁侧加入DNA maker。

6．接通电泳槽与电泳仪的电源（注意正负极，DNA片段从负极向正极移动），并保持电压100 ～ 120 V。

7．当溴酚蓝染料移动至超过凝胶总长度一半处停止电泳。

8．取出凝胶，置于照胶仪紫外灯下观察DNA电泳条带并拍照分析。

## 三、DNA凝胶电泳图（图1-3-2）

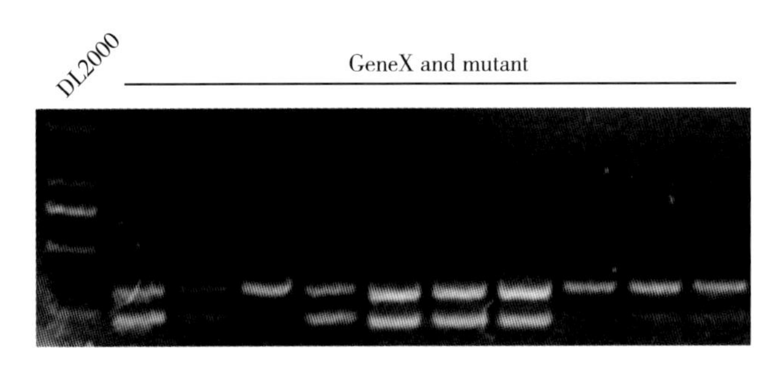


图1-3-2 DNA凝胶电泳

注：GeneX and mutant：基因X和突变体。

◆ 注意事项

1．加样孔宽度小于6 mm时，5 μl 样品电泳便可得到清晰条带。如加样孔增宽，须适当增加样品的加样量。

2．DNA电泳实验中Agarose的浓度与DNA片段的分离性能关系密切。Agarose浓度越大，对短片段DNA分离性能越好；反之，Agarose浓度越小，越有利于长片段DNA的分离。

3．如DNA条带不均匀，可能是由以下原因所引起：

（1）DNA过载。

（2）电压过高。

（3）加样孔破损。

（4）凝胶中有气泡。

4．在紫外灯下观察凝胶电泳所得结果应配戴护目镜。

（姜懿纳　张　钊　陈乃宏）

# 第五节　细胞的转染与感染

## 一、细胞转染

### （一）所需实验材料

Invitrogen Lipofectamine 2000（Lipo 2000）；Opti-MEM medium（OMEM）；倒置荧光显微镜。

（二）实验步骤

1. 视细胞生长状态及速度，细胞融合率达70% ～ 90%方可进行转染。

↓

2. 提前1 h将原细胞培养基更换为OMEM无血清培养基，并做标记。

↓

3. 分别将Lipo2000加入OMEM无血清培养基，轻轻混匀，将DNA加入OMEM无血清培养基中，轻轻混匀。

↓

4. 室温静置5 min。

↓

5. 缓慢将DNA-OMEM混合物加入Lipo2000-OMEM混合物，轻弹混匀，室温静置20 min。

↓

6. 将DNA-Lipo混合液缓慢加入细胞培养基内，划八字混匀，置培养箱培养。

↓

7. 转染6 h后更换正常含血清培养基，培养箱中正常培养。

↓

8. 转染24 ～ 72 h内，用倒置荧光显微镜或WB检测转染效率。

## 二、细胞转染GFP荧光载体后的示意图（图1-3-3）

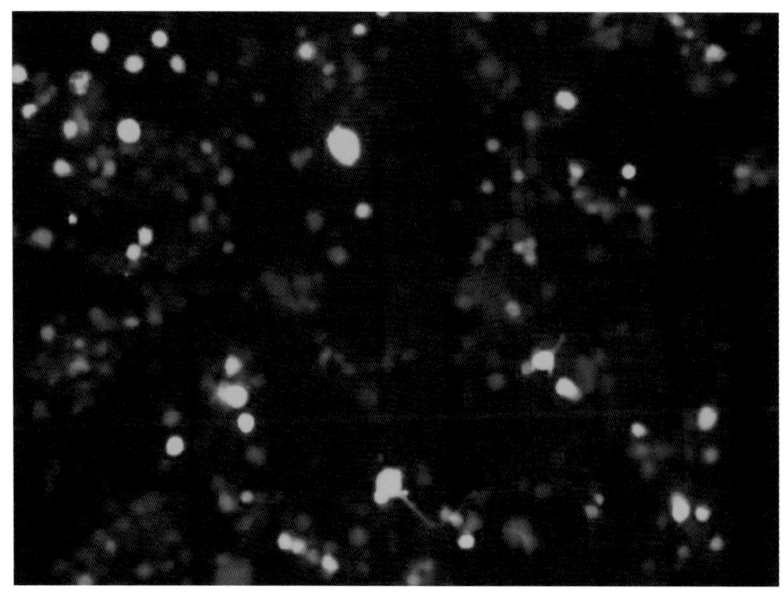

图1-3-3　细胞转染表达GFP荧光载体

◆ 注意事项

（1）转染前细胞培养撤去双抗。

（2）转染时细胞密度过低可能会影响细胞生存率及转染率。

（3）DNA及Lipo2000必须用无血清培养基稀释，推荐OMEM。

（4）Lipo2000用量依细胞类型及传代次数而异，可选几个浓度预试进而得到最适转染用量。

（5）不同培养条件下（如24孔或6孔板培养）DNA与Lipo2000用量请参考Invitrogen Lipofectamine® 说明书。

（张　钊　陈乃宏）

## 三、慢病毒感染

### （一）所需实验材料

慢病毒液，无血清培养基，完全培养基，聚凝胺（Polybrene），PBS，84消毒液或1% SDS，70%乙醇，24孔板，5 ml玻璃吸管，吸头，无菌饭盒，移液器，掌上离心机，细胞培养箱（37℃、5% $CO_2$），生物安全柜，倒置荧光显微镜等。

### （二）实验步骤

以24孔培养板为例，进行目的细胞和HEK293T 细胞的感染预实验，实验前按照不同的MOI设置不同的感染孔，并根据MOI和细胞数量计算所需要的病毒量，如有必要可以使用PBS溶液或者无血清培养基稀释病毒原液；如MOI高于20时，建议在培养基中加入polybrene（8 μg/ml左右）来提高病毒的感染效率。具体步骤如下：

1. 第一天，准备细胞　接种24孔板，每孔接种（3～5）$\times 10^4$个目的细胞，铺板时细胞的融合率为50%左右，进行病毒感染时细胞的融合度为70%左右。

2. 第二天从培养箱中取出细胞，首先观察细胞生长状态，如细胞状态较好方可进行实验。

3. 取−80℃分装冻存的病毒，在冰上融化后使用台式离心机轻甩至管底。使用移液器吸取准确体积的病毒液加入准备好的培养基。

4. 吸弃原培养器皿中的培养基，加入含病毒液的培养基，十字轻混后放入二氧化碳培

养箱孵育过夜。

5．第三天，将含慢病毒的培养基更换为正常培养基（建议8～12 h更换为宜）。

6．第六天倒置荧光显微镜观察荧光，估计慢病毒感染目的细胞的效率。如未携带荧光报告基因，可以用real-time PCR 检测目的基因的表达来评估感染效率。

（三）293T细胞感染慢病毒（图1-3-4）

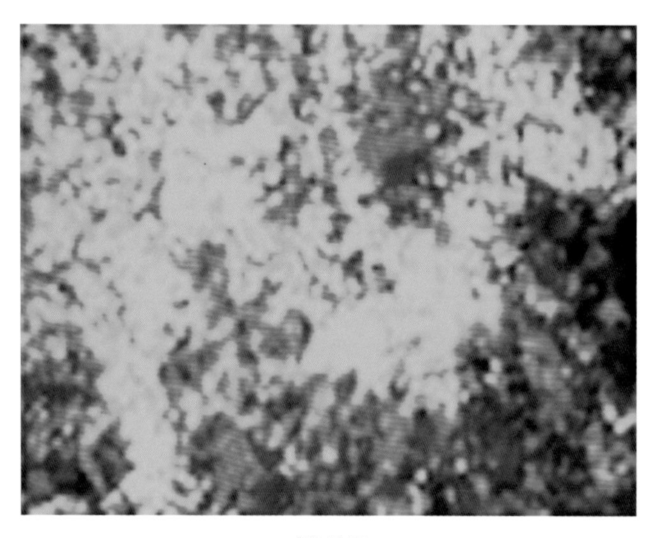

感染效果

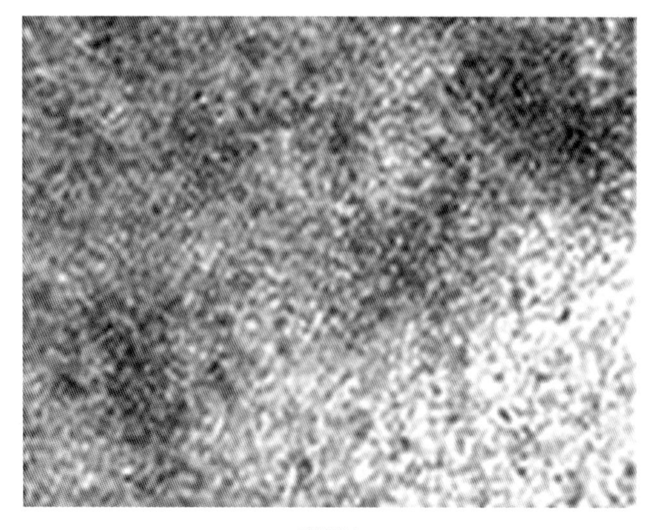

明视场

图1-3-4　293T细胞感染慢病毒

◆ 注意事项

（1）病毒操作时穿实验服，戴口罩和手套。最好使用生物安全柜，如果使用普通超净工作台操作病毒，务必关掉排风机。

（2）操作病毒时特别小心不要产生气雾或飞溅。如操作时超净工作台有病毒污染，请立即用70% 乙醇加1% SDS溶液擦拭干净。离开显微镜实验台之前，用70%乙醇清理显微镜实验台。接触过病毒的枪头、离心管、培养板、培养液于84 消毒液或1% SDS 中浸泡过夜后弃去。

（3）如需离心，应使用密封性好的离心管封口膜封口后离心。

（4）脱掉手套后，用肥皂和水清洗双手。

（张　钊　陈乃宏）

## 参考文献

（1）Joe Sambrook，David Russell. 黄培堂译. 分子克隆实验指南［M］. 第三版. SDS碱裂解法制备质粒DNA：小量制备. 北京：科学出版社，pp27-30.

（2）RIO D C，JR A M，HANNON G J，et al. Purification of RNA using TRIzol（TRI reagent）.［J］. Cold Spring Harb Protoc，2010，（6）：5439.

（3）SAMBROOK J，FRITSCH E F，MANIATIS，T. Molecular cloning：a laboratory manual［M］. New York：Cold spring harbor laboratory press，1989.

（4）LIVAK KJ1，SCHMITTGEN TD. Analysis of relative gene expression data using real-time quantitative PCR and the $2^{-\Delta\Delta CT}$ Method［J］. Methods，2001，Dec；25（4）：402-8.

（5）SAMBROOK J，FRITSCH E F，MANIATIS T. Molecular cloning：a laboratory manual［M］. New York：Cold spring harbor laboratory press，1989.

（6）ZUFFEREY R，DULL T，MANDEL RJ，et al. Self-inactivating lentivirus for safe and efficient in vivo gene delivery［J］.Virol，1998，72（12）：9873-9880.

（7）NALDINI L，BLÖMER U，GALLAY P，et al. In vivo gene delivery and stable transduction of nondividing cells by a lentiviral vector［J］. Science，996，272（5259）：263-267.

# 第四章

# 动物常用技术

## 第一节　动物的正常抓取方法

### 一、大鼠的抓取

#### （一）所需实验材料

防护手套、鼠笼。

#### （二）大鼠的抓取（图1-4-1）

在实验开始前，可对大鼠进行适应性抓摸训练。在灌胃给药或者抓取固定时，右手拉住

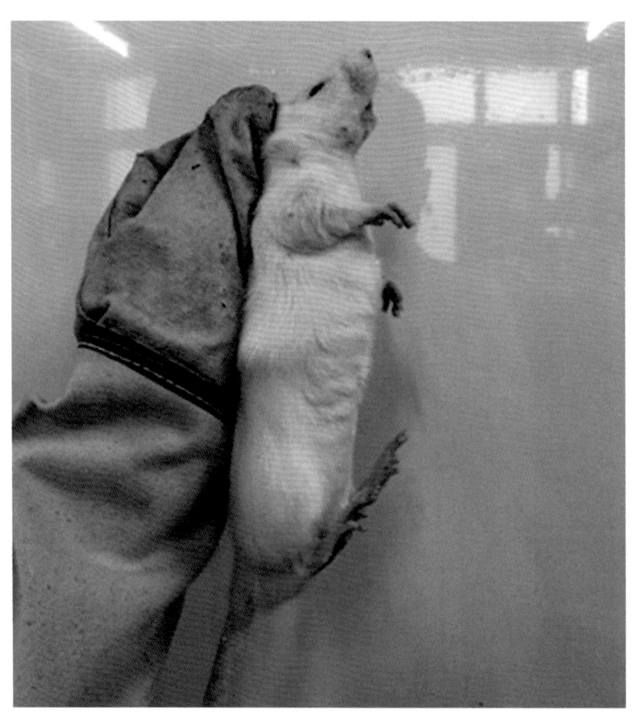

图1-4-1　大鼠的抓取

大鼠尾巴，左手示指、拇指从颅侧抓取皮肤，其余手指收背部皮肤固定大鼠。

◆ 注意事项：需要戴防护手套，大鼠抓取不要悬空太久，避免多次反复抓取动物。

## 二、豚鼠的抓取

豚鼠性情温顺，胆小易惊，不宜强烈刺激。实验时快速且轻柔地抓取豚鼠。一般抓取方法是：先用迅速扣住鼠背，顺势用拇指和示指环其颈部，另一只手托住臀部。

◆ 注意事项

（1）如果在动物实验操作过程中，豚鼠挣扎剧烈，用纱布将豚鼠头部蒙住，把豚鼠置于实验台上，实验人员稍微用力扣、按住豚鼠，然后进行操作。

（2）不可用力抓捏豚鼠腰腹部。

## 三、小鼠的抓取（图1-4-2）

小鼠的抓取与大鼠相似，右手拉住小鼠尾巴，左手示指、拇指从耳朵与颈部间抓取皮肤，固定头部，鼠体置于手心，中指无名指扣住背部，小指固定其尾部，在手心使小鼠身体

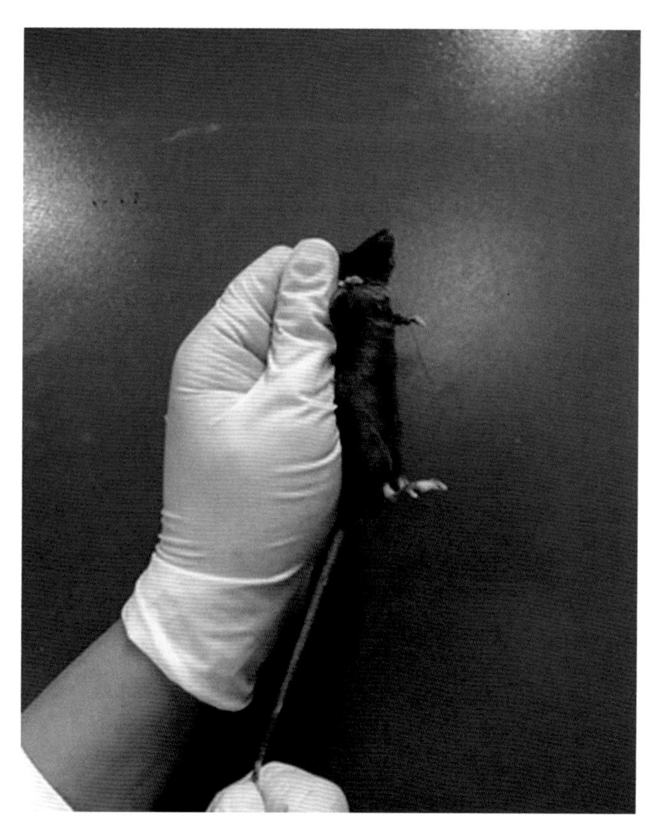

图1-4-2 小鼠的抓取

呈直线。然后可对小鼠进行灌胃、皮下注射、腹腔注射等操作。

（周　欣　楚世峰　陈乃宏）

## 第二节　动物的给药途径

### 一、动物灌胃

灌胃能模拟临床上的口服给药方式，因而成为最为常见的给药方式之一。灌胃前需要进行给药剂量的换算，以及药液的配制。人与动物的等效剂量比值常参考徐叔云的《药理实验方法学》，小鼠给药剂量为人给药剂量的9.1倍，大鼠为6.3倍，豚鼠为5.42倍（体重比）。以上给药剂量的换算方法为近似值，实践中可按照药物的动力学特征、治疗窗口等因素进行调整。药物溶剂的选择原则上应尽量模拟临床实际情况，考虑到药物的溶解性等问题可选择适当溶剂溶解。一般水溶性好的药物采用双蒸水溶解，脂溶性强的药物用植物油溶解，二者皆难溶的药物可以添加少量毒性低的增溶剂如泊洛沙姆、吐温80等。或配制0.5%羧甲基纤维素钠溶液并将药粉研磨至混悬液给药。部分临床药物可能采用肠溶剂型，需要在配置药液的时候调整pH值为弱碱性，即可溶解。

#### （一）所需实验材料

1 ml 4号注射器一只、大鼠小鼠灌胃针一只，如药液黏稠或含有不溶沉淀，可采用中药专用灌胃针。

#### （二）实验步骤

1. 左手戴好帆布手套。抓取大鼠时，拇指固定大鼠右侧腋下，中指与无名指固定大鼠左侧腋下。示指同时置于大鼠眼中缝皮肤向下用力固定，使大鼠的食管呈直线以利于灌胃针滑入。小鼠的抓取方式与大鼠略有不同，戴上橡胶手套后，以拇指与示指捏住小鼠两耳下方皮肤，余下三指按住小鼠尾巴将其固定。

2. 右手持吸取好药液的注射器，将灌胃针头沿大鼠嘴角缓慢插入，直至舌根部。然后持针向后转动约30度，轻探针头以感受到有落空感为宜。此时大鼠有一定挣扎属正常反应，为催吐反射的表现，左手不应松手，保持适当力度固定。将灌胃针滑入约3/4即可推液（图1-4-3）。

3．小鼠直立进针至小鼠舌根部。然后持针向后转动约30度，轻探针头以感受到有落空感为宜。将灌胃针滑入约3/4即可推液（图1-4-4）。

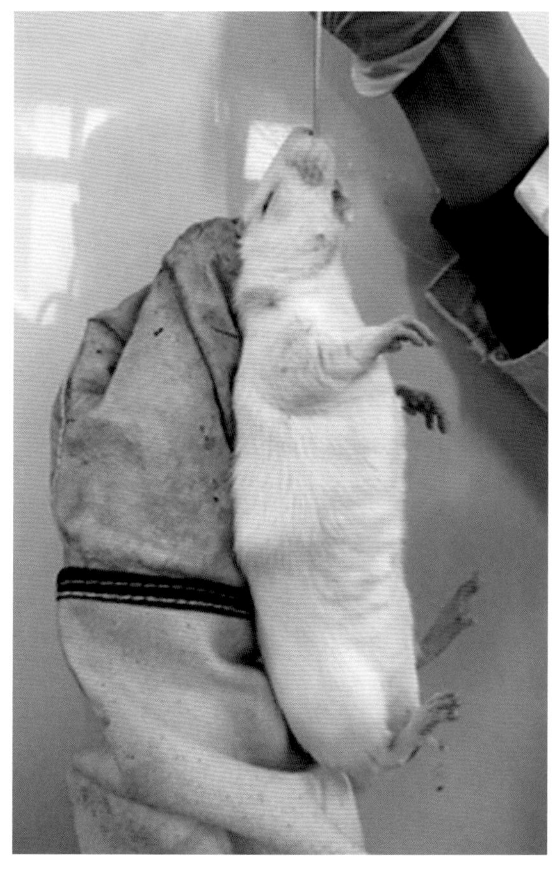

1-4-3　大鼠灌胃

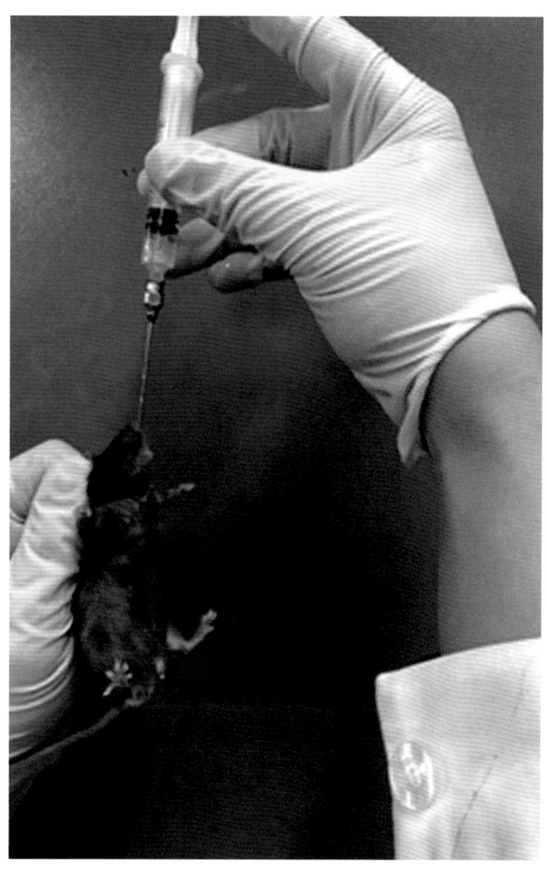

图1-4-4　小鼠灌胃

◆ 注意事项

（1）大鼠的抓取与固定是灌胃的关键步骤，正确固定后，大鼠头部不能自由转动，管大致呈一条直线。灌胃针探及舌根部后，动作一定要轻柔，否则会损伤大鼠食管甚至气道，导致后期再次灌胃时动物反抗强烈。在寻找落空感时，由于食管解剖走形有一定角度，需要将针向后压少许，切勿用蛮力强行推送。

（2）若大鼠因造模或其他原因导致攻击性强，行为暴躁，可将大鼠置于暗箱稍做安抚，待其平静后再灌胃。

（3）小鼠攻击性较强，抓取时宜快不宜慢，先将小鼠置于笼网上，抓住小鼠尾巴向后拖拽，此时小鼠前肢抓住网格时，迅速抓住上述部位。固定妥善的小鼠头部虽可以转动，但身体无法晃动。

◆ 生物危害提示

大小鼠原则上不携带特定致病菌，但全国范围仍然有被感染的案例。如被咬伤，应该立刻用力挤出患处的血液，并用流水冲洗3～5 min，并涂抹碘伏。并在24 h内就近注射狂犬疫苗、流行性出血热疫苗。

## 二、皮下注射

皮下注射后的药液经皮下黏膜吸收进入体循环，该给药方式的优点在于起效迅速，给药方式简单。皮下注射的体积不宜过大，皮丘容积应控制在100～200 μl为宜。

### （一）所需实验材料

1 ml注射器一支。

### （二）实验步骤

大鼠与小鼠的皮下注射方式大致相同。固定大鼠时戴上帆布手套，固定小鼠则用橡胶手套。由于大鼠体型较大，左手手掌应按压住大鼠背部，用拇指和示指提起耳下皮肤，右手持针水平方向刺入提起的皮肤，推入药剂。去针时，将注射器旋转一圈，使皮下形成下丘可以增大液体溢出的阻力，能有效防止漏液。

◆ 生物危害提示

同灌胃给药。

## 三、腹腔注射

腹腔注射后的药液经过腹腔黏膜吸收并进入体循环，起效迅速，常用于麻醉剂的给药。

### （一）所需实验材料

1 ml注射器一支。

### （二）实验步骤

抓取大鼠时，左手拇指与示指提起耳后皮肤，后三指固定后背皮肤。抓取小鼠时，左手拇指与示指提起耳后皮肤，后三指固定尾巴。然后将左手手腕向下，使大小鼠腹腔内脏向下偏移。右手持针45°刺入腹腔注射药液，然后旋转一圈后拔出针头（图1-4-5、图1-4-6）。

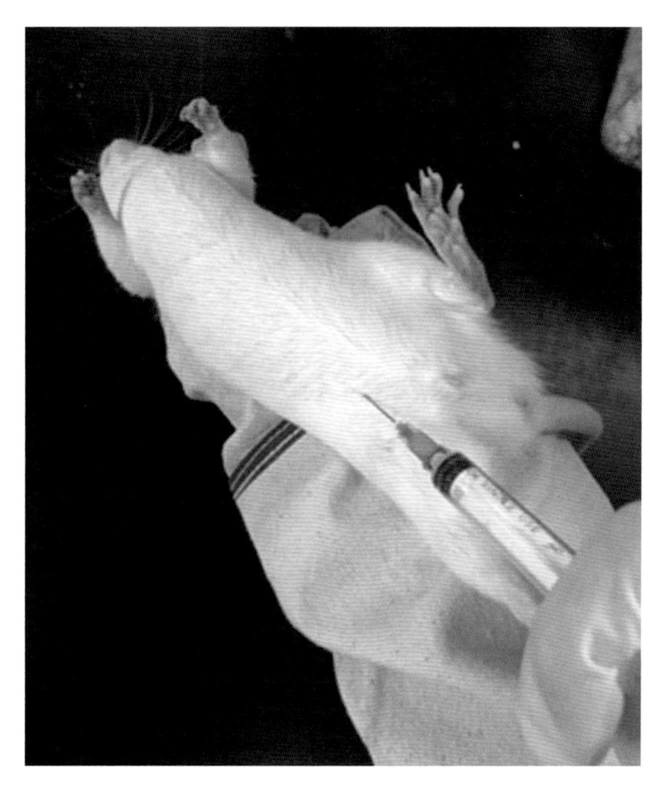

图 1-4-5　大鼠腹腔注射

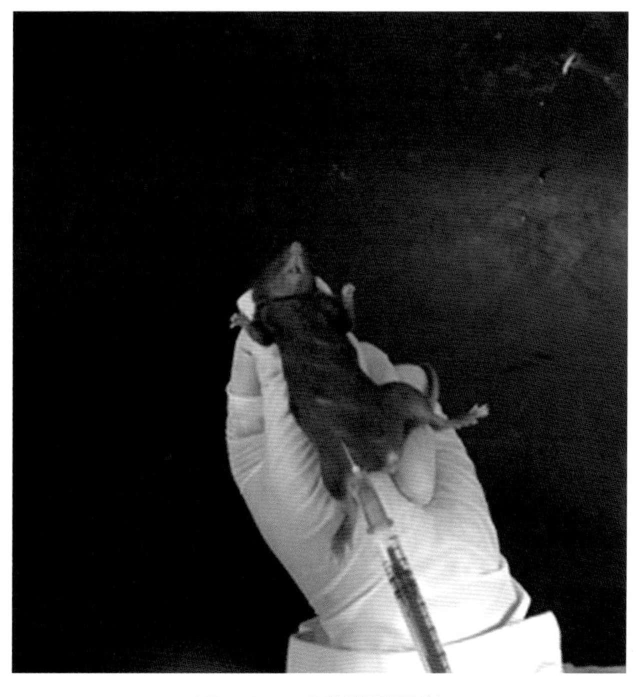

图 1-4-6　小鼠腹腔注射

◆ 生物危害提示

同灌胃给药。

## 四、静脉给药

### （一）所需实验材料

4号针头注射器、大鼠固定器、碘酒。

### （二）实验方法

静脉给药是指通过静脉经过推注或滴注直接给药的方式。静脉给药能够避免首过效应，药液直接经流静脉，通过心脏后分布至靶器官，具有起效快、生物利用度高、剂量易控制等优点。

1. 小鼠、大鼠的尾静脉注射　鼠尾通常在其背侧及两侧有三根肉眼可见的静脉，因背侧位置不易固定，故多选两侧静脉进行注射。鼠尾静脉注射时，先将动物固定，使其尾巴漏出，尾部可用45℃左右的温水浸润1 min或用酒精擦拭使血管扩张，左手拇指与示指捏住其水平拉直，右手示指与拇指捏住注射器前端，水平进入静脉中，适当回抽，观察是否有回血，左手示指与拇指固定针头，右手推注。注射结束后，捏住注射部位以止血。如需反复注射，应尽可能从末端开始，以后向为根部方向移动（图1-4-7）。

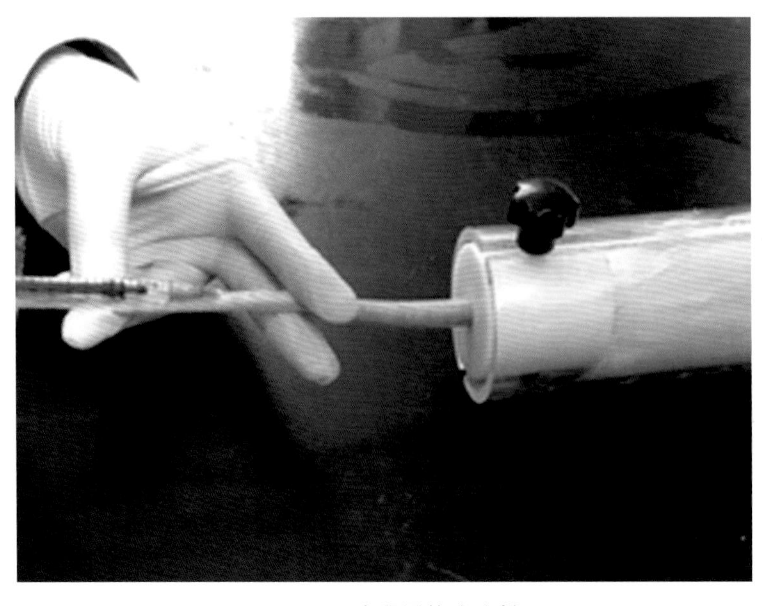

图 1-4-7　大鼠尾静脉注射

2．大鼠舌下静脉给药　大鼠在麻醉状态下可采用舌下静脉给药，固定大鼠后，用止血钳将大鼠舌头拉出，暴露出舌下静脉，左手持止血钳个固定舌尖，右手持4号针头注射器，在舌下静脉近中部向舌头基底部方向进针，与血管平行刺入舌下静脉血管，进针后可适当推针，若推注顺畅、无阻力，表示进针成功，可慢慢推注。注射完毕后应也能够棉球压迫止血，防止因麻醉状态下出血导致呼吸堵塞致死。

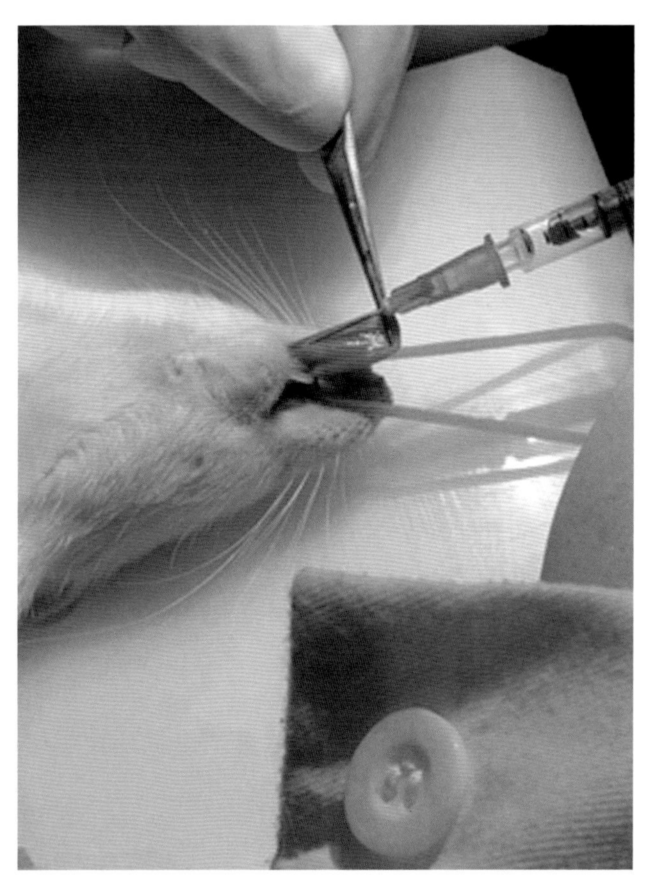

图1-4-8　大鼠舌下静脉注射

3．大鼠股静脉给药　大鼠麻醉后，将大鼠固定于手术台，用碘酒消毒左侧髂窝皮肤，利用手术剪做一斜切口，分离后暴露出左动脉、静脉，其中暗黑色为静脉，用带有4号针头的注射器平行静脉进针，进针后适当推注，若无阻力表示进针成功，慢慢推注。注射完毕后压迫止血，缝合。

（周　欣　楚世峰　陈乃宏）

# 第三节　大鼠脑定位注射技术

## 一、实验材料

### （一）动物/细胞

SPF级雄性SD大鼠，体重280～300 g，常规饲养，温度（24±1）℃，湿度（55±5）℃，手术前夜禁食、不禁水。

### （二）试剂

生理盐水，青霉素，水合氯醛，$H_2O_2$。

### （三）仪器

脑立体定位仪，钻孔针，微量注射器，剪毛剪，镊子，眼科剪（镊），手术刀片（柄），手术灯，棉签，酒精棉球。

## 二、实验步骤

1. 大鼠腹腔注射10%水合氯醛进行麻醉，注射剂量为0.3 ml/kg。用镊子轻夹尾巴确认麻醉成功之后，再进行下一步操作。

2. 将已麻醉的动物（大鼠）水平并以俯卧的姿势固定在立体定位仪的调平台上，并使水平上的左右2根耳棒的尖端刚好对准耳蜗，先将牙齿卡好，然后慢慢地旋紧耳棒，使之尖端缓缓地伸进耳蜗（一边一边进行），直至松紧适宜，整个头颅水平固定，不能摇动为止（可从定向器前方察看）（图1-4-9）。

3. 在头颅的正中部位术野处剪毛，大小适宜，用酒精棉球搽拭，消毒后，以左右耳蜗的连线为基线（稍微向前一点点），以头颅中轴为方向，沿头部用刀片切开一小切口（0.5～1 cm），深度适宜（先只需切开皮肤，切勿伤及颅盖），用棉签蘸去流出的少量血液，然后用眼科镊（剪）轻轻挑起并剪开皮下筋膜，并稍微做钝性分离，直至暴露颅盖，用棉签蘸去流出的少量血液。

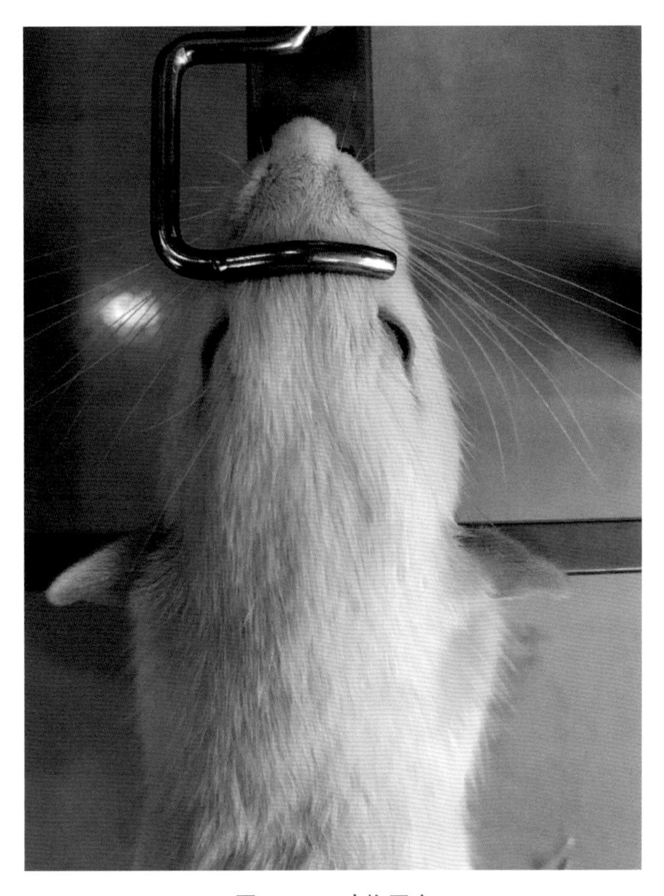

图1-4-9　动物固定

4．用棉签蘸取3%的过氧化氢溶液，多次擦拭暴露出来的整个颅骨表面，直到颅骨表面的黏膜组织破裂消失，并且清晰地看到骨缝。确定冠状缝和矢状缝交接处的前囟（bregma点），以其作为颅骨三维坐标系统原点，再根据该原点定位脑内各结构的位置（图1-4-10）。

5．根据大鼠脑定位参考图谱，以bregma点为原点，确定坐标位置并做标记。以注射纹状体为例，注射位置为：bregma前（AP）0.84 mm、中线旁开（ML）2.75 mm处用钻头直径为1 mm的牙钻钻开颅骨至硬脑膜。此时应注意切不可将硬脑膜钻破，钻孔后针深入（DV）5.22 mm。

6．启动微量注射按钮调节注射时长6 min，注射完后留针3 min。

7．缝合表皮，在伤口处给予青霉素，待动物清醒前注意对动物进行保暖。

◆ 注意事项

（1）初始练习时可用墨水代替药物，注射后开颅取脑，观察是否注射正确。

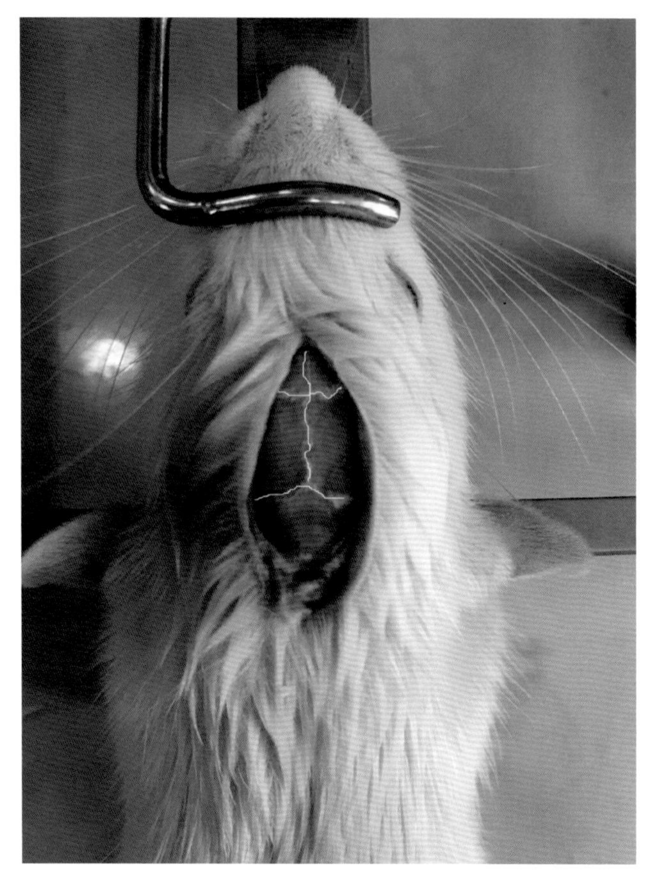

图1-4-10　暴露颅骨

（2）立体定位仪调节好后，切勿移动。

（3）动物固定要牢固，保持头颈与桌面呈水平状态。

（4）钻孔时要小心，先快后慢，防止脑膜破裂。当有液体或血液渗出时，可用棉签或者液状石蜡进行清理。

（5）术后注意保暖，动物取右侧卧为好。

（李芳芳　陈乃宏）

# 第四节　生物样品的获取

## 一、实验所需材料与设备

常规手术器械、离心机、采血管、注射器、鼠板、手术台、固定架等。

## 二、具体实验方法

### （一）大体解剖

1．胸部解剖

（1）动物仰卧位置于手术台上。

↓

（2）从颈部至胸部方向剪开皮肤，锁骨正下方剪开暴露胸腔。

（3）心脏上方可见1.5 ～ 2.0 cm大小、白色半透明的组织，即为胸腺。

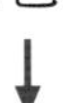

（4）摘取胸腺，可暴露气管及心肺。

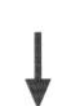

（5）在气管喉结部的左右两侧边，各有一至数粒2 ～ 3 μm大小、金黄色的甲状腺。

2．腹部解剖

（1）动物仰卧位置于手术台上。

（2）打开腹腔可见红色肝脏，边缘清晰锐利。

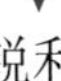

（3）翻开肝脏，可见白色胃部，黑色长条状脾脏。

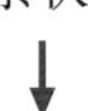

（4）脾脏下方不远处有一不透明、灰白色、有明显边缘、长条形的胰腺。

（5）沿胃（沿胃大弯剪开于生理盐水中漂洗，防止胃黏膜自溶）、肠（包括幽门部的十二指肠、回盲部下的盲肠、肛门部的直肠，生理盐水中漂洗防止肠黏膜自溶）。

（6）肾在腹部后壁，肾上方可触及一绿豆大小的肾上腺。

（7）雌性鼠剪开下腹部皮肤及肌肉，暴露膀胱，其后上方可见“Y”形子宫，双侧子宫末端可见粉红色、菜花样、小颗粒状卵巢组织。雄性大鼠剪开下腹部皮肤、肌肉与耻骨联合正中处，可见白色不透明椭圆形睾丸组织（性成熟雄鼠一般情况下睾丸下降在阴囊中，不在阴囊则在腹腔中），附睾与睾丸相连，比睾丸小。膀胱位于腹腔正面、阴茎上面，尿液充盈时呈淡黄色透明状，前列腺位于阴茎根部，环绕阴茎，连有精囊、背叶、腹叶、凝固腺。

3．头部解剖

（1）剪去头顶部皮肤。

（2）从颞骨处插入剪刀，翻开顶骨再剥去枕骨，可见大脑、小脑和延髓。

（3）脑腹侧与视神经相连，脑背部正中心有一垂窝，内有垂体。

（4）延髓下端可剥离颈椎脊髓，胸部可剥离胸椎脊髓，腹部可剥离腰椎脊髓。

### （二）全血采集

1．剪尾采血

（1）将鼠放入固定架中，露出尾巴，于温水中浸泡数分钟，或以酒精棉球或二甲苯涂擦鼠尾，使尾部血管充盈。

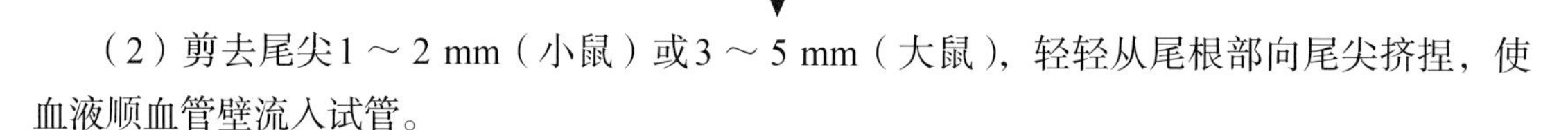

（2）剪去尾尖1～2 mm（小鼠）或3～5 mm（大鼠），轻轻从尾根部向尾尖挤捏，使血液顺血管壁流入试管。

（3）取血后，伤口消毒并用棉球压迫止血，一般小鼠每次可取血0.1 ml，大鼠可取血0.3～0.5 ml，每只鼠一般可采血10次以上。

2．眼球后静脉丛采血

（1）一只手将鼠固定，拇指与示指尽量捏紧颈部两侧皮肤，或压迫颈部两侧，使眼球突出，眼眶后静脉丛充血。

（2）另一只手持连接7号针头或毛细采血管（内径0.5～1.0 mm）的针，以45°从内眼角刺入，并向下旋转切开毛细血管，刺入深度为2～3 mm（小鼠）或4～5 mm（大鼠）。

（3）当感觉稍有阻力时停止刺入，同时稍微退出0.1～0.5 mm，此时血液自动通过毛细管流入试管中，拔出毛细采血管，放松手压力，出血可自然停止。此法可短期内重复采血，小鼠一次可采集0.2～0.3 ml，大鼠可采集0.5 ml，必要时可在同一穿刺孔重复采血。

3．眼眶采血

（1）左手持鼠，拇指与示指紧捏头颈部皮肤，使眼球突出。

（2）右手持弯曲镊子或止血钳，于鼠左侧或右侧眼球从根部摘除，迅速将鼠倒置。

（3）头朝下，此时眼眶很快流血，将血收集于试管中。

该取血过程动物并未死亡，心脏仍有跳动，一般可取4%～5%体重的血液，但只适用于一次性取血。

4. 断头采血

采血者戴上帆布或棉布手套，左手抓紧鼠颈部，右手持剪刀从颈部剪掉鼠头，或用断头器铡断鼠头，迅速将鼠颈部朝下，对准试管，收集从颈部流出的血液，一般小鼠可取0.8～1.2 ml血液，大鼠可取5～10 ml血液。

5. 心脏采血

（1）以仰卧位固定动物于鼠板上，用剪刀将心前区的毛剪去，碘酒或酒精消毒皮肤。

↓

（2）于左肋第3～4肋间，心脏搏动最强处以注射器穿刺，即可抽取血液。或剪开动物胸膛，直接对心脏右心室进行穿刺采血，也可剪破心脏用注射器或者吸管抽取血液。一般小鼠能采集0.5～0.6 ml血液，大鼠能采集0.8～1.2 ml血液。

6. 腹主动脉采血

（1）将动物麻醉，仰卧位固定于手术架上。

↓

（2）沿腹正中线切开腹腔，将内脏（主要为胃与肠）朝一侧拨开，充分暴露腹主动脉。

↓

（3）用注射器或者采血针以向心方向插入腹主动脉抽取血液。或用无齿镊子剥离结缔组织，夹住动脉近心端，用尖头手术剪刀剪断动脉，使血液喷入盛器。

7. 股（颈）动、静脉采血

（1）麻醉动物以仰卧位固定，一侧颈部或腹股沟部去毛，切开皮肤。

↓

（2）分离出动脉或静脉，手持注射器沿动静脉走向刺入血管，或剪断动静脉以吸管吸取血液。

20 g小鼠可抽取0.6 ml血液，300 g大鼠可抽取2～4 ml血液。也可不进行麻醉，助手握住动物，采血者左手拉直动物下肢，使静脉充盈，或以搏动为指标，右手以注射器刺入血管抽取血液。

◆ 注意事项

（1）采血场所光线充足，视线良好，夏季室温25～28℃为宜，冬季室温15～20℃为宜。

（2）若是反复多次采血，采血部位一般需要进行消毒，避免后期感染，一次性采血常规清洁即可。

（3）采血器具需保持清洁干燥，避免异物进入导致溶血。

（4）若需制备血浆样本，则事先需加入抗凝剂。

（5）以注射器或吸管采血时，动作宜轻柔，防止抽取压力过大导致红细胞破裂发生溶血。

### （三）血浆制备

将采集的血液样本置于含有适量抗凝剂（0.5%肝素钠）的试管内，或以含有抗凝剂的试管收集血液，盖上试管盖，轻柔上下颠倒试管以充分混匀，以2000 ～ 3000 rpm离心10 ～ 20 min，吸取血浆样本置于标记好的试管内，立即检测或−20℃冻存。

### （四）血清制备

以不含有抗凝剂的试管收集血液，盖上试管盖并于室温下放置20 ～ 30 min待其自然凝集，以2000 ～ 3000 rpm离心10 ～ 20 min，吸取血清样本置于标记好的试管内，立即检测或−20℃冻存。

◆ 注意事项

（1）取血时不宜剧烈晃动，防止溶血。

（2）分离血浆（血清）时转速不宜过高，否则会使红细胞过分压积而破裂导致溶血。

（3）若离心后上清出现红色则出现溶血，应弃用。

### （五）胆汁采集

大鼠称量体重，以生理盐水灌胃2.5 ml，腹腔注射戊巴比妥钠麻醉，仰卧位固定，腹部正中线剃毛后切开皮肤及腹膜2 cm左右，沿幽门部向下翻转引出十二指肠乳头部，找出胆总管，在乳头上方3 ～ 5 cm处，用镊子剥离附着的被膜，使胆总管完全暴露5 ～ 10 cm。细线束紧靠近乳头部的胆管，用眼科剪刀在胆管上做一切口，从切口方向插入聚乙烯塑料套管，细线固定套管，松开靠近乳头部的细线，收集套管中流出的胆汁。

◆ 注意事项

（1）手术前后均禁食、不禁水24 h以免发生肠胀气。

（2）预先给鼠补充一定量生理盐水，以免术后动物脱水死亡。

（楚世峰　阳松威　陈乃宏）

### （六）前额皮质及海马组织的取材方法

1．所需实验材料　PBS，滤纸，玻璃皿，冻存管，冰盒，手术器械（大剪刀，粗镊子，细镊子），刀片。

2．实验步骤　前额皮质组织分离过程

（1）将玻璃皿倒扣于冰上。

↓

（2）滤纸置于玻璃皿底上，用PBS润湿滤纸。

（3）将已麻醉的大鼠断头取脑，大剪刀剥去脑壳，粗镊子剥离出全脑置于滤纸上。

↓

（4）刀片切去嗅球，如图1-4-11。

↓

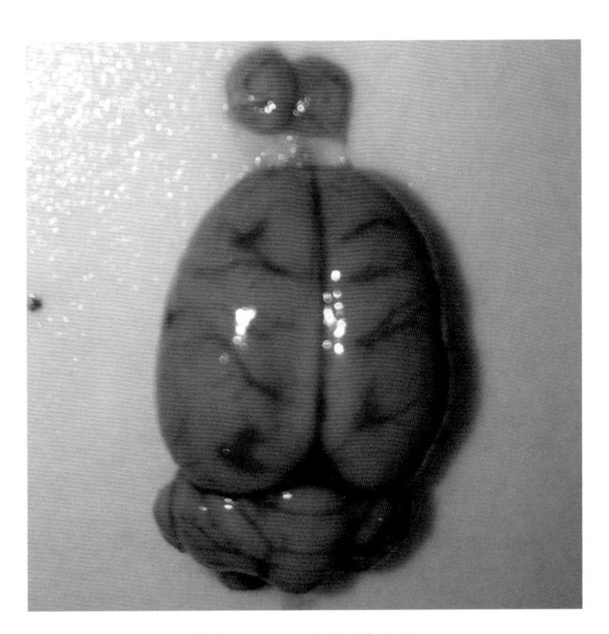

图1-4-11　大鼠脑组织

（5）刀片切取距前囟3.00～5.64 mm（小鼠为1.98～3.56 mm）间的组织，如图1-4-12。

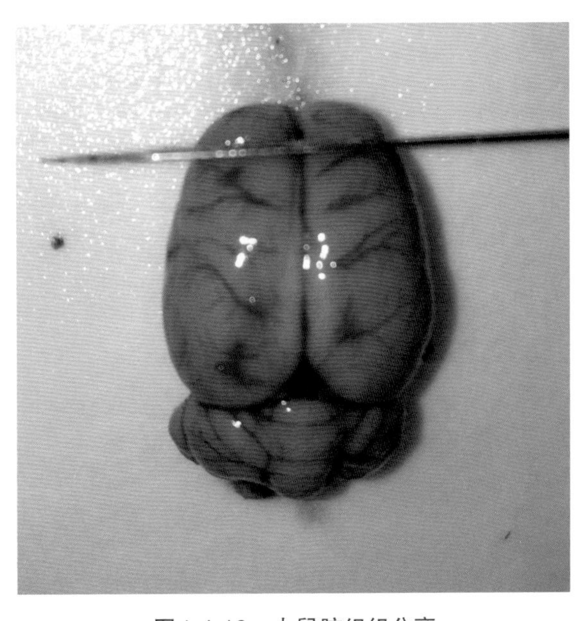

图1-4-12　大鼠脑组织分离

（6）将分离得到的组织转移至冻存管中，冻存于-80℃保存。

海马组织分离过程

（1）将玻璃皿倒扣于冰上。

↓

（2）滤纸置于玻璃皿底上，用PBS润湿滤纸。

↓

（3）将已麻醉的大鼠断头取脑，用大剪刀剥去脑壳，粗镊子剥离出全脑置于滤纸上。

↓

（4）用刀片切去小脑、脑桥等组织，如图1-4-13。

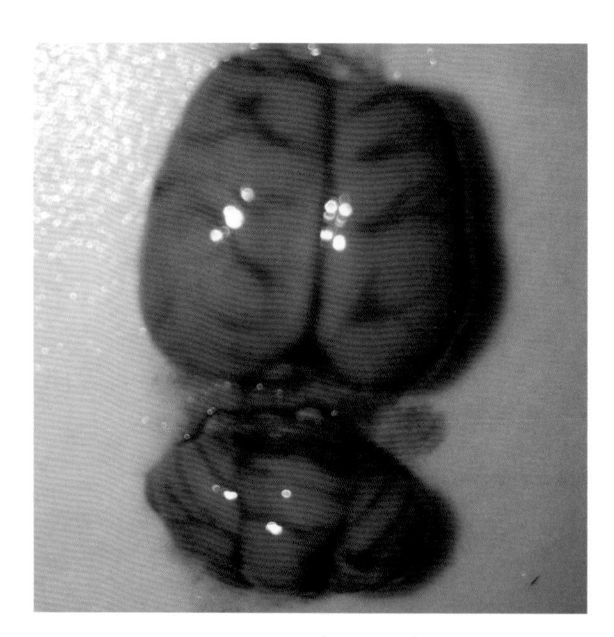

图1-4-13　脑组织分离

↓

（5）粗镊子去掉下丘脑及中脑等组织，暴露海马组织，如图1-4-14。

↓

（6）用细镊子小心剥离出海马组织如图1-4-15，得到海马组织如图1-4-16。

（7）将海马组织转移至冻存管中，冻存于-80℃保存。

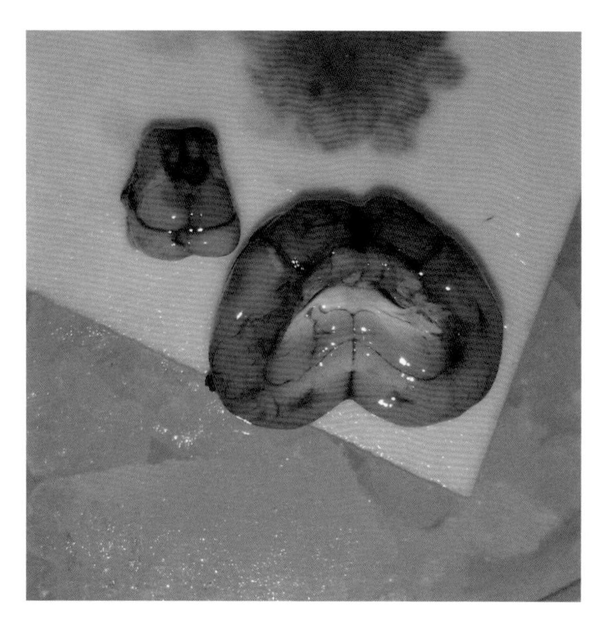

图1-4-14　海马组织

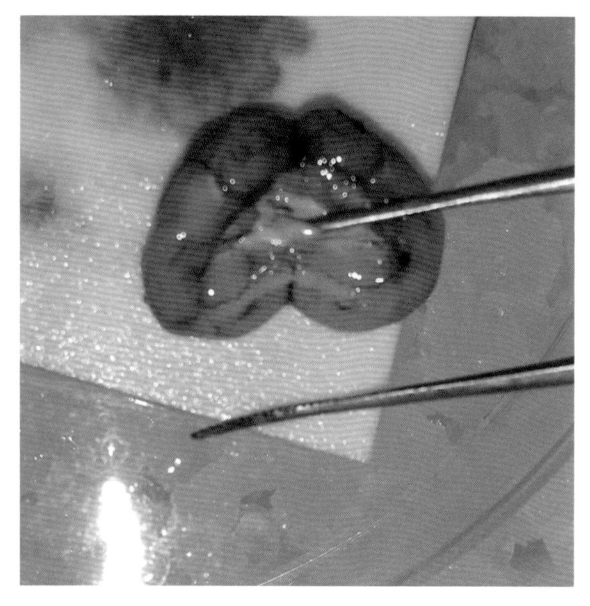

图1-4-15　海马组织

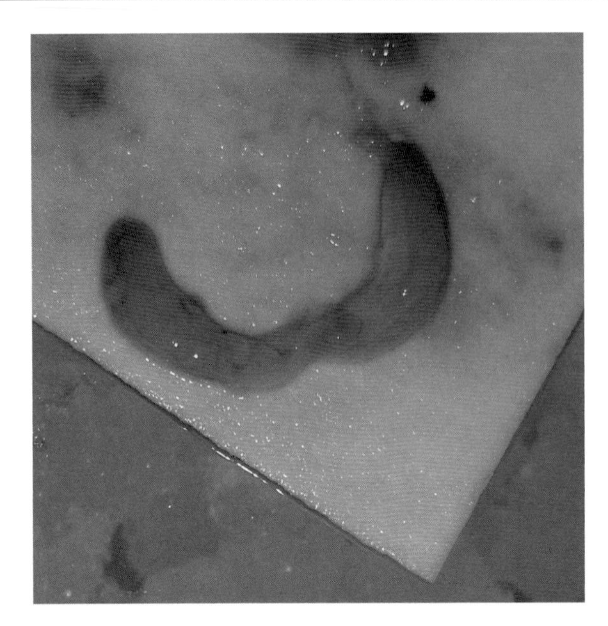

图1-4-16　分离的海马组织

◆ 注意事项

（1）组织分离过程保证在冰上操作。

（2）所有的操作都必须缓慢轻柔，以免破坏组织导致视野不清。

（3）分离得到的组织要剥离血管膜，以防干扰检测结果。

（4）在取材过程中，注意及时将分离得到的组织冻存于-80℃以免组织降解。

（夏聪媛　王真真　陈乃宏）

## 参考文献

（1）蒲发晓，王梦婷．动物实验中大鼠抓取方法的探讨［J］．医学信息（中旬刊），2011，24（3）：1223-1223．

（2）LISTED N．Emergency urses Association position statement．Protection of animal subjects［J］．Journal of Emergency Nursing Jen Official Publication of the Emergency Department Nurses Association，1992，18（2）：40A．

（3）施新猷．现代医学实验动物学［M］．北京：人民军医出版社，2000，298．

（4）张立颖，李亚洁．应用大鼠进行动物实验的经验和体会［J］．护理研究，2003，17（4）：42．

（5）彭艳，姚吉龙．大鼠尾静脉注射方法的比较［J］．海南医学，2012，23（2）：112-113．

（6）高建东，史丽强．小鼠尾静脉注射技巧［J］．中国比较医学杂志，2018，28（1）：112．

（7）张丽，邓乐，陈亮，等．大鼠灌胃给药方法的研究［C］．中国实验动物科学年会．2012．

（8）戴支凯．大鼠及小鼠灌胃给药操作方法探讨［J］．现代医药卫生，2015，31（11）：1738-1740．

（9）PAXINOS G，WATSON C.The rat brain in stereotaxic coordinates［M］．New York：Academic Press，2008．

（10）YANG PF，WANG ZZ，ZHANG Z，et al．The extended application of The rat brain in stereotaxic coordinates in rats of various body weight［J］．J Neurosci Methods，2018，1；307：60−69．
（11）张均田，杜冠华．现代药理实验方法［M］．北京：中国协和医科大学出版社，2012，644–645．
（12）徐叔云，卞如濂，陈修．药理实验方法学［M］．北京：人民卫生出版社，1982，184–185．
（13）GEORGE PAXINOS，KEITH FRANKLIN．The mouse brain in stereotaxic coordinates．Second Edition．California：Academic Press，2001，53–64．

# 第二篇

# 专业技术

# 第一章

# 神经系统疾病药物研究方法

## 第一节　阿尔茨海默病药物研究方法

### 一、化合物体外筛选-AD模型

#### （一）所需实验材料

1. 细胞　PC12细胞。

2. 试剂　三蒸水、PBS、1640培养基、Gibco胎牛血清（G-FBS）、马血清（ES）、$NaHCO_3$、Heps、多聚赖氨酸（PLL）、MTT、三联液、$A\beta_{1-42}$、冈田酸（OKA）、DMSO。

#### （二）实验步骤

1. PC12细胞生长至培养瓶的80%～90%时，用于筛药。

↓

2. 96孔板中间60个孔中加入50 μl PLL，37℃，4 h。

↓

3. 回收PLL，每孔中加入三蒸水洗1遍，再加入PBS洗2遍，真空吸干净中间的60个孔，并吸去孔间的液体。

↓

4. 预温培养基（37℃），孵箱中取出细胞后，吸出培养基后加入PBS清洗2遍，再加入0.05%胰酶进行消化，用培养基终止消化，轻轻吹下贴壁细胞，800 rpm 离心5 min，加入新培养基吹散成单个细胞悬液，取出部分稀释成$10^5$个/ml，将稀释的细胞悬液加入到96孔板中，每孔100 μl，加完后，孵箱中放置24 h。

↓

5. 造模及给药

（1）Aβ模型：用配制好的Aβ母液（将2 mgAβ粉末溶于44.3 μl DMSO，配成10 mmol/L母液，于−20℃冻存），用前再用含血清的1640培养基（1640培养基加5% G-FBS 和10% ES）稀释成10 μmol/L的液体，用该液体稀释药物。取出96孔培养板，吸走培养基，每孔加入100 μl含药的该液体（药物组）、该液体（模型组）、含血清的1640培养基（空白组），加完后，孵箱中放置24 h。

（2）冈田酸模型：用配制好的冈田酸母液（将冈田酸溶于DMSO，配成 30 μmol/L母液，于−20℃冻存），用前再用含血清的1640培养基稀释成30 nmol/L的液体，用该液体稀释药物，其余步骤同Aβ模型，孵箱中放置36 h。

6．24 h/36 h后，每孔加入10 μl MTT，避光操作，4 h后，加入三联液100 μl。

7．加入三联液6 ～ 8 h（或过夜）后，570 nm下测定OD值。

（三）数据统计

1．将测得的OD值在Excel中打开，进行数据分析（$n>9$）。

2．利用公式AVERAGE/STDEV/TTEST进行数据计算（SD值小于0.08表示数据稳定性较好）。

3．将空白组的平均值设定为100，将测得的OD值进行量化分析。

4．在GraphPad中进行统计分析

（1）录入量化后的数据，点击Analyze→选择 One-way ANOVA（Column analyses中），点击OK→选择Dunnett：Compare all columns vs.control column（Test name中），Control column选择Model，点击OK，完成分析。

（2）录入量化后的数据，点击Analyze →选择Column statistics，点击OK完成分析。

（3）将Model组量化数据/Control组量化数据在70% ～ 80%作为判断模型是否成功的标准。

### （四）筛药板三联液溶解蓝紫色甲瓒结晶后的示意图（图2-1-1）

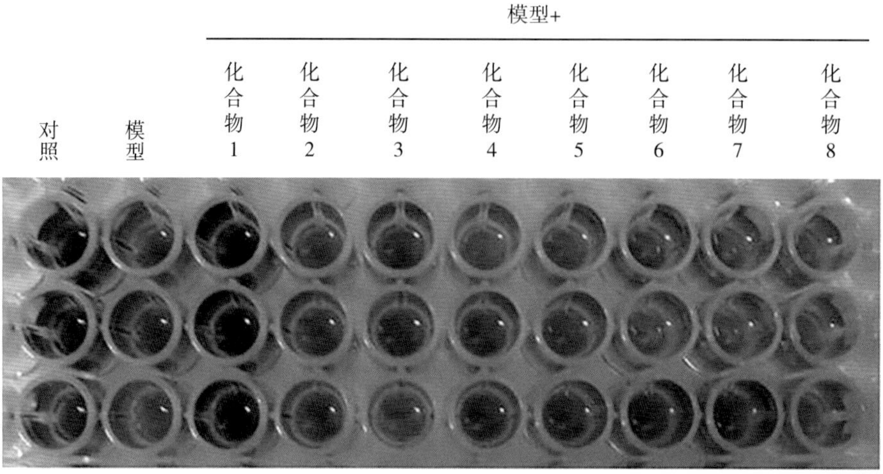

模型+

对照　模型　化合物1　化合物2　化合物3　化合物4　化合物5　化合物6　化合物7　化合物8

图2-1-1　筛药板三联液溶解蓝紫色甲瓒结晶后示意图

◆ 注意事项

（1）灭菌前刻度离心管和吸管的头端塞紧棉花；空瓶高压后再放入过滤后的培养基；PBS或三蒸水进行高压灭菌，高压前瓶盖与瓶口间留空隙，灭菌后，立即盖紧瓶盖，放入超净台内。

（2）MTT见光易分解，使用和保存时注意避光，MTT较难溶，配制时可以37℃加热或超声加速溶解。

（3）PC12细胞是一种肿瘤细胞，在传代次数较多后，它的形状和性状会发生改变，主要是细胞形状变得不规则，有突起产生，对药物的敏感性下降。因此，要注意观察细胞形态，控制细胞的传代次数，发生形状改变后应换用新的细胞。

（4）培养基碱化会影响细胞状态，注意防止其碱化。

（王莎莎　张　钊　陈乃宏）

## 二、阿尔茨海默病动物模型造模方法

### （一）所需实验材料

1．动物　SPF级雄性SD大鼠，体重220～240 g，常规饲养。

2. 试剂　$A\beta_{1\text{-}42}$、冈田酸（OKA）、生理盐水、青霉素、麻气、$H_2O_2$（3%），Aβ的配制：将Aβ溶于生理盐水，配成目标浓度，分装，于37℃二氧化碳培养箱中孵育7天，于−20℃冻存，用时4℃解冻。

3. OKA的配制　将OKA溶于DMSO后，加入生理盐水或人工脑脊液稀释至目标浓度，于4℃保存待用。

4. 仪器　脑立体定位仪，麻醉机，钻孔针，微量注射器，剪毛剪，镊子，眼科剪（镊），手术刀片（柄），1 ml注射器，手术灯，墨水（做标记），棉签，酒精棉球。

**（二）实验步骤**

1. 麻醉机诱导盒中用异氟烷对大鼠进行迅速麻醉。

2. 将已麻醉的动物（大鼠）水平并以俯卧的姿势将牙齿卡住，口鼻放入大鼠麻醉面罩中，钢针尖端卡进耳蜗固定，整个头颅水平固定，不能摇动为止（可从定向器前方查看）。

3. 将注射器固定于恒速微量注射泵，调节至所需注射速度。

4. 用酒精棉球搽拭消毒后，以左右耳蜗的连线为基线，以头颅中轴为方向，沿头部用手术剪剪开一小口（0.5～1.0 cm），用棉签蘸去流出的少量血液，然后对皮下筋膜稍微做钝性分离，并用3%$H_2O_2$擦拭，直至暴露颅盖。

5. 找到前囟点（两眼尾连线稍后处有明显十字交叉）并以此为基点，根据脑定位图谱进行计算，得出所需注射部位的坐标，用钻头直径为1 mm的牙钻钻开颅骨至硬脑膜。注意切不可将硬脑膜钻破。

6. 将注射针头插入所需深度后进行恒速微量注射，注射完后留针5 min，并缓慢拔出。

7. 将青霉素粉末涂抹在伤口处，并进行缝合。

（三）大鼠脑定位注射示意图（图2-1-2）

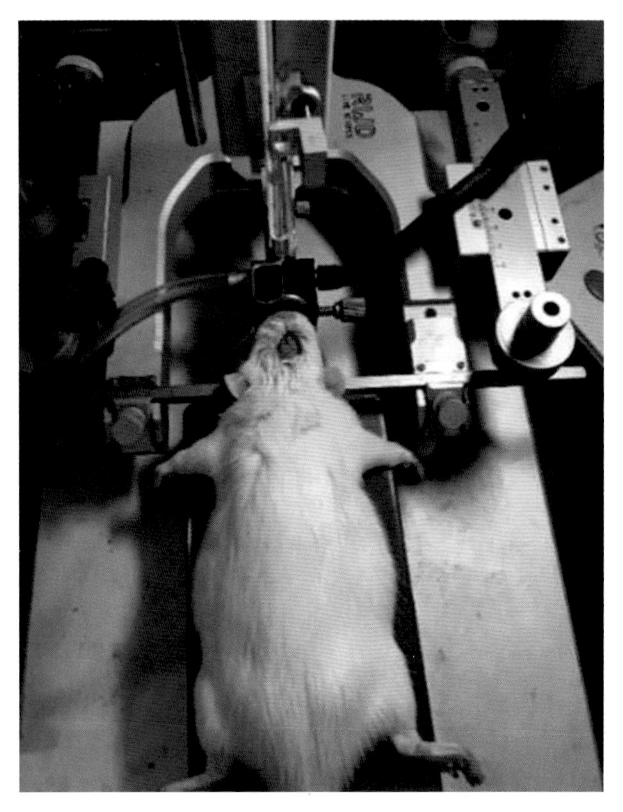

图2-1-2　大鼠脑定位注射示意图

◆ 注意事项

（1）初次练习时可用墨水代替，注射后取脑组织观察是否注射正确。

（2）立体定位仪调节好后，切勿移动。

（3）动物固定要牢固，保持头颈与桌面呈水平状态。

（4）钻孔时要先快后慢，防止脑膜破裂。当有液体或血液渗出时，可用棉签进行清理。

（5）术后注意保暖，动物取右侧卧为好。

（朱天碧　张　钊　陈乃宏）

## 三、阿尔茨海默病动物模型行为学测试方法

### （一）Morris水迷宫

1．实验材料　Morris水迷宫，摄像系统，分析软件，大/小鼠。

2．实验步骤

（1）定位航行实验

1）选任意两个象限作为入池位置，将鼠置于象限边缘1/2弧度处头朝池壁入水，实验时随机选择象限。

2）若经过120/60 s（大鼠/小鼠）后未找到站台，将其引领至平台，放置30 s，引导其学习。

3）记录大鼠找到平台的时间（潜伏期）、距离及经过平台所在象限的次数。每次潜伏期作为学习成绩，进行统计分析，实验进行5 d。

（2）空间探索实验

1）定位航行实验结束后，将平台撤去，于相同位置将大鼠/小鼠头朝池壁入水，自由游泳120/60 s。

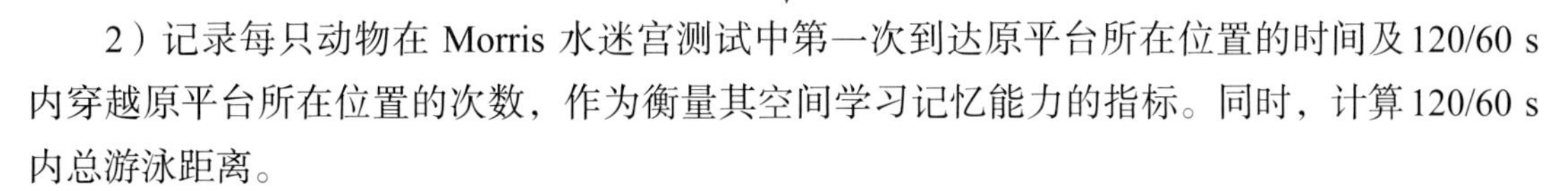

2）记录每只动物在Morris水迷宫测试中第一次到达原平台所在位置的时间及120/60 s内穿越原平台所在位置的次数，作为衡量其空间学习记忆能力的指标。同时，计算120/60 s内总游泳距离。

3．水迷宫示意图（图2-1-3、图2-1-4）

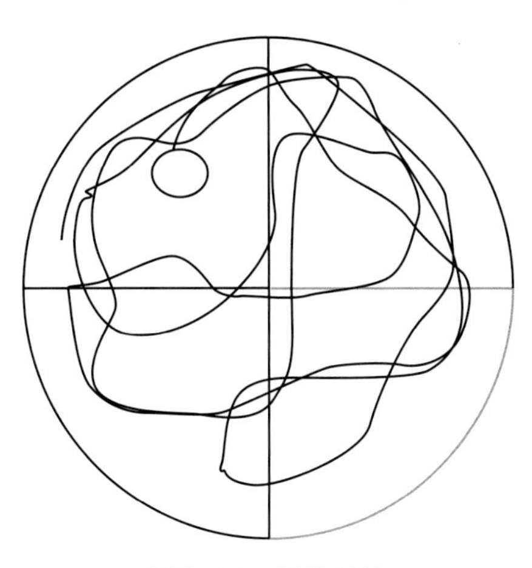

图2-1-3　运动轨迹

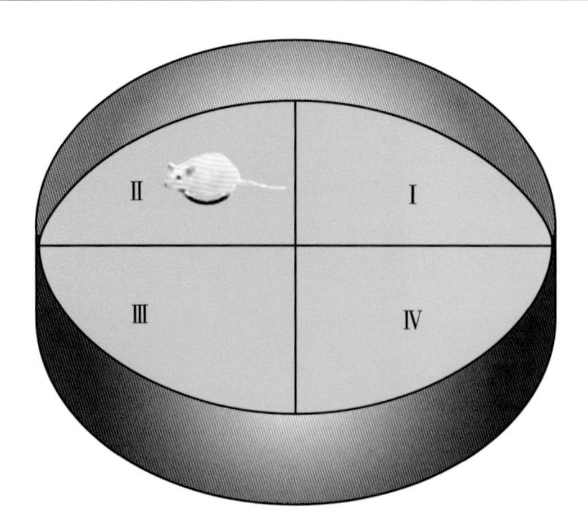


图2-1-4 Morris水迷宫示意图

## （二）避暗实验

1．实验材料 避暗测试仪，大/小鼠。

2．实验步骤

（1）训练期让动物在避暗箱中适应3 min。

↓

（2）适应3 min后，将动物背向洞口放入明室，动物通过洞口进入暗室受到一次电击后取出。

↓

（3）24 h后进行记忆测试，记录第一次进入暗室的潜伏期和5 min内动物进入暗室的错误次数。

3．避暗测试示意图（图2-1-5）

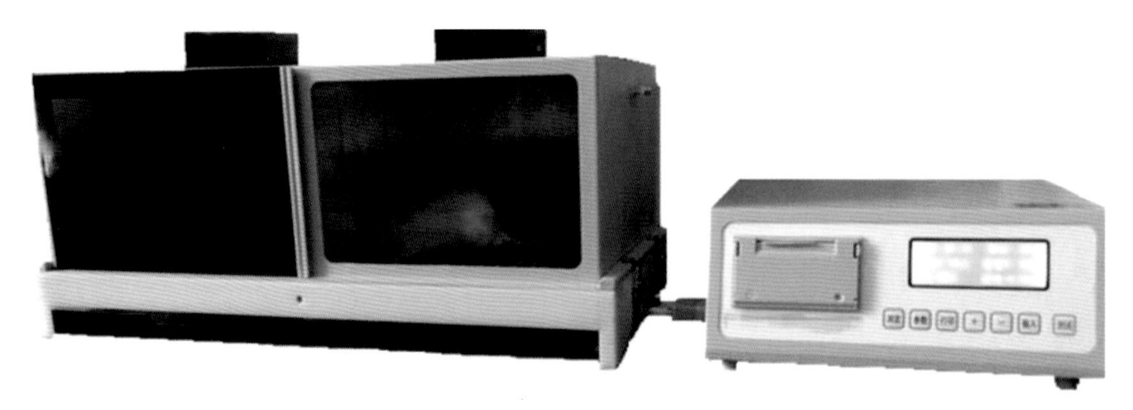

图2-1-5 避暗测试示意图

（杜雨生 张 钊 陈乃宏）

# 第二节　帕金森病药物研究方法

## 一、化合物的体外方法筛选（细胞模型）

### （一）所需试剂材料

1．细胞　PC12细胞。

2．试剂　无菌蒸馏水；无菌PBS；1640培养基；FBS（胎牛血清）；ES（马血清）；0.1 mg/ml PLL（多聚赖氨酸）；5 mg/ml MTT；三联液；0.05%胰酶；1640完全培养基（1640培养基：FBS：ES＝17：1：2）；$4\times10^{-3}$ M/L鱼藤酮（DMSO配制）；细胞培养瓶；计数板；96孔板；玻璃瓶；吹打管，酶标仪。

### （二）实验步骤

1．细胞培养，培养PC12细胞达到培养瓶的80%～90%时，用于筛药。

↓

2．用0.1 mg/ml PLL包被96孔板中间的60个孔（约50微升/孔），放置37℃孵箱，4 h。

↓

3．回收PLL，先用无菌的三蒸水清洗60个孔，用真空泵抽吸去除，再用无菌PBS清洗，真空泵抽吸去除，并将96孔板的边缘孔内加入PBS（约100微升/孔）。

↓

4．接种细胞

（1）预温培养基（37℃）和胰酶。

（2）细胞培养瓶从孵箱中取出，倾倒旧培养基，再加入无菌PBS，轻摇，倒掉液体。

（3）加入0.05%胰酶（约300微升/小培养瓶），显微镜下观察，当有少量细胞均匀飘落时，加入新的完全培养基终止消化。

（4）用吹打管吹散贴壁细胞，移至15 ml离心管中离心（5 min，0.8 rpm，25℃）。

（5）离心后弃去上清液，加入适量完全培养基，吹散细胞，取出部分稀释成密度为$2\times10^{5}$个/毫升的细胞混悬液。

（6）将稀释的细胞悬液加入到之前包被的培养板中（100微升/孔）

（7）培养板于孵箱中放置24 h，24 h后加药。

5. 加药

（1）去血清模型

1）预温不含血清的1640培养基（37℃）。

2）采用不含血清的1640培养基稀释化合物至不同的工作浓度。

3）取出96孔培养板，吸弃培养基，每孔加入100 μl，分为空白组（1640完全培养基），模型组（1640培养基），给药组（培养基+化合物）。

（2）鱼藤酮模型

1）用DMSO配制成$4\times10^{-3}$ M/L鱼藤酮溶液，用前再用含血清的1640培养基稀释成4 μmol/L的液体，用该液体代替去血清模型中的1640培养基，其余步骤同去血清模型。

↓

2）24 h（去血清模型）或48 h（鱼藤酮模型）后加入MTT（10微升/孔），避光操作，4 h后，加入三联液100微升/孔。

↓

3）加入三联液6～8 h（或过夜）后，酶标仪570 nm测定OD值。

## （三）数据统计

1. 将测得的OD值在Excel中打开，进行数据分析。

2. 利用公式AVERAGE/STDEV/TTEST进行数据计算（SD值小于0.08表示数据稳定性较好）。

3. 将空白组的平均值设定为100，将测得的OD值进行量化分析。

4. 在GraphPad中进行统计分析。

● 录入量化后的数据，点击Analyze→选择One-way ANOVA（Column analyses中），点击OK→选择Dunnett：Compare all columns vs.control column（Test name中），Control column选择Model，点击OK，完成分析。

● 录入量化后的数据，点击Analyze→选择Column statistics，点击OK→继续点击OK，完成分析。

5. 统计结果图（图2-1-6）

◆ 注意事项

（1）判断模型是否成功的标准是：Model组OD值（或量化数据）/Control组OD值（或量化数据）为50%～70%（具有统计学差异）。

（2）种细胞时沿孔内壁打入，保证细胞分布均匀。

（3）MTT、鱼藤酮见光易分解，避光保存，使用时避光操作。

（4）在加入MTT之前，注意先在显微镜下观测细胞状态，观察造模是否成功（模型组的细胞形态萎缩，数量显著低于空白组）。

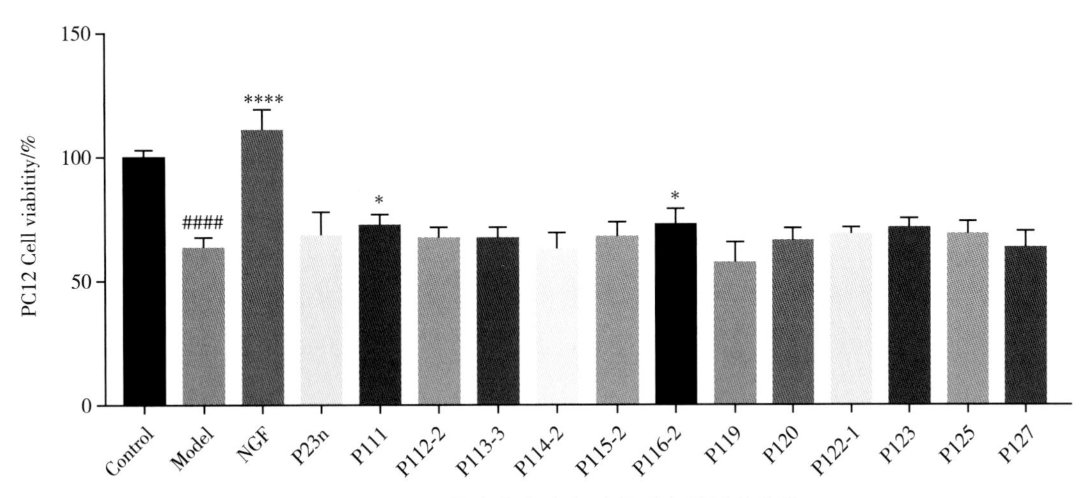


图2-1-6 不同化合物在去血清模型中的活性筛选

注：$n=9$，One-way ANOVA，数据以平均数±标准误（SEM）表示，相比空白组，$^{\#\#\#}P<0.0001$，相比模型组，$^{***}P<0.0001$，$^{*}P<0.05$。

（5）PC12细胞在传代次数较多后，细胞形状变得不规则，有突起产生，对药物的敏感性下降。因此，要注意观察细胞形态，控制细胞的传代次数，发生形状改变后应换用新的细胞。

（陈 颖 苑玉和 陈乃宏）

## 二、单胺氧化酶B抑制剂体外筛选实验

### （一）所需试剂材料

Amplex Red试剂；DMSO；辣根过氧化物酶；三蒸水；$Na_2HPO_4 \cdot 12H_2O$；$NaH_2PO_4 \cdot 2H_2O$；苄胺盐酸盐；大鼠肝脏组织；司来吉兰；96孔黑色荧光板；离心机；荧光酶标仪；恒温箱。

1. Amplex Red溶液　用DMSO配置成约20 mM浓度的Amplex Red试剂溶液，避光储存于−20℃冰箱。

2. PB缓冲液　用三蒸水配置PB缓冲液（组分包括约0.05M $Na_2HPO_4 \cdot 12H_2O$和0.05M $NaH_2PO_4 \cdot 2H_2O$），并将pH调至7.4左右。

3. 辣根过氧化物酶溶液　将辣根过氧化物酶（HRP）粉末溶解在PB反应缓冲液中，制备成200 U/ml的HRP溶液，冷冻储存于−20℃冰箱。

4. 苄胺底物溶液　用三蒸水溶解苄胺配制成100 mM的底物溶液，冷冻储存于−20℃冰箱。

5. 阳性药溶液　用DMSO配制梯度浓度为−2、−3、−4、−5、−6、−7、−8、−9（logM）

的阳性药司来吉兰溶液。

6. Amplex Red试剂/HRP/苄胺底物反应液　用PB缓冲液配制400 μM（包含2 U/ml HRP和2 mM苄胺底物）Amplex Red试剂溶液。

## （二）实验步骤

1. 取大鼠肝脏组织，加入适量PB缓冲液进行高速低温匀浆，离心（15 min，1000 g，4℃）后取上清液；蛋白定量后用PB缓冲液将蛋白含量稀释至200 μg/ml备用。

2. 实验分组

（1）空白对照组：96孔黑色荧光板中每孔加入100 μl肝组织液以及2 μl DMSO。

（2）阳性药组：在系列梯度浓度阳性药反应孔中，每孔加入100 μl肝组织液以及2 μl系列梯度浓度的阳性药液。

（3）阴性对照组：每孔加入100 μl PB缓冲液以及2 μl DMSO。

3. 将96孔板放于37℃的恒温箱中预孵育30 min。

4. 避光条件下，向每个孔中加入100 μl Amplex Red试剂/HRP/苄胺底物反应液溶液。

5. 将96孔板继续放于37℃的恒温箱中，避光反应30 min。

6. 使用荧光酶标仪，并将有关参数设置为560±10 nm的激发光和590±10 nm的发射光条件，进行检测每孔荧光值。

## （三）检测结果如图所示（图2-1-7）

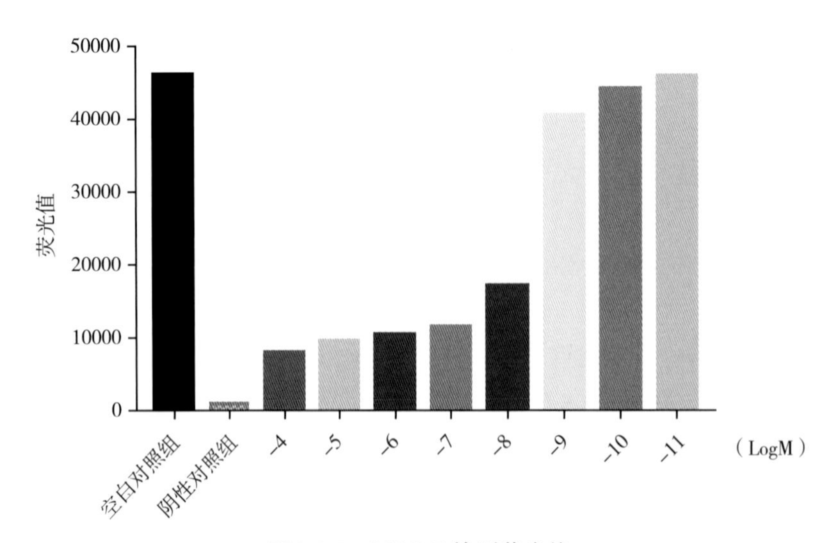


图2-1-7　MAO-B检测荧光值

◆ 注意事项

（1）刚取下大鼠肝脏组织应该先用4℃ PB缓冲液冲净表面血液，再放在−80℃冰箱中储存。

（2）在恒温箱中反应的黑色荧光板应该用不透光板盖盖好，防止孔内溶液的蒸发。

（3）加入阳性药（或抑制剂等化合物）后应将孔板手动震动几下，以保证药液的混匀。

（4）实验中Amplex Red试剂的配置和加液过程中，应该严格执行避光操作。

（韩奇文　苑玉和　陈乃宏）

## 三、脑立体定位注射6-OHDA诱导大鼠帕金森病模型

### （一）所需材料

SD大鼠（250～300 g）、6-OHDA（溶于含有0.2%VC的生理盐水，7 μg/μl）、75%酒精、10%水合氯醛、3%双氧水、青霉素粉末、脑立体定位仪、速度控制泵、进样针、手术器械（颅骨钻、手术刀片、手术剪、小弯镊）

### （二）实验步骤

1. 大鼠腹腔注射10%水合氯醛（3 ml/kg）麻醉。

2. 将已麻醉的大鼠固定于脑立体定位仪上，颅骨保持水平，耳棒深度0.8～0.9 cm（图2-1-8）。

3. 用75%酒精润湿大鼠头部，用刀片剃去头部鼠毛，剪开头皮，露出颅骨，用3%双氧水擦拭，显现颅骨缝，找到前囟点（Bregma：冠状缝与矢状缝两个交点中间）和人字点（Lambda：矢状缝和对耳线交点前方0.3 mm）（图2-1-8，图2-1-9）。

4. 根据大鼠立体定位图谱，确定内侧前脑束（medial forebrain bundle，MFB）位置，用颅骨钻打孔（图2-1-10）。

MFB坐标：AP为−4.4 mm，MR为−1.0 mm，DV为−7.8 mm

5. 将进样针定位到相应脑区，缓慢注射2 μl，流速0.5 μl/min，注射完成后留针5 min，随后缓慢拔出针头。

6．涂适量青霉素防感染，缝合皮肤，常规消毒。术后大鼠注意保温，利于恢复。

（三）模型评价

1．行为学指标

（1）转棒测试：模型大鼠掉落潜伏期缩短。

（2）阿扑吗啡诱导实验：造模两周后，大鼠皮下注射阿扑吗啡，模型组出现不对称旋转行为，大鼠表现为由患侧向健侧旋转（图2-1-11）。

2．病理生化指标

（1）与假手术组比，模型组中脑TH（多巴胺能神经元标志物）蛋白含量明显下降（图2-1-12A）。

（2）注射6-OHDA的一侧，纹状体多巴胺能神经元末端明显丢失（图2-1-12B）。

（3）注射6-OHDA的一侧，黑质致密部多巴胺能神经元胞体明显丢失（图2-1-12C）。

3．结果附图（图2-1-8）

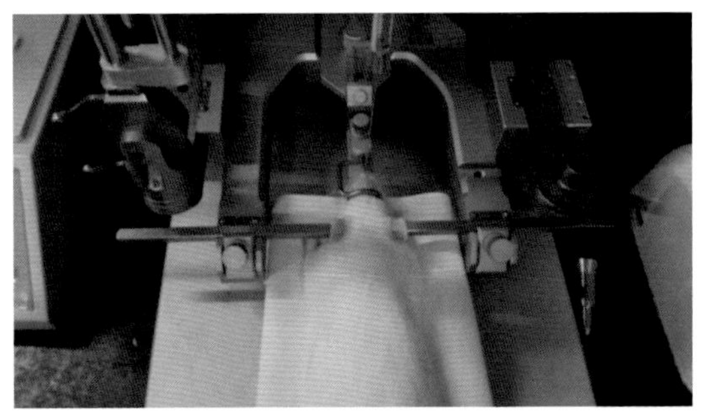

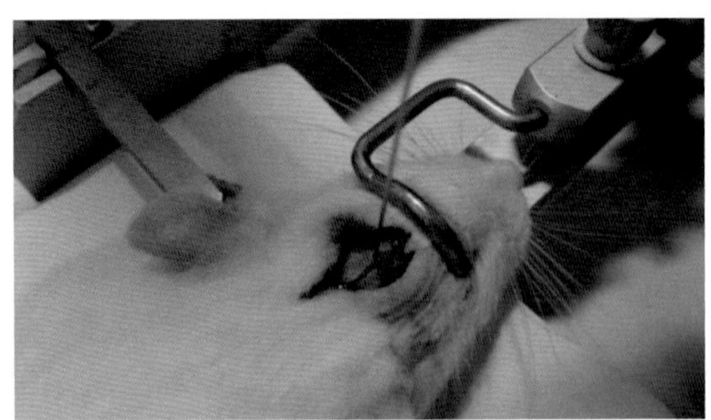

图2-1-8　脑立体定位操作

◆ 注意事项

（1）大鼠头部应处于水平，且固定牢稳，以保证准确定位。

（2）竖直向下钻孔，进针时，进样针保持竖直方向。

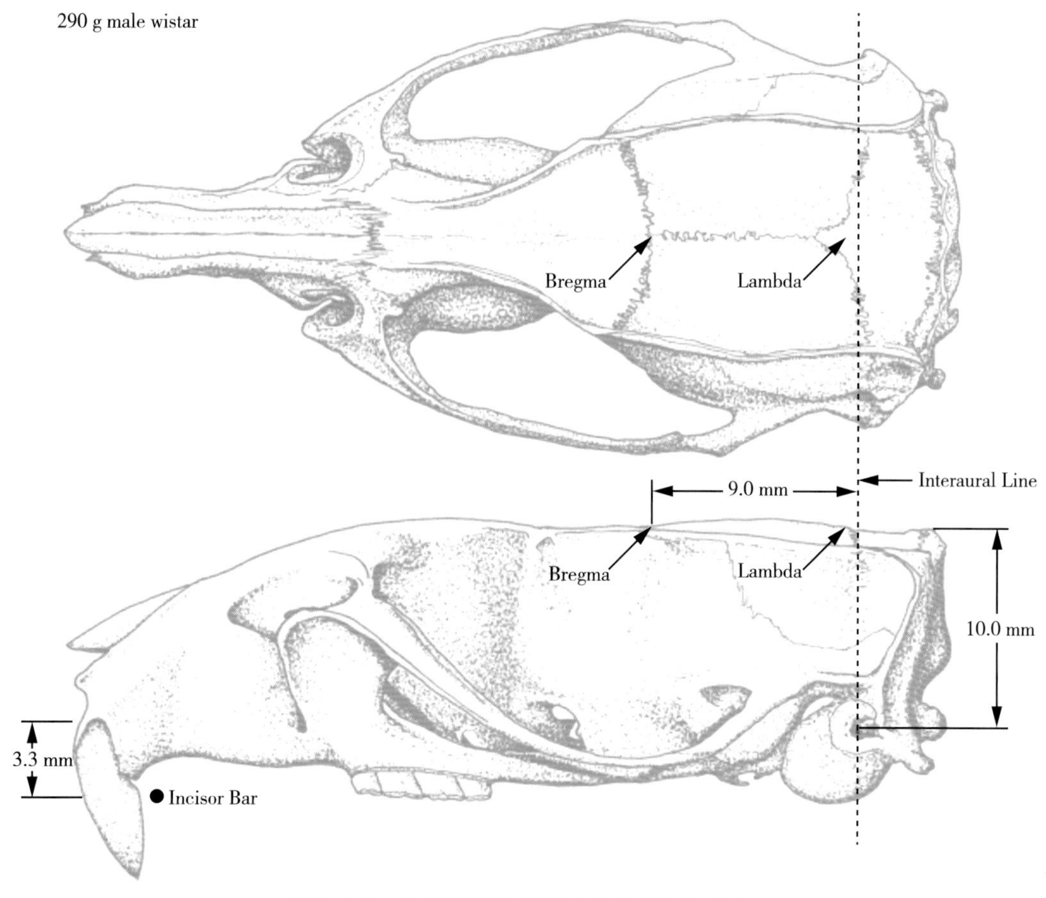


图2-1-9　大鼠颅骨骨缝线及前囟点和人字点

注：290 g male wistar：290 g雄性；Bregma：前囟点；Interaural line：两耳线。

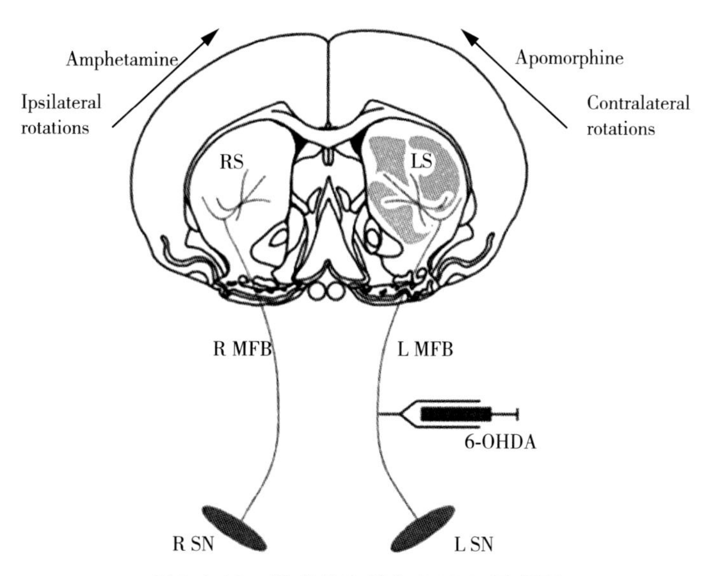


图2-1-10　脑定位注射位点MFB示意图

注：Amphetamine：苯丙胺；Ipsilateral rotations：同侧旋转；Apomorphine：阿扑吗啡；Contralateral rotations：对侧旋转。

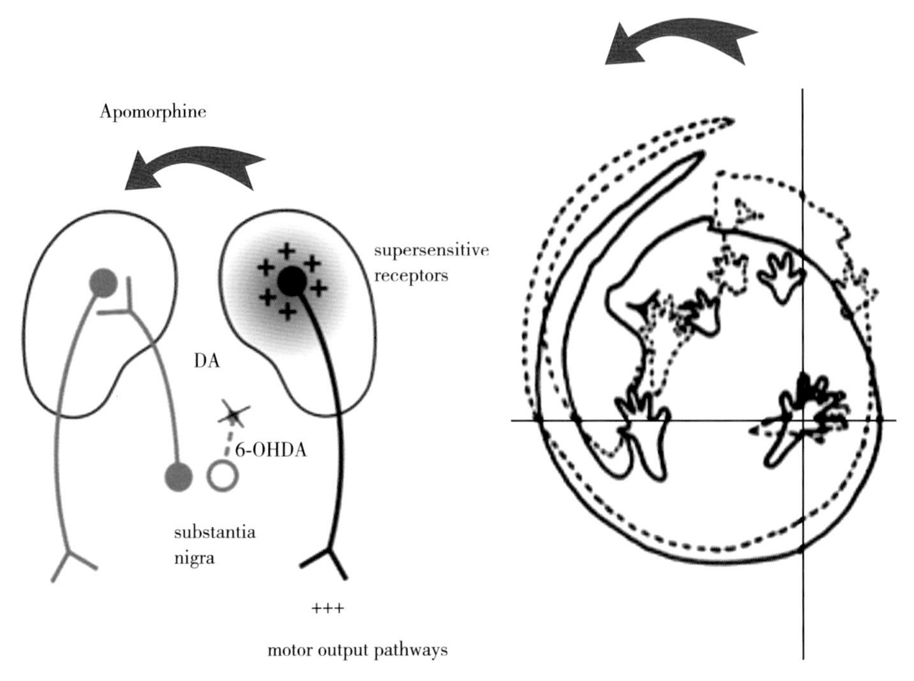


图2-1-11　阿扑吗啡诱导后大鼠头部向健侧旋转示意图

注：Apomorphine：阿扑吗啡；supersensitive receptors：超敏受体；DA：多巴胺能神经元；6-OHDA：6-羟多巴；substantia nigra；黑质；motor output pathways：运动输出通路。

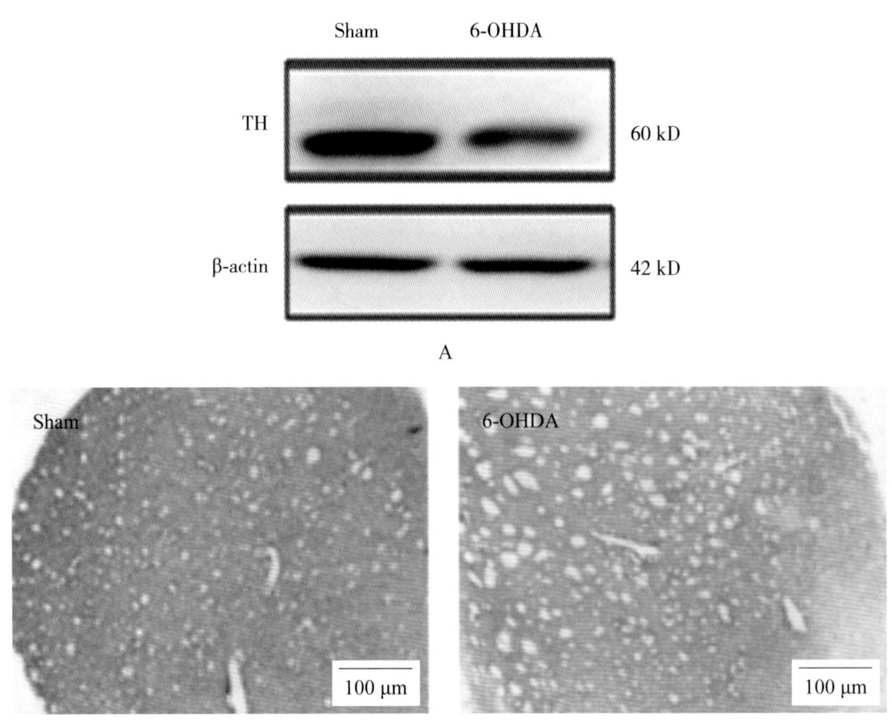

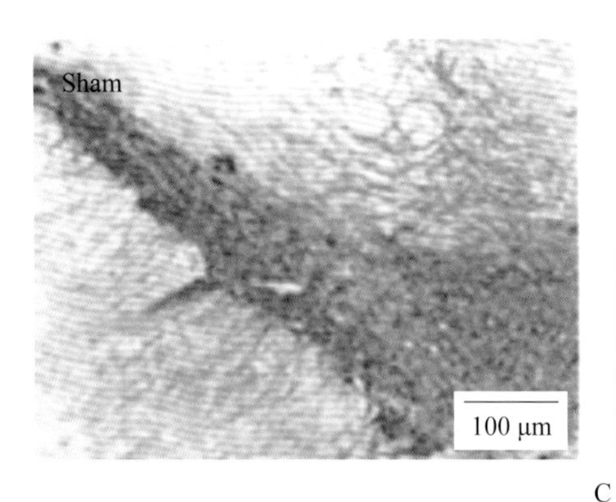

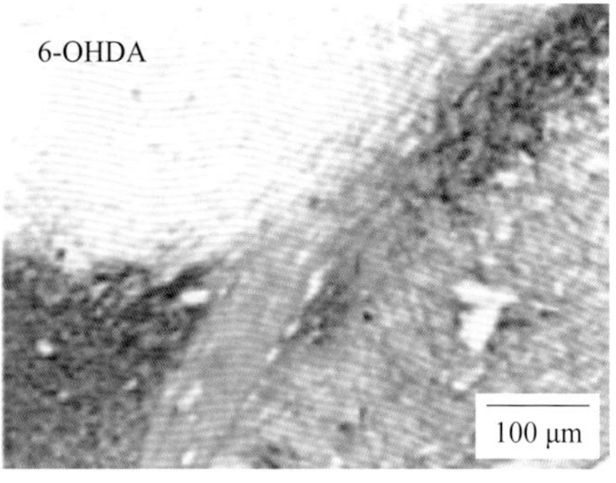


C

图2-1-12　6-OHDA损伤模型生化病理指标评价

注：A. Western blot结果显示，sham组和6-OHDA组在β-actin蛋白含量一致条件下，6-OHDA组酪氨酸羟化酶（Tyrosine hydroxylase，TH）蛋白含量显著低于sham组。B. 免疫组化结果显示，相比于sham组，6-OHDA组大鼠纹状体TH阳性纤维数目显著减少。C. 免疫组化结果显示，相比于sham组，6-OHDA组大鼠TH阳性神经元数目显著减少。（Sham：假手术组；6-OHDA：6-羟多巴注射组；TH：酪氨酸羟化酶；β-actin：β-肌动蛋白）

（3）进针与出针避免太快，注射后留针5～10 min，以保证药物浸润完全。

（4）进样针和手术器械用75%酒精消毒，减少动物感染，注意动物术后保温。

（王　硕　苑玉和　陈乃宏）

## 四、脑立体定位注射鱼藤酮诱导大鼠帕金森病模型

### （一）所需材料

SD大鼠（250～300 g）、鱼藤酮（溶于DMSO∶PEG300＝1∶1，避光保存）、75%酒精、戊巴比妥钠、3%双氧水、抗生素、脑立体定位仪、速度控制泵、进样针、手术器械（颅骨钻、手术刀片、手术剪、小弯镊）。

### （二）实验步骤

1. 大鼠腹腔注射戊巴比妥钠（40 mg/kg）麻醉。

↓

2. 将已麻醉的大鼠固定于脑立体定位仪上，颅骨保持水平（图2-1-13）。

↓

3. 刀片剃去头部鼠毛，用75%酒精消毒大鼠头部，剪开头皮，露出颅骨，用3%双氧水擦拭，显现颅骨缝，找到前囟点（Bregma：冠状缝与矢状缝两个交点中间）和人字点（Lambda：矢状缝和对耳线交点前方0.3 mm）（图2-1-13、图2-1-14）。

↓

4．根据大鼠立体定位图谱，确定黑质致密部位置，用颅骨钻打孔。

黑质致密部坐标：前囟后5.3 mm，中缝旁2 mm，颅骨表面下7.5 mm。

↓

5．将进样针定位到相应脑区，缓慢注射。

↓

6．缝合皮肤，涂抹青霉素防感染。术后大鼠注意保温，利于恢复。

7．模型评价

（1）行为学指标

1）转棒测试：模型大鼠掉落潜伏期缩短。

2）阿扑吗啡诱导实验：造模一周后，大鼠皮下注射阿扑吗啡，模型组出现不对称旋转行为。

（2）病理生化指标

1）与对照组比，模型组中脑TH（多巴胺能神经元标志物）蛋白含量明显下降（图2-1-16A）。

2）注射鱼藤酮的一侧，纹状体多巴胺能神经元末端明显丢失（图2-1-16B）。

3）注射鱼藤酮的一侧，黑质致密部多巴胺能神经元胞体明显丢失（图2-1-16C）。

**（三）大鼠黑质致密部位置示意图（图2-1-15）**

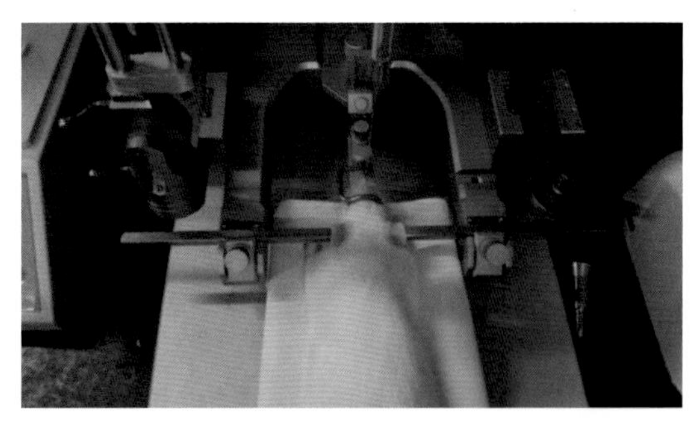

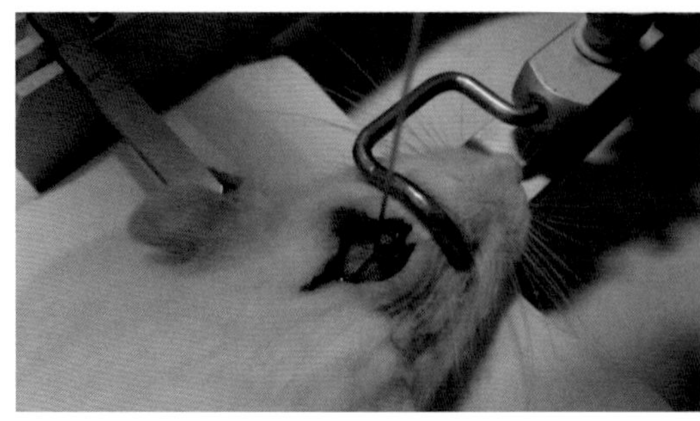

图2-1-13　脑立体定位操作

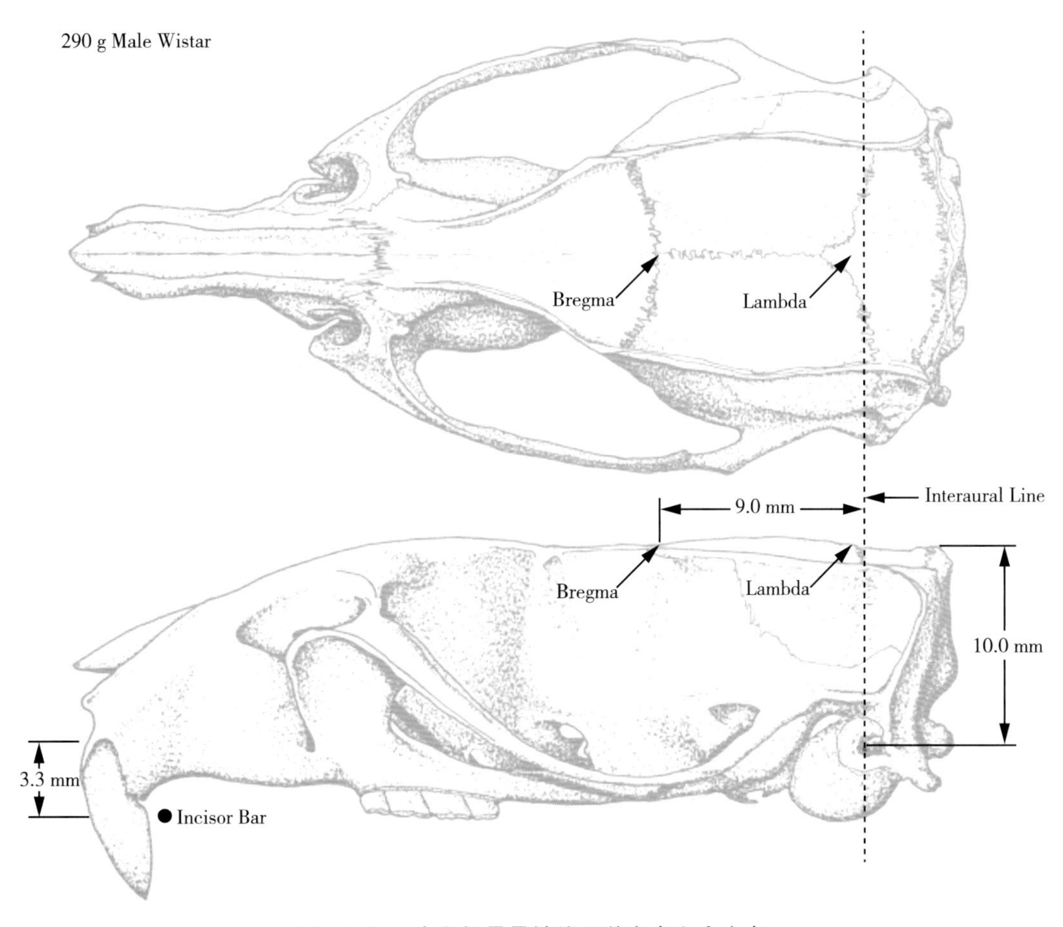


图2-1-14　大鼠颅骨骨缝线及前囟点和人字点

注：Bregma：前囟点；Interaural Line：两耳线。

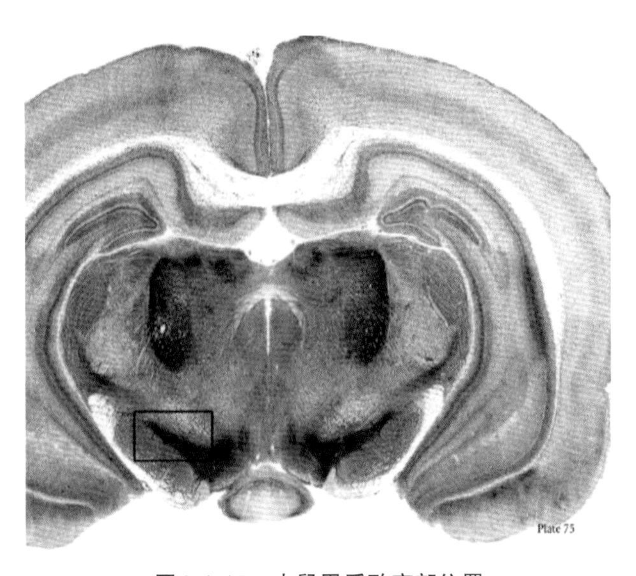


图2-1-15　大鼠黑质致密部位置

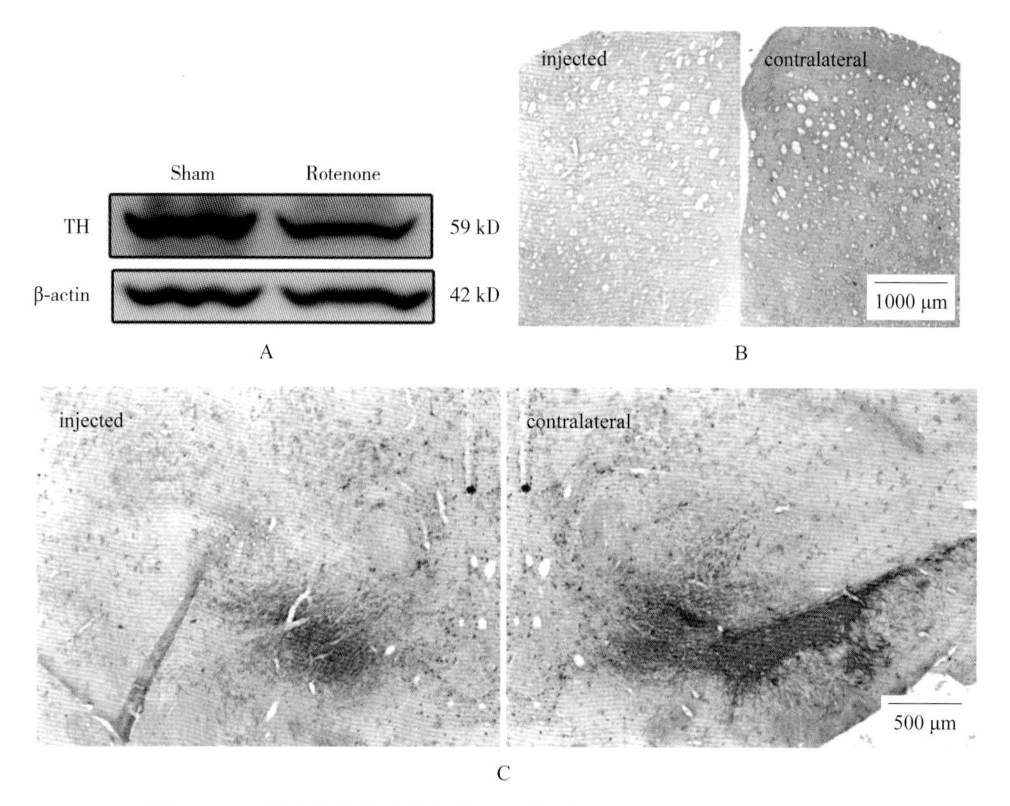


图2-1-16　脑立体定位注射鱼藤酮后的生化病理指标评价（实验结果）

注：Sham：假手术组；Retenone：鱼藤酮注射组；TH：酪氨酸羟化酶；β-actin：β-肌动蛋白；injected：注射位置；contralateral：健侧。

◆ 注意事项

（1）大鼠头部应处于水平，且固定牢稳，以保证准确定位。

（2）竖直向下钻孔，进针时，进样针保持竖直方向。

（3）进针与出针避免太快，注射后留针5～10 min，以保证药物完全浸润。

（4）进样针和手术器械用75%酒精消毒，减少动物感染，注意动物术后保温。

（张秋双　苑玉和　陈乃宏）

## 五、MPTP制备PD模型的方法

### （一）所需材料

MPTP、生理盐水、丙磺舒、NaOH、Tris、HCl，1 ml注射器，行为学测试相关器材。

### （二）实验步骤

1. 造模与分组　动物在一周的适应过后，对爬杆、转棒、悬挂行为学进行训练（预实验只有转棒测试终止速度为10 rpm，其他与测试条件完全相同），将有行为学障碍的小鼠剔除。在训练之后，动物被随机分模型组和对照组。

（1）慢性模型：模型组的动物接受连续10次MPTP-HCl皮下注射（25 mg/kg），注射每4天进行1次，共40天。在每次MPTP-HCl注射1 h前给与腹腔注射辅药丙磺舒（250 mg/kg）。

亚急性模型：模型组小鼠称重，避光，腹腔注射给予MPTP（30 mg/Kg），注射后的小鼠对其保暖，防止MPTP注射后体温下降对动物造成的损伤，每天注射1次，连续注射5天。

（2）急性模型：一次皮下注射MPTP-HCL（给药浓度40 mg/kg）。

2. 行为学测试

（1）转棒（rotarod）实验：小鼠的运动协调能力于转棒仪器上进行评价，转棒设置为在5 min内从5～30 rpm的匀加速运动。记录小鼠在转棒仪器上的潜伏时间，测量3次，取平均值，每次之间至少间隔30 min。

仪器的使用：

1300——总实验时间。

2005——5个通道。

3005——起始速度5 rpm。

4030——终止速度，预实验终止速度是10 rpm（4010），正式实验终止速度是30 rpm。

5300——匀加速时间300 s。

6001——mouse；6003——rat。

（2）爬竿实验（pole test）：装置由一段长50 cm 直径1 cm的木棒组成，外面缠绕纱布以防止动物滑落，底部放置于饲养笼中，用垫料覆盖以防止小鼠受伤。木棒顶端黏附一个木球，以帮助小鼠停留在木棒上部。记录小鼠从木棒顶端爬行到底端的时间。连续三次测量，每次测量之间间隔至少30 min 以保证小鼠体力的恢复。记录三次测量的平均值用于数据分析。

嗅觉测试（buried pellet test）：实验开始前，实验动物禁食16～18 h。在测试时，每只动物置于一个干净的暂存盒中［25 cm（L）× 15 cm（W）× 13 cm（H）］适应5 min，然后转移到测试盒［46 cm（L）× 23.5 cm（W）× 20 cm（H）］中适应2 min，然后返回暂存盒中。此时在测试盒中埋藏一块食物，深度大概在垫料下面约1 cm，食物的埋藏地点是随机的放置于盒子的四壁。确定小鼠不能够看到食物以及食物的大小是相同的。然后，将每只小鼠放置于测试盒子的中央，开始计时，给与每只小鼠最长5 min来获取食物。每只动物的灯光是相同的，实验在一间安静的房间内进行。测试者应该至少离测试的盒子2 m远。记录小鼠开始吃食物的时间为潜伏期。每只动物进行三次测试，分别在3天进行，采用最后两次的数据求平均值用来分析。

（3）悬挂测试（hang test）：干净的鼠笼两个，开口面竖立向外，金属网格板四周缠绕黑色胶带，平置于俩竖立鼠笼之上，网格板之下平铺置有垫料的鼠笼。先将小鼠置于金属网格板之上来回左右晃几下适应几秒，之后迅速翻转网格板让老鼠依靠上肢抓紧网格板悬空，记录小鼠掉落至底下空白垫料的鼠笼的时间，每只动物进行三次的测试，三次的数据求平均值用来分析。

（三）数据处理及附图（图2-1-17）

1. 行为学统计　模型组小鼠出现一定的行为学障碍。
2. 生化检测　模型组小鼠出现黑质和纹状体系统的损伤。

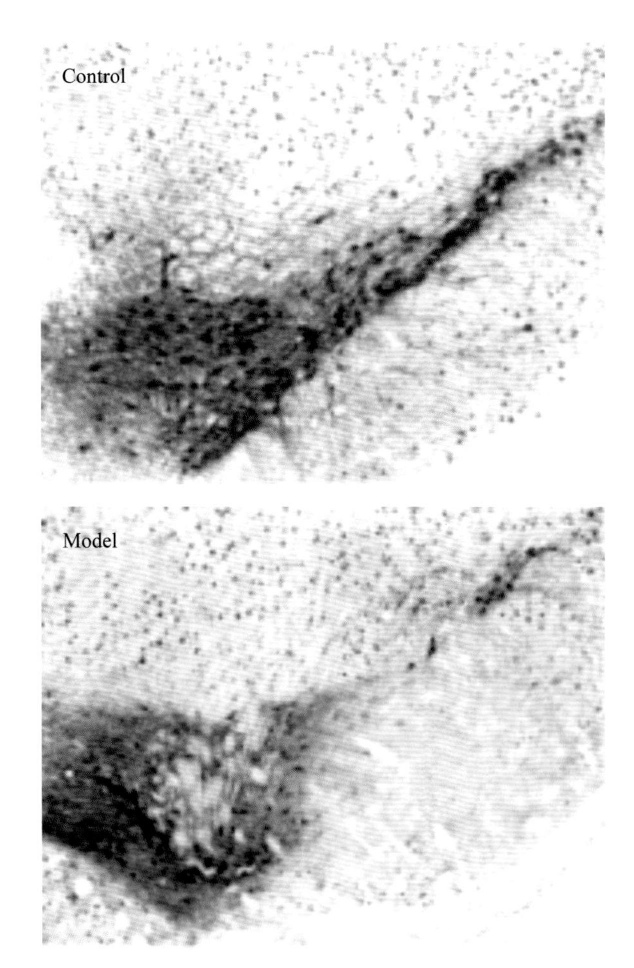


图2-1-17　MPTP导致小鼠黑质致密部多巴胺能神经元丢失TH组化染色

注：Control：对照组；Model：模型组。

◆ 注意事项：

（1）配制和使用MPTP一定严格避光、冰上进行，此物有剧毒注意戴手套和口罩保护口鼻，避免直接接触。

（2）MPTP配制完，进行1 ml、2 ml小管分装（根据每次取用量选择管的体积），标记好之后，用锡纸包好，冻存于−80℃冰箱。

（3）MPTP皮下注射的时候，全程避光进行，针头位置不得戳出皮外，防止MPTP流出，用手摸注射部位有小包隆起证明皮下注射成功。丙磺舒腹腔注射的时候，针头要朝上，避免扎入肠道或者膀胱。

（4）行为学预训练的时候，转棒结果尽量保证所有的小鼠都可以在5～10 rpm匀加速的过程中坚持5 min不掉落。

（温　路　苑玉和　陈乃宏）

# 第三节　脑　卒　中

## 一、PC12细胞氧糖剥夺模型（OGD模型）制备

### （一）实验材料

DMEM高糖培养基（Dulbecco's Modified Eagle Medium-high Glucose）；胎牛血清（FBS）；HEPES［Piperazine-N-（2-ethanesulfonic）acid］；$NaHCO_3$；$Na_2S_2O_4$；PBS缓冲液；三蒸水；四甲基偶氮唑盐（methyl thiazolyl tetrazolium，MTT）；十二烷基硫酸钠（sodium dodecyl sulfate sodium salt，SDS）；酶标仪；电热三用水箱；洁净工作台；微型台式真空泵；MODEL TC2323 $CO_2$培养箱；XSZ-D2倒置显微镜；HR-120电子分析天平；KA-1000型台式低速离心机；PH211型酸度计；791型磁力加热搅拌器；液氮容器；0.22 μm一次性针筒式滤膜过滤器。

### （二）实验步骤

1. 种细胞　从孵箱中取出细胞生长至铺满培养瓶底80%～90%的培养瓶，倒掉旧的培养基，加入新的DMEM完全培养基，用吹打管吹散贴壁细胞，取出部分细胞悬液稀释至$5×10^4$个/毫升的密度，将稀释的细胞液加入到96孔板中的中间60个孔，每个孔加入100 μl混匀的细胞液。加完后，将96孔板置于37 ℃，5% $CO_2$孵育箱，24 h后（造模）加药。

2．氧糖剥夺（OGD）模型制备　用无糖Earle's平衡盐溶液将0.2 M 的$Na_2S_2O_4$溶液稀释至10 mM制得OGD造模溶液。将96孔板中除空白组外的其他孔中旧的培养基吸出后加入OGD造模溶液，每孔100 μl，于37℃ 5%$CO_2$的孵育箱内避光孵育2 h后将OGD造模溶液吸出后，每孔加入100 μl 含有化合物的完全DMEM培养基，于37℃ 5% $CO_2$的孵育箱内培养24 h。

↓

3．MTT法检测细胞活力　加入化合物24 h/48 h后向96孔板的中间60个孔中加入MTT溶液，每个副孔加入10 μl，注意此操作过程避光。于37℃ 5% $CO_2$的孵育箱内孵育4 h后再向加入了MTT溶液的孔中加入100 μl三联液，继续孵育6～8 h，使用酶标仪设置振动10 s，波长570 nm测量整板的OD值。

（三）实验结果图（图2-1-18）

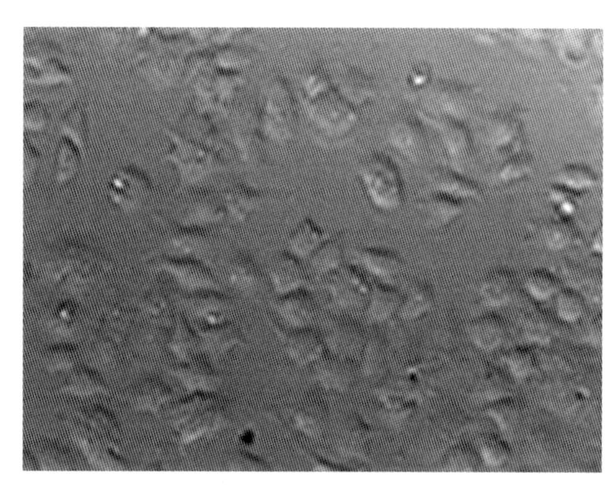

对照组

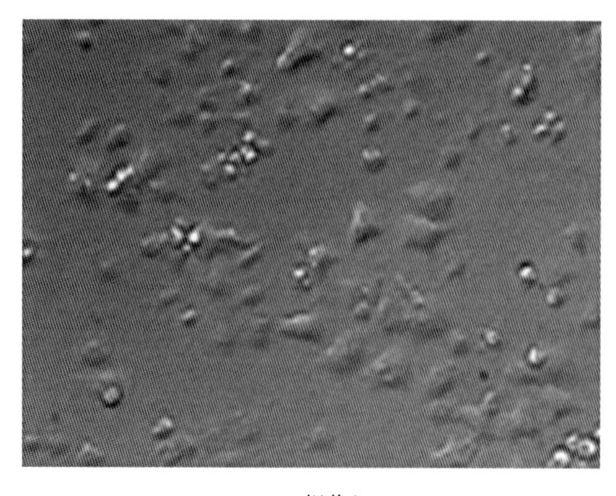

OGD 损伤组

图2-1-18　氧糖剥夺后细胞的改变

◆ 注意事项

（1）细胞传代吹打瓶壁细胞时注意动作轻微。

（2）细胞种板时注意每孔均匀，注意种板密度。

（3）OGD模型制备注意避光。

（艾启迪　楚世峰　陈乃宏）

## 二、线栓法大脑中动脉栓塞（MCAO）模型制备

### （一）所需实验材料与设备

异氟烷；TTC；MCAO线栓；酒精灯；显微手术器械；小动物麻醉机。

### （二）实验步骤

1. 大鼠称重后，在4% ～ 5%异氟烷、30% $O_2$/70% $N_2O$下诱导麻醉。约5 min后将其尾部抬起无任何张力且随重力自然落下表示诱导成功。将大鼠固定于操作台上，大鼠面部放入呼吸面罩内，呼吸面罩连接小动物麻醉剂机，在3%恩氟烷、30% $O_2$/70% $N_2O$下维持麻醉。

2. 将大鼠仰卧于手术台上，颈部备皮，碘伏消毒；取颈部正中切口，小心分离皮下脂肪和肌肉，右侧颈总动脉（Common carotid artery，CCA）、颈外动脉（External carotid artery，ECA）和颈内动脉（Internal carotid artery，ICA）；分离ECA主干，钝性分离出甲状腺动脉和枕动脉，并用酒精灯烧灼镊子进行切断。

3. 在CCA分叉处远端约1 cm处结扎、切断ECA，并在CCA分叉处结扎一道缝合线，不做紧密结扎。

4. 仔细分离ICA至其发出翼腭动脉（Pterygopalatine artery，PPA）和入颅动脉处。用微小动脉夹临时夹闭CCA和ICA，用眼科剪在ECA残端剪一个小口，插入线栓，扎紧缝合线，松开ICA动脉夹，慢慢推动线栓进入ICA，使其进入ICA入颅动脉支。线栓穿过距ICA和ECA分叉处约2.0 cm有阻力感时，表明线栓已将大脑中动脉堵塞，放开CCA动脉夹。

↓

5. 将少量青霉素注射粉针涂于手术伤口，对齐并缝合皮下软组织和皮肤。

↓

6. 缺血时间到后小心拔出尼龙线约5 mm，使栓线头留置于ECA断端内；再灌注同时尾静脉注射药物。

↓

7. 剪断尼龙栓线的多余部分，缝合伤口。

↓

8. 术后注意保温，供应食水。

↓

9. 假手术（对照）组的动物只做钝性分离，但不插入线栓，其他操作与手术组相同。全部模型制作在层流环境下进行。室温保持在23～25℃，相对湿度60℃。

↓

10. 造模成功的标准：再灌注结束后进行神经功能评分（Zea Longa法），评分标准为：0分–无神经功能损伤体征，1分–不能完全伸展对侧前肢，2分–行走时向对侧转圈，3分–行走时向对侧倾倒，4分–不能自发行走，有意识障碍。Zea Longa法大于1分者视为造模成功，选取大于1分小于5分者进行下步实验，排除无体征、评分过高及死亡者。

↓

11. TTC染色检测大脑梗死情况：水合氯醛过量麻醉大鼠，断头取脑，将剥好的大脑放入特制模具中，腹面向上，再是交叉层面切第一刀，由此每间隔2 mm切一刀，冠状向前切两刀，向后切四刀。然后迅速将脑片置于5 ml含1.5%TTC溶液中，常温下避光孵育20 min。经TTC染色后，正常组织呈玫瑰红色，梗死组织未被染色而呈白色。取出脑片放入10%福尔马林中固定。将每组脑片排列整齐，拍照保存，使用Image J图像分析系统软件处理并作统计，计算每张脑片的梗死面积为A，患侧每张脑片的面积为B，健侧每片的面积为C。梗死率＝（A1＋A2＋A3＋A4＋A5＋A6）/2（C1＋C2＋C3＋C4＋C5＋C6）×100%。水肿程度＝（C1＋C2＋C3＋C4＋C5＋C6-B1-B2-B3-B4-B5-B6）/2（C1＋C2＋C3＋C4＋C5＋C6）×100%。

## 三、实验结果配图（图2-1-19）

◆ 注意事项

（1）麻醉时控制好氧气气压防止爆管，选择4%～5%高浓度异氟烷时注意麻醉时间，防止大鼠猝死。

（2）分离肌肉和血管时注意动作轻微，减少出血，尤其注意不要弄断神经，影响实验结果。

（3）插栓时注意插入角度，不要硬插，防止弄坏血管造成大出血。

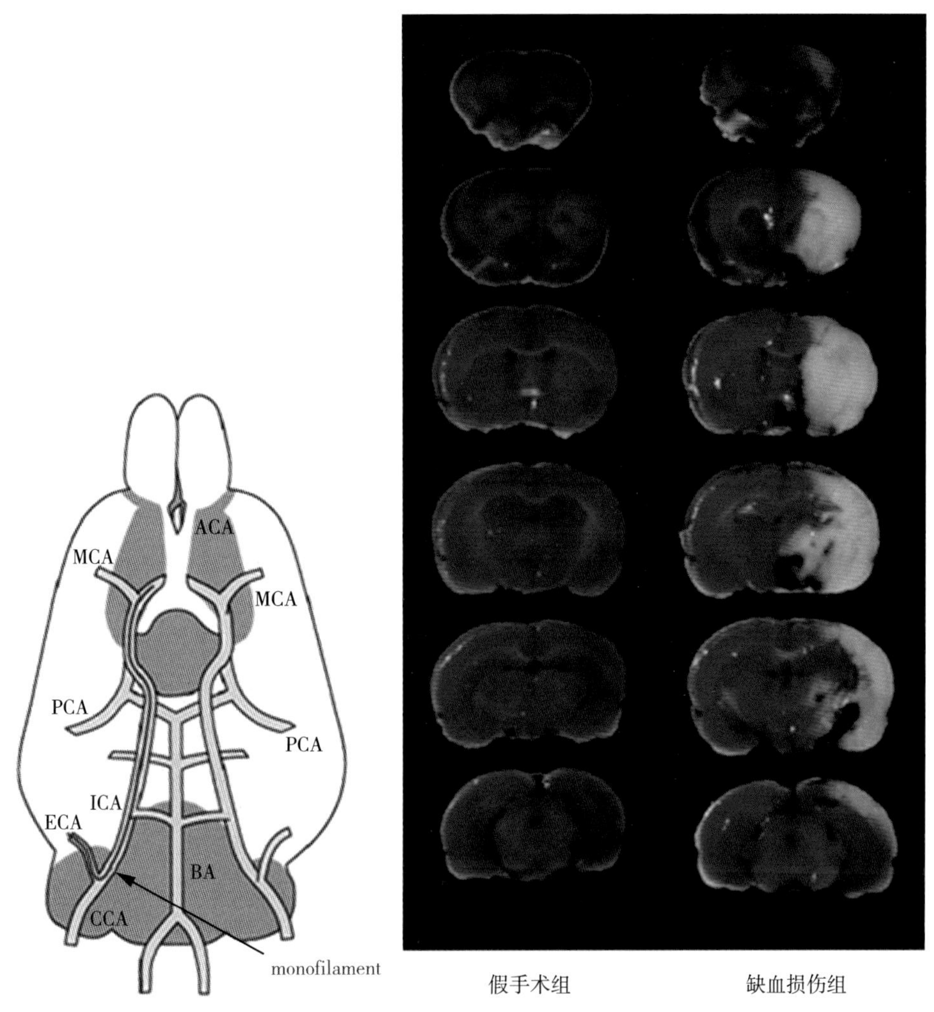


图2-1-19　TTC染色检测大脑梗死

注：monofilament：线栓。

（艾启迪　楚世峰　陈乃宏）

# 第四节　抗抑郁药物的主要体内评价方法

## 一、小鼠悬尾实验方法

### （一）所需实验材料

小鼠悬尾实验装置、夹子、胶布。

（二）实验步骤

1．选用体重为20～25 g的雄性小鼠（常用ICR小鼠）。

↓

2．给予待评价的药物或溶剂对照后适当时间（一般0.5～1 h）。

↓

3．用胶布和夹子将小鼠倒悬在小鼠悬尾实验装置内，胶布粘在离尾尖1 cm的位置，夹子夹在胶布上，悬于装置内壁上方。观察6 min，记录后4 min的不动时间。

（三）实验配图（图2-1-20）

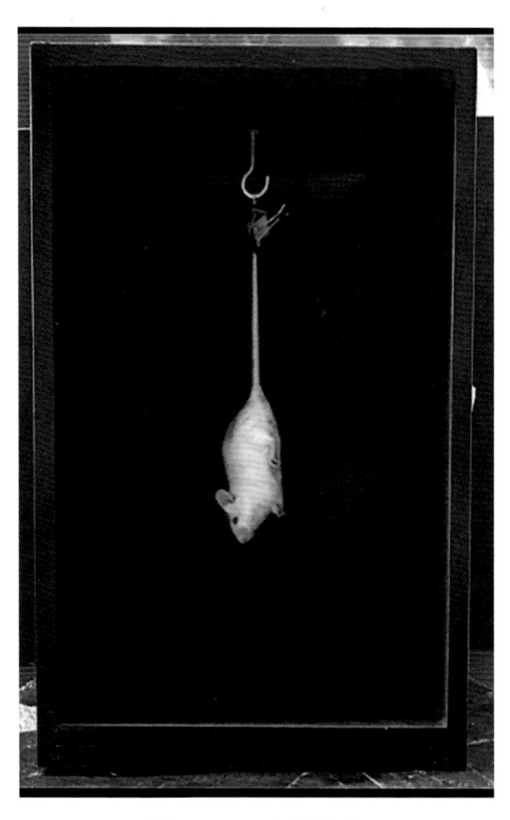

图2-1-20　悬尾实验

◆ 注意事项

（1）应同时用自发活动测定法或其他方法检测药物有无中枢兴奋或抑制作用。

（2）此方法有种属差异性，应注意所用品系的敏感性。

（3）同时做多只小鼠时注意用不透明的隔板隔开，以避免小鼠之间的相互影响。

（4）在条件允许的情况下，建议使用摄像系统和行为学软件进行记录和分析。

## 二、小鼠强迫游泳实验方法

### （一）所需实验材料

量筒（高20 cm、直径14 cm），适量25℃的温水，水深一般为10 cm。

### （二）实验步骤

1．选用体重为20～25 g的雄性小鼠（常用ICR小鼠）。

↓

2．给予待评价的药物或溶剂对照后适当时间（一般0.5～1 h）。

↓

3．向透明游泳筒内注入适量温水（25℃），水深一般为10 cm。

↓

4．将小鼠放入量筒内，观察6 min，记录后4 min的不动时间。

↓

5．取出小鼠，擦干后放回饲养笼。

### （三）实验配图（图2-1-21）

◆ 注意事项

（1）应同时用自发活动测定法或其他方法检测药物有无中枢兴奋或抑制作用。

（2）此方法有种属差异性，应注意所用品系的敏感性。

（3）量筒内水的深度应使小鼠后爪刚可能触及水底，但又不能支撑身体为宜。

（4）不动时间是指小鼠在水中停止挣扎呈漂浮状态，或者仅有细小的肢体运动以保持头部在水面上。

（5）若小鼠在测试时有粪便或尿液排出，则需换水并调好水温，以免对下一只小鼠的测试结果有影响。

（6）在条件允许的情况下，建议使用摄像系统和行为学软件进行记录和分析。

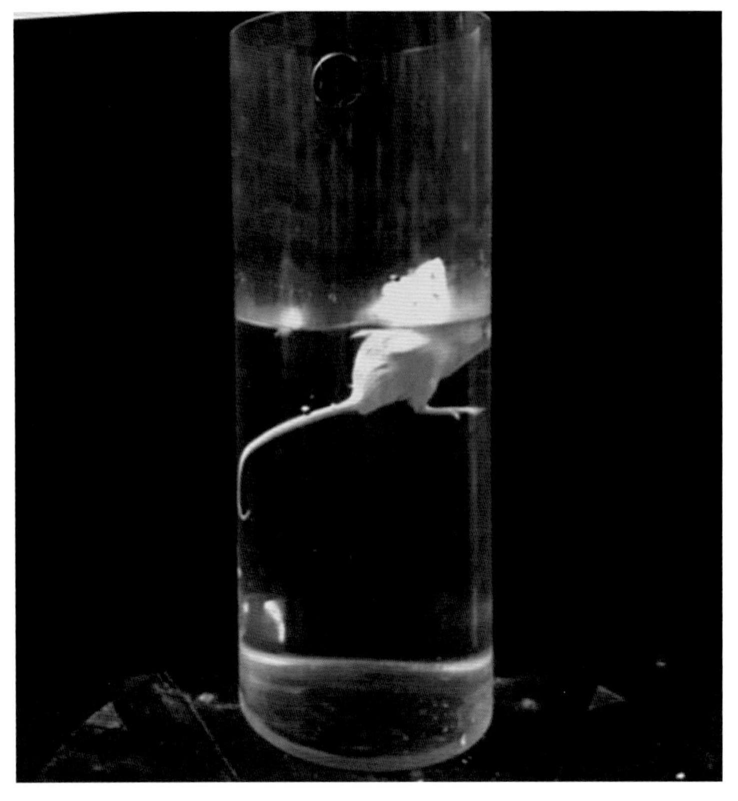

图2-1-21　强迫游泳

（王真真　陈乃宏）

# 第五节　光遗传学操作方法

## 一、所需材料

麻醉剂（戊巴比妥钠）、立体定位仪、手术器械（手术剪，小弯镊，颅骨钻）、微量注射泵（UMP3）、Micro-4控制器、光纤切割刀、激光发生器、波形发生器。

## 二、实验步骤

### （一）小鼠开颅手术

1. 将小鼠麻醉和固定。按照80 mg/kg的量腹腔注射戊巴比妥钠，戊巴比妥钠是按照

50 mg/ml溶解在水里的，直到小鼠不再运动，眨眼反射消失，且对用镊子夹持尾巴的痛觉反应消失，再进行下一步操作。

2．戴好橡胶手套，将麻醉好的小鼠拿起，用洗耳球吹干净其身上的垫料碎屑。用剪刀剪去其头部的毛发，剪毛的范围限制在从眼睛平齐部位向后直到颈部。将小鼠放置在立体定位仪的调平台上，通过裸眼观察在尽量保持头部水平的情况下固定。

3．移除小鼠头皮组织。用棉签蘸取配制成3%的过氧化氢溶液，擦拭固定好头部的小鼠头皮进行消毒。一只手用消过毒的镊子夹起小鼠头顶部分头皮，另一只手持消毒后的手术剪将头皮剪出一个缺口，沿着这个缺口，通过镊子和剪刀配合，将小鼠头部皮肤整齐剪去。皮肤剪去范围前后从眼眶后缘平齐到两耳后面，左右大致以同侧的眼眶顶端和耳顶端连线为界，整个去除该范围内的头皮，尽可能大范围地暴露颅骨（图2-1-22）。

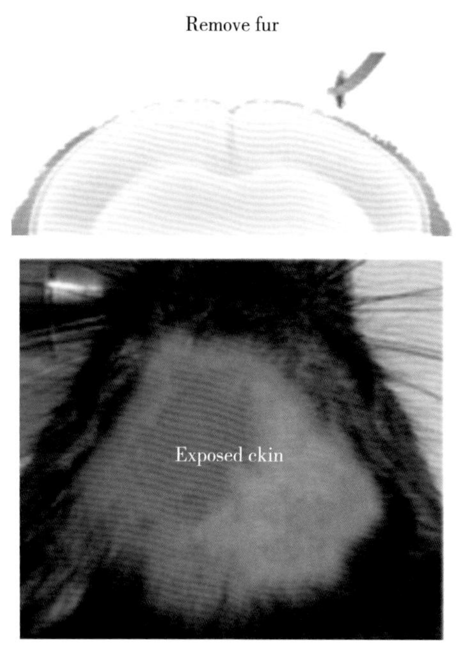


图2-1-22　暴露颅骨

注：Remove fur：备皮；Exposed skin：暴露皮肤。

4．用立体定位仪调平小鼠头骨。用棉签蘸取3%的过氧化氢溶液多次擦拭暴露出来的整个颅骨表面，直到颅骨表面的黏膜组织破裂消失，并且清晰看到骨缝。调整小鼠脑袋使其颅骨处于大致水平位置。

5．将用微量注射器固定在调平杆底端，将调平杆固定在立体定位仪进行调平操作。调平时，需要在显微镜下找出位于小鼠颅骨上冠状缝和矢状缝的交接处的前囟（bregma点），以其作为颅骨三维坐标系统原点，再根据该原点定位脑内各结构的位置（图2-1-23）。

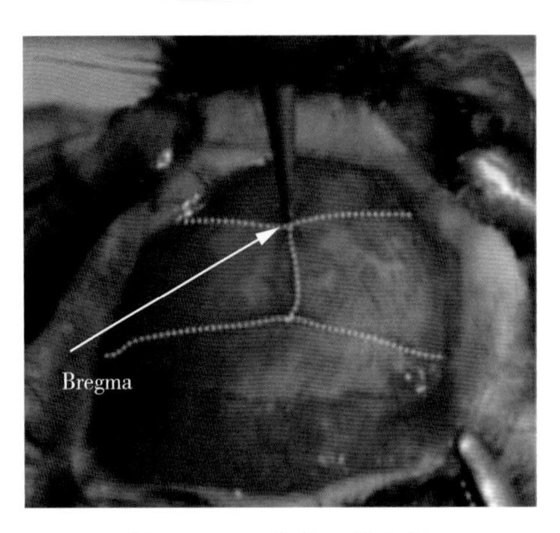


图2-1-23　颅骨三维坐标

注：Bregma：前囟点。

6．先调节前后位置水平。在显微镜下，将调平杆向小鼠前端移动到头盖骨的前囟上方，向下移动调平杆，使得调平杆末端电极尖端刚好接触前囟，并记录此时立体定位仪Z轴方向读数并将其设置为坐标原点。抬起调平杆并将调平杆向小鼠后端移动到颅骨后方的人字缝上方，向下移动调平杆使其末端的电极尖端接触lambda点，记录此时立体定位仪Z轴方向示数，并与bregma点的示数比较，根据差异旋转控制前后水平位置的螺丝进行调节，多次调整之后保证小鼠颅骨前端的bregma点和后端的lambda点再同一水平位置。第二步，调节左右位置水平。在显微镜下，从bregma点出发，分别向左和向右两个方向移动调平杆至相同的距离（1 ～ 1.5 mm），分别向下移动调平杆使得末端电极尖端接触颅骨表面，记录此时立体定位仪Z轴方向的示数并比较，根据差异旋转控制左右水平位置的螺丝，经过反复多次调整使左右对称的两个位置处于同一水平。在调整小鼠颅骨的前后水平和左右水平后，就可以进行开颅手术了（图2-1-24）。

7．最后，实施开颅手术。根据小鼠的参考脑图谱，在显微镜下，以bregma点为原点，沿着中缝向后移动调平杆至5.1 mm处，通过移动电极尖端使其与头骨接触并在对应的位置标记，用牙科钻在头骨上磨出一个直径为1 mm左右的小洞，在洞深能看到脑膜时停止牙科钻

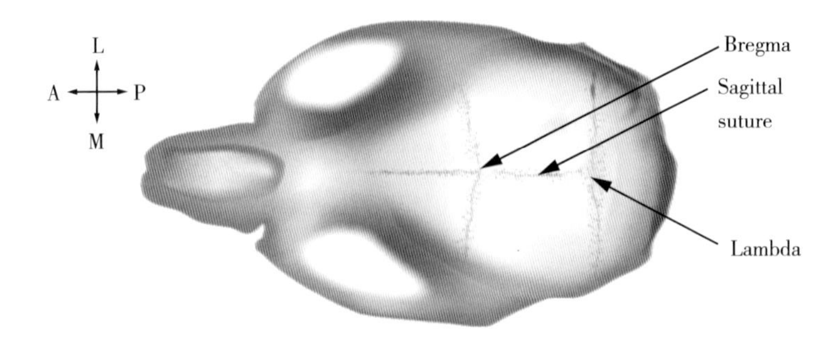


图2-1-24　颅骨三维坐标模式图

注：Bregma：前囟点；Sagital：矢状缝；Lambda：人字缝。

（此处的颅骨厚度接近1 mm），用一次性注射器被弯成钩状的尖端挑破最后的颅骨，并取出颅骨碎片，暴露脑组织，完成开颅手术。

### （二）病毒注射

1．病毒注射前，通过注射器将电极内部灌满矿物油，并安装在微量注射泵末端备用。

2．用Micro-4控制器控制微量注射器（UMP3，WPI，图2-1-25）将电极内矿物油排出一部分，将盛有目标病毒的离心管轻轻放在注射器下端，使得注射器尖端浸入病毒液体中。吸取足够量的病毒，小心移去盛装病毒的离心管。

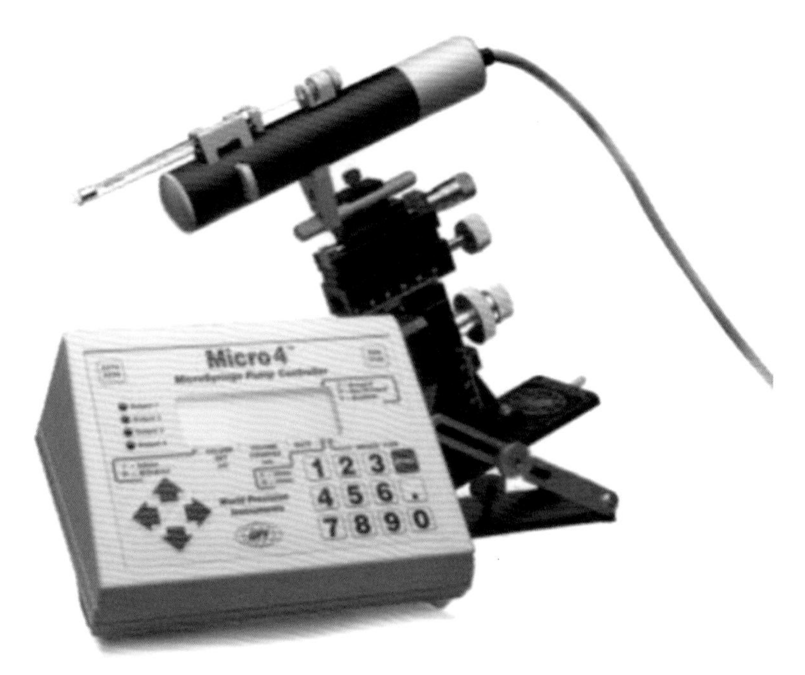


图2-1-25　Micro-4控制器

3．移动立体定位仪使尖端处于小鼠颅骨上bregma点上方，向下移动至电极尖端接触小鼠颅骨bregma点，设置为原点。抬起微量注射器并沿着中缝线向后移动至目标位置，向下垂直移动电极尖端至其接触脑组织表面。需要保证小鼠脑表面不能有血液渗出，血液会堵塞电极尖端。从脑组织表面向下移动电极尖端至*Z*轴目标深度。用Micro-4控制器控制微量注射器以30 nl/min的速度注射300 nl的目标病毒，待注射完毕后，尖端停留在原位再维持10 min才被缓慢移出。

### （三）瓷插芯植入

1．制作光纤陶瓷插芯　光纤切割刀（Fiber Cleaver，ART-07A）将直径为230 μm的裸纤切割成末端平整的长度为18～20 mm的小段，将切好的光纤小段插入内径为230 μm的SC型的陶瓷插芯中（数值孔径0.37），从有凹槽的陶瓷插芯一端容易插入，使其末端刚好伸出陶瓷插芯平面端（＜1 mm）。一只手用弯头镊子夹持陶瓷插芯，另一只手用牙签在凹槽端涂抹混合好的环氧环氧树脂胶（Devcon，14265，5 min epoxy gel），涂抹后的胶呈锥体，高度在1～2 mm，底端直径和陶瓷插芯直径相近。在体视镜下，用弯头镊子夹持陶瓷插芯，通过将陶瓷插芯末端调整光纤末端使其与陶瓷插芯平端平齐，并将其小心将其横向放置在干净的A4纸上，等待胶变硬从而将光纤固定在陶瓷插芯内。

2．光纤陶瓷插芯植入　将制作好的光纤陶瓷插芯固定在夹持杆末端，将夹持杆固定在立体定位仪上。然后，移动夹持杆使光纤末端处于小鼠颅骨上bregma点上方，向下移动夹持杆至光纤末端接触小鼠颅骨bregma点，设置为原点。抬起夹持杆并沿着中缝线向后移动夹持杆至目标处，向下垂直移动光纤末端至其接触脑组织表面。需要保证小鼠脑表面不能有血液渗出，如果有血液渗出需要用生理盐水冲洗，并用真空泵抽吸干净颅骨表面水分。按照从后向前从脑组织表面向下移动光纤至Z轴方向目标区域深度。用吸水纸小心的吸走光纤周围的液体，待头骨完全干燥时，用牙签在光纤陶瓷插芯周围涂一层1454胶水，再在1454胶水外侧涂上一层用牙科水泥（自凝型11型义齿基托树脂粉剂和液剂混合）。大约20 min后，牙科水泥和1454胶会完全硬化，此时，小心的移走光纤陶瓷插芯夹持杆。通常情况下，为了光纤陶瓷插芯能够牢固地固定在头骨上，我们会在小鼠头骨植入一颗1 mm粗细2 mm高度的小螺丝。为防止感染，将林可霉素利多卡因软膏涂抹在伤口处，然后将小鼠放在加热器旁待其苏醒。手术后的小鼠在一周后大部分可以恢复健康状态（图2-1-26）。

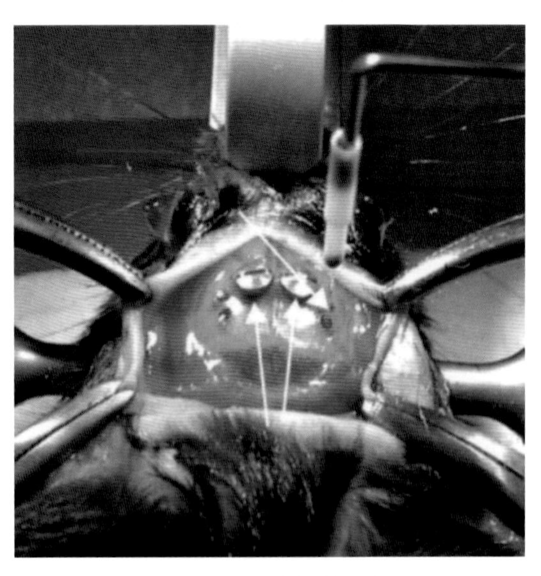

图2-1-26　光纤的固定

### （四）在体光刺激操作

埋植有光纤的实验小鼠轻柔从鼠笼中取出，将光纤与激光发生器连接，通过1分2转接头与波形发生器示波器相连，提前10 min将小鼠放入行为箱中适应环境。通过在波形发生器上设置刺激参数（如光脉冲刺激时间、频率、占空比、刺激总时程），控制激光发生器发出相应的脉冲，观察并记录动物行为变化（图2-1-27）。

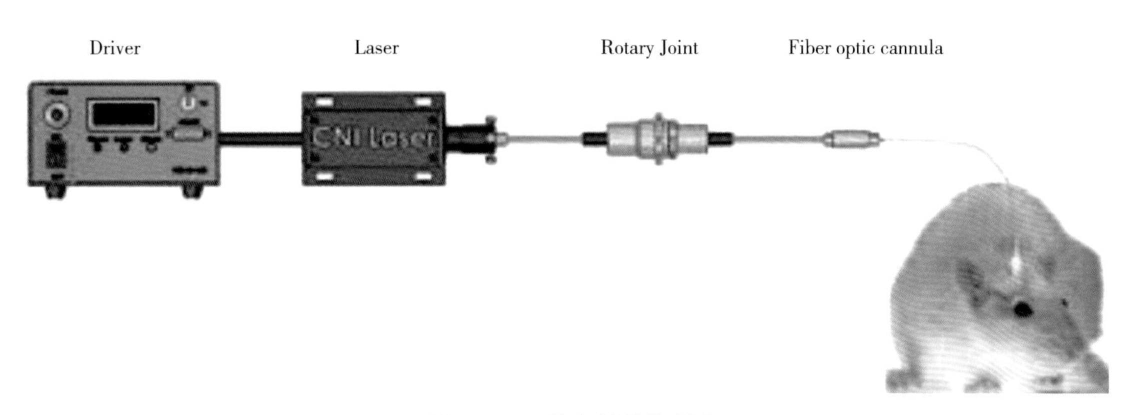


图2-1-27　体光刺激模式图

注：Driver：发生器；Laser：激光；Rotary Joint：转接头；Fiber optic cannula：光纤套管。

◆ 注意事项

（1）动物固定在立体定位仪上时一定要保持颅骨水平，利于准确定位。

（2）颅骨钻孔时，要防止钻伤脑组织。

（3）为了保证传光效率，尽量保证光纤末端和陶瓷插芯末端平齐，只有传光效率达到70%以上的光纤陶瓷插芯才被用来植入小鼠脑内。

## 第六节　麻醉小鼠海马DG区长时程增强（long-term potentiation，LTP）记录方法

### 一、所需材料

麻醉剂（20%乌拉坦）、立体定位仪、手术器械（手术剪，小弯镊，颅骨钻）、电极（双股刺激电极、单股记录电极）、电刺激器、微电极放大器、数模转换器和数据采集分析系统

（电脑和数据分析处理软件）。

## 二、实验步骤

1．小鼠腹腔注射乌拉坦（1.5 g/kg）麻醉。

2．将动物头部固定于立体定位仪上，保持颅骨水平。

3．剪开头皮，暴露出颅骨，去除骨膜，用脱脂棉擦去颅骨表面的组织和血液使其骨缝清晰。

4．参照小鼠脑定位图谱，确定记录电极和刺激电极的位置，并用颅骨钻在颅骨上打孔。

记录电极：前囟后2.0 mm，中缝旁1.4 mm，颅骨表面下2.0 ～ 2.2 mm。

刺激电极：前囟后 3.8 mm，中缝旁3.0 mm，颅骨表面下2.0 ～ 2.2 mm。

5．把记录电极和刺激电极插入相应脑区，通过刺激器施加电流刺激（频率1/60 Hz，波宽100 μs，强度0.5 mA左右），然后通过诱发的群峰电位（population spike，PS）波形调节刺激电极和记录电极达到最佳位置。

6．待诱发出好的PS波形后，调整刺激强度到最大反应的1/3 ～ 1/2。稳定记录基线30 min后，用高频刺激诱发LTP。

刺激参数：400 Hz，3串，每串8个脉冲，波宽为400 μs，串间10 s。

7．高频刺激后，采用基线记录的参数继续记录60 min，最后以基线为标准计算高频刺激后PS相对值。

8．数据处理　实验中以PS幅度相对值（%）为观测指标，并观察其增幅情况。具体测定方法是，串刺激前记录30 min，算出高频刺激前的平均PS幅度值（H），最后用各时间点的PS幅度值除以串刺激前的平均PS幅度值（H），就得到各时间点的PS幅度相对值（%）。正常动物高频刺激后，PS的相对值要大于100%，具体增幅与实验室的条件、动物品系和处理因素相关。

## 三、实验附图（图2-1-28、图2-1-29）

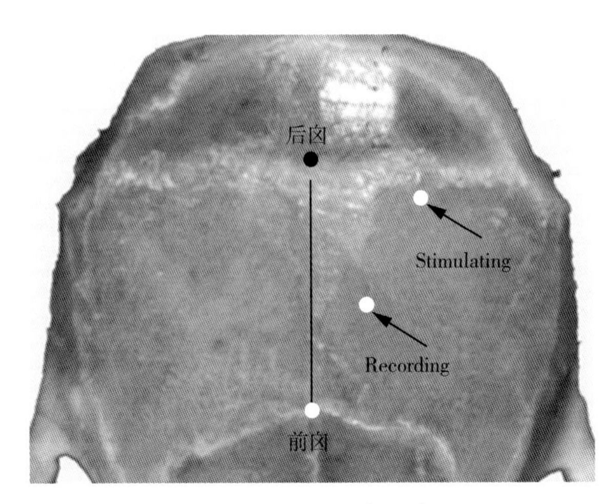


图2-1-28 定位坐标示意图

注：Stimulating：刺激；Recording：记录。

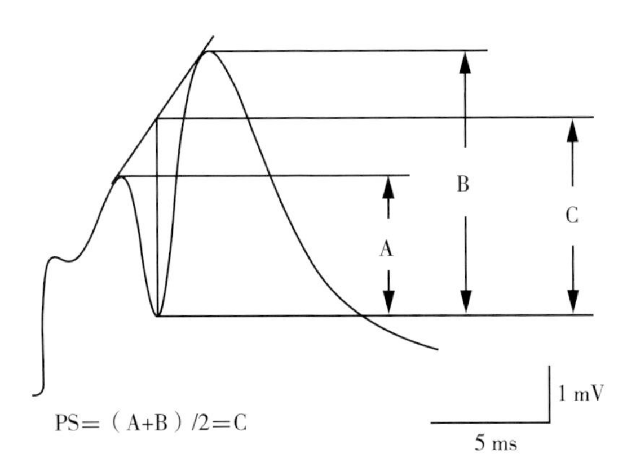


图2-1-29 PS的测量和计算方法示意图

◆ 注意事项

（1）麻醉深度一定要控制好，太浅不利于动物固定，太深会影响正常的LTP诱发。

（2）动物固定在立体定位仪上时一定要保持颅骨水平，利于准确定位。

（3）颅骨钻孔时，要防止钻伤脑组织。

（4）麻醉动物要注意保温，以防体温过低影响实验。

（黄 晏 周文霞）

# 第七节　基于脑电肌电信号分析大鼠睡眠-觉醒时相

## 一、所需实验材料

雄性大鼠（200 ～ 250 g）；大鼠立体定位仪；美国BIOPAC公司的MP-150生理自动记录仪；美国Kissei Comtec公司的SleepSign睡眠分析软件；实时摄像监控系统；金属小螺丝若干、金属丝、自制电极、手术器械及消毒物品；动物手术麻醉药。

## 二、实验步骤

1．自制一个小插座，焊接5根金属丝，其中2根金属丝连接脑电电极，2根金属丝连接颈背肌，1根连接接地电极。

↓

2．实验室及手术台紫外消毒，准备好手术器械并浸泡于0.1%苯扎溴胺溶液中消毒。

↓

3．大鼠麻醉，待大鼠翻正反射消失后，在大鼠立体定位仪上固定头部。

↓

4．剪去头部毛发，随后用碘液消毒皮肤。

↓

5．在大鼠头部正中，沿矢状线做一切口，约1.5 ～ 2.0 cm（约从两眼后角连线到两耳前沿连线），暴露头骨，用手术刀仔细刮净骨膜，并用棉签蘸取双氧水擦去渗血，以便观察前囟、矢状缝、人字缝等。

↓

6．安装电极：用电动钻头在指定位置打孔，以直径为1 mm的消毒不锈钢螺丝作为脑电电极，固定于头骨上，深度以不穿透硬脑膜为宜。共钻3个孔，两个孔分别位于前囟前1 mm（AP＝1 mm），矢状缝两旁3 mm（ML＝± 3 mm）左右，第三个孔在人字缝前面3 mm，矢状缝一侧5 mm处，作为接地电极的位置。

↓

7．分离颈背部肌肉，将金属丝与肌肉连接，对称植入两侧颈背部肌肉下方。

↓

8．上述脑电、肌电导线的另一端事先已焊接在一个小插座上。最后用牙托水泥将小插座和微量注射导管固定在大鼠头部。

↓

9. 大鼠经过上述手术在头部安装完成脑电、肌电后，于第8天进行实验。大鼠置于特制的睡眠箱，通过小插座，将大鼠连接至生理自动记录仪MP-150，开始记录睡眠脑电图（EEG）和肌电图（EMG）并开启实时录像监控功能，记录24 h。将数据存入电脑，用睡眠分析软件SleepSign 2.0进行分析。

10. 参照标准的分析方法进行睡眠结构参数分析。

## 三、数据处理

大鼠睡眠各阶段的EEG和EMG主要特征是：①觉醒：低幅快速的EEG波形和高幅的EMG波形；②快眼动睡眠：以θ波为主的低幅快速的EEG波形和非常低幅的EMG波形；③深睡眠：以δ波为主的高幅慢速的EEG波形和低幅的EMG波形。具体分析的睡眠参数是睡眠潜伏期（SL）、总睡眠（TST）时间以及非快动眼（NREM）睡眠、快动眼（REM）睡眠、NREM睡眠中浅睡眠（LS）和深睡眠（DS）的时间以及非快动眼睡眠、浅睡眠、深睡眠和快动眼睡眠在整个睡眠过程中所占的百分比。EEG，EMG波形在屏幕上以10秒为单位显示，EEG频率在0.5 Hz以下，30 Hz以上的杂波被滤波滤掉。睡眠时相分析所使用的参数是：δ波（Delta，0.5～4 Hz）、θ波（Theta，4～8 Hz），EMG活动作为判断睡眠时相的辅助手段。根据文献及实践经验，使用以下标准对数据进行分析。

√ 觉醒（Wake）：EMG Intergral（EMG波的积分）≥ 0.02且Delta Ratio ＜ 10%。

√ NREM睡眠：EMG Intergral ＜ 0.02且Delta Ratio ≥ 30%。

√ REM睡眠：Theta Ratio ≥ 30%，且Delta Ratio ＜ 10%。

√ LS：EMG Intergral ＜ 0.02且30% ≤ Delta Ratio ＜ 60%。

√ SWS：EMG Intergral ＜ 0.02且Delta Ratio ≥ 60%。

最后根据实时录像对自动分析的数据进行人工校对。

◆ 注意事项

（1）动物房恒温、恒湿，采用12 h昼夜节律控制。手术开始前，动物在动物房至少适应3天环境。

（2）金属丝被绝缘胶包被，以减少干扰信号。

（3）手术安装EEG、EMG电极后单独饲养至少7天后进行实验，于实验至3天前接上电极连接线放入特制的睡眠箱中适应环境。

（4）睡眠箱中放置足够的食物与水，脑电肌电监测期间尽量避免人为的干扰。

（张有鹤）

# 参 考 文 献

（1）JIN Y，TSUCHIYA A，KANNO T，et al. Amyloid-β peptide increases cell surface localization of α7 ACh receptor to protect neurons from amyloid β-induced damage［J］. Biochemical & Biophysical Research Communications，2015，468（1-2）：157-160.

（2）HUANG H C，WANG C F，GU J F，et al. Components of goutengsan in rat plasma by microdialysis sampling and its protection on Aβ1–42-induced PC12 cells injury［J］. Evidence-Based Complementray and Alternative Medicine，2017，（5）：1-12.

（3）CHEN F Y，LI C J，MA J，et al. Neuroprotective dihydroagarofuran sesquiterpene derivatives from the Leaves of tripterygium wilfordii［J］. Journal of Natural Products，2018.

（4）王莹莹，宋修云，王奇，等. 人参皂苷Rg1通过抗氧化应激保护冈田酸诱导的PC12细胞损伤［J］. 中国药理学通报，2016，32（10）：1364-1370.

（5）XU P，WANG K Z，LU C，et al. Protective effects of linalool against amyloid beta-induced cognitive deficits and damages in mice［J］. Life Sciences，2017，174：21-27.

（6）VORHEES C V，WILLIAMS M T. Morris water maze：procedures for assessing spatial and related forms of learning and memory［J］. Nature Protocols，2006，1（2）：848-858.

（7）SONG XY，HU JF，CHU SF，et al. Ginsenoside Rg1 attenuates okadaic acid induced spatial memory impairment by the GSK3β/tau signaling pathway and the Aβ formation prevention in rats.［J］. Eur J Pharmacol，2013，15；710（1-3）：29-38.

（8）XU P，WANG K Z，LU C，et al. Protective effects of linalool against amyloid beta-induced cognitive deficits and damages in mice［J］. Life Sciences，2017，174：21-27.

（9）EAGLE AL，WANG H，ROBISON AJ. Sensitive assessment of hippocampal learning using temporally dissociated passive avoidance Task［J］. Bio Protoc，2016，5；6（11）.

（10）胡金凤，宁娜，薛薇，等. 左旋黄皮酰胺抑制去血清所致神经细胞凋亡及其相关机制的研究［J］. 中药新药与临床药理，2009，20（01）：1-4.

（11）SORVIK IB，SOLUM EJ，LABBA NA，et al. Differential effects of some novel synthetic oestrogen analogs on oxidative PC12 cell death caused by serum deprivation［J］. Free radical research，2018，52：273-87.

（12）HUANG JY，YUAN YH，YAN JQ，et al. 20C，a bibenzyl compound isolated from Gastrodia elata，protects PC12 cells against rotenone-induced apoptosis via activation of the Nrf2/ARE/HO-1 signaling pathway［J］. Acta Pharmacologica Sinica，2016，37：731-40.

（13）GAO B，CHANG C，ZHOU J，et al. Pycnogenol protects against rotenone-induced neurotoxicity in PC12 cells through regulating NF-κB-iNOS signaling pathway. DNA and cell biology，2015，34：643-649.

（14）HOLT A，SHARMAN DF，BAKER GB，et al. A continuous spectrophotometric assay for monoamine oxidase and related enzymes in tissue homogenates［J］. Anal Biochem，1997，244：384-392.

（15）ZHOU M，PANCHUK-VOLOSHINA N. A one-step fluorometric method for the continuous measurement of monoamine oxidase activity［J］. Anal Biochem，1997，253：169-174.

（16）GUANG HM，DU GH. High-throughput screening for monoamine oxidase-A and monoamine oxidase-B inhibitors using one-step fluorescence assay［J］. Acta Pharmacol Sin 2006，27：760-766.

（17）Amplex® Red Monoamine Oxidase Assay Kit（A12214）. Invitrogen molecular Probes products information，2004.

（18）YANG，P. The extended application of The Rat Brain in Stereotaxic Coordinates in rats of various body weight［J］. Journal of neuroscience methods，2018，307：60–69.

（19）DEUMENS R，A BLOKLAND，J PRICKAERTS. Modeling Parkinson's disease in rats：an evaluation of 6-OHDA lesions of the nigrostriatal pathway［J］. Experimental neurology，2002，175（2）：303–317.

（20）SIMOLA N，M MORELLI，A R Carta，The 6-hydroxydopamine model of Parkinson's disease［J］. Neurotoxicity research，2007，11（3–4）：151–167.

（21）DUNNETT，S B E M Torres，Rotation in the 6-ohda-lesioned rat，in Animal models of movement disorders. 2011，Springer. 299–315.

（22）GAO H，YANG W，QI Z，et al. DJ-1 protects dopaminergic neurons against rotenone-induced apoptosis by enhancing ERK-dependent mitophagy［J］. Journal of molecular biology，2012，423（2）：232–48.

（23）ZHANG S，SHAO S Y，SONG X Y，et al，Protective effects of forsythia suspense，extract with antioxidant and anti-inflammatory properties in a model of rotenone induced neurotoxicity［J］. neurotoxicology，2015，52：72–83.

（24）YANG P，WANG Z，ZHANG Z，et al. The extended application of the rat brain in stereotaxic coordinates in rats of various body weight［J］. Journal of neuroscience methods，2018，307：60–69.

（25）SINGH，B. Role of ethanolic extract of Bacopa monnieri against 1-methyl-4-phenyl-1,2,3,6-tetrahydropyridine（MPTP）induced mice model via inhibition of apoptotic pathways of dopaminergic neurons［J］. Brain Res Bull，2017. 135：120–128.

（26）REKHA，K. R. Geraniol ameliorates the motor behavior and neurotrophic factors inadequacy in MPTP-induced mice model of Parkinson's disease［J］. J Mol Neurosci，2013. 51（3）：851–62.

（27）LUCHTMAN，D. W.，D. Shao，C. Song. Behavior，neurotransmitters and inflammation in three regimens of the MPTP mouse model of Parkinson's disease［J］. Physiol Behav，2009. 98（1–2）：130–8.

（28）HENG Y，ZHANG QS，Mu Z，et al. Ginsenoside Rg1 attenuates motor impairment and neuroinflammation in the MPTP-probenecid-induced parkinsonism mouse model by targeting α-synuclein abnormalities in the substantia nigra［J］. Toxicol Lett，2016，243（2016）：7–21.

（29）LIU，S.，AI，Q.，FENG，K，et al. The cardioprotective effect of dihydromyricetin prevents ischemia-reperfusion-induced apoptosis in vivo and in vitro via the PI3K/Akt and HIF-1alpha signaling pathways［J］. Apoptosis，2016，21，1366–1385.

（30）AI，Q.，SUN，G.，LUO，Y.，et al. Ginsenoside Rb1 prevents hypoxia-reoxygenation-induced apoptosis in H9c2 cardiomyocytes via an estrogen receptor-dependent crosstalk among the Akt，JNK，and ERK 1/2 pathways using a label-free quantitative proteomics analysis［J］. RSC Advances，2015，5，26346–26363.

（31）KONG，L.L.，WANG，Z.Y.，HAN，N.，et al. Neutralization of chemokine-like factor 1，a novel C-C chemokine，protects against focal cerebral ischemia by inhibiting neutrophil infiltration via MAPK pathways in rats［J］. Neuroinflammation，2014，11，112.

（32）SUN，M.，HU，J.，SONG，X. et al. Coumarin derivatives protect against ischemic brain injury in rats. Eur［J］Med Chem，2013，67，39–53.

（33）ZHANG，S.，SONG，X.-Y.，Xia，C.-Y.，et al. Effects of cerebral glucose levels in infarct areas on stroke injury mediated by blood glucose changes［J］. RSC Advances，2016，6，93815–93825.

（34）YANG，P.-F.，SONG，X.-Y.，ZENG，T.et al.IMM-H004，a coumarin derivative，attenuated brain ischemia/reperfusion injuries and subsequent inflammation in spontaneously hypertensive rats through inhibition of VCAM-1［J］. RSC Advances，2017，7，27480–27495.

（35）VAN DER HEYDEN JA，MOLEWIJK E，OLIVIER B. Strain differences in response to drugs in the tail suspension test for antidepressant activity [J]. Psychopharmacol，1987，92（1）：127-130.

（36）STERU L，CHERMAT R，THIERRY B，et al. Tail suspension test：a new method for screening antidepressants in mice [J]. Psychopharmaool，1985，85：367-370.

（37）TRULLAS R，JACKSON B，SKOLNICK P. Genetic differences in a tail suspension test for evaluating antidepressant activity [J]. Psychopharmacol，1989，99（2）：287-288.

（38）VAUGEOIS JM，PASSERA G，ZUCCARO F，et al. Individual differences in response to imipramine in the mouse tail suspension test [J]. Psychopharmacol，1997，134（4）：387-391.

（39）ALPERMANN HG，SCHACHT V，USINGER P，et al. Pharmacological effects of hoe 249：A new potential antidepressant [J]. drug dev res，1992，25：267-282.

（40）BUCKETL WR，FLETCHER J，HOPCROFT RH，et al. Automated appraratus for behavioural testing of typical and atypical antidepressant activity in mice [J]. Br J pharmacol，1982，75：170.

（41）PORSOLT RD，BERTIN A，JALFRE M. Behavioural despair in micc：a primary screening test for antidepressants [J]. Arch int pharmacodyn，1977，229：327-336.

（42）KIM C K，ADHIKARI A，DEISSEROTH K. Integration of optogenetics with complementary methodologies in systems neuroscience [J]. Nat Rev Neurosci，2017，18（4）：222-235.

（43）PACKER A M，ROSKA B，HAUSSER M. Targeting neurons and photons for optogenetics [J]. Nat Neurosci，2013，16（7）：805-815.

（44）BLISS T，LOMO T. Long-term potentiation of synaptic transmission in the dentate area of the anaesthetized rabbit following stimulation of the perforant path [J] Physiol（London），1973，232：331-356.

（45）GUREVICIENE I，IKONEN S，GUREVICIUS K，et al. Normal induction but accelerated decay of LTP in APP + PS1 transgenic mice [J]. Neurobiol Dis，2004，15（2）：188-195.

（46）BORDI F，REGGIANI A，CONQUET F. Regulation of synaptic plasticity by mGluR1 studied in vivo in mGluR1 mutant mice [J]. Brain res，1997，761（1）：121-126.

（47）黄晏，杨胜，周文霞，等. 小鼠在体海马长时程增强记录技术. 中国应用生理学杂志，2008，24（3），291-295.

（48）SHINOMIYA，K.，SHIGEMOTO，Y.，OMICHI，J.，et al. Effects of three hypnotics on the sleep-wakefulness cycle in sleep-disturbed rats [J]. Psychopharmacology（Berl.），2004，173，203-209.

# 第二章

# 肿瘤疾病

## 第一节　Western blot检测肿瘤细胞蛋白

### 一、实验所需材料

Tris、HCl、NaCl、脱脂牛奶、甲醇、甘氨酸、吐温20、一抗、二抗、显色剂及SDS-PAGE需要的试剂（Tris、HCl、TEMED、SDS、过硫酸铵、丙烯酰胺、N，N-甲叉双丙烯酰胺、甘氨酸、甲醇）、预染蛋白Marker。

耗材：滤纸、PVDF膜、乳胶手套等。

### 二、实验步骤

1．收集蛋白样品（protein sample preparation）　使用RIPA裂解液（含1%蛋白酶抑制剂和磷酸蛋白酶抑制剂）冰上裂解1 h，12 000 rpm、4℃离心30 min，收集上清并进行蛋白定量。

2．电泳（electrophoresis）　小心移出梳子，用去离子水吸取未聚合的丙烯酰胺。把凝胶固定于电泳装置上，加入1×Tris-甘氨酸电泳缓冲液。各取含15 μg蛋白的样品及预染蛋白Marker逐一上样到SDS-PAGE胶加样孔内。

电泳时通常推荐在上层胶时使用低电压恒压电泳，而在溴酚蓝进入下层胶时使用高电压恒压电泳。将电泳装置与电源接通，恒压80 V电泳，当染料前沿进入分离胶时，将电压调至100 V，待溴酚蓝到达分离胶底部，关闭电源。

3．转膜（transfer）　从电泳装置上卸下玻璃板。戴上手套，根据胶大小，裁剪6张滤纸和1张转印膜。若使用PVDF膜需要将PVDF膜用甲醇浸泡3 ～ 5 s，随后将其与滤纸放入转移缓冲液中浸泡3 ～ 5 min。

按海绵、3层滤纸、转印膜、凝胶、3层滤纸、海绵的顺序从正极到负极组装转移夹层，尽量避免气泡的产生（图2-2-1）。

通常使用Bio-Rad的标准湿式转移夹，转膜为恒定电流350 mA，转膜时间为30 ～ 60 min。具体的转膜时间要根据目的蛋白的大小而定，目的蛋白的分子量越大，需要的转膜时

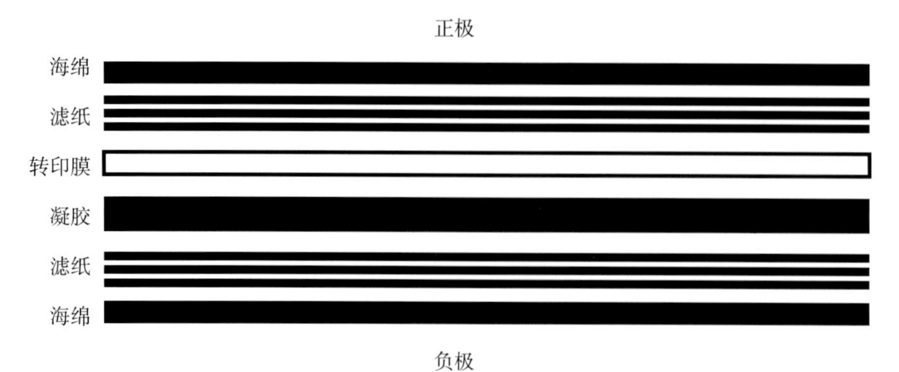


图2-2-1　三明治模式图

间越长，目的蛋白的分子量越小，需要的转膜时间越短。

在转膜过程中，通常会有非常严重的发热现象，转膜槽需放置在冰浴中进行转膜。

4．封闭（blocking）　断开电源，从上到下拆卸转移装置，在PVDF滤膜左上角做标记。用含5%脱脂奶粉的TBST室温封闭非特异结合位点1 h。

5．一抗孵育（primary antibody incubation）　参考一抗的说明书，按照适当比例用含5%脱脂奶粉的TBST稀释一抗。4℃缓慢摇动孵育过夜。加入TBST进行洗涤，在侧摆摇床上缓慢摇动洗涤5～10 min，共洗涤3次。

6．二抗孵育（secondary antibody incubation）　参考二抗的说明书，按照适当比例用含1.25%脱脂奶粉的TBST液稀释辣根过氧化物酶（HRP）标记的二抗。二抗需根据一抗进行选择。室温在侧摆摇床上缓慢摇动孵育2 h。

使用TBST洗涤5～10 min，共洗涤3次。如果结果背景较高可以适当延长洗涤时间并增加洗涤次数。

7．蛋白检测（detection of proteins）　弃二抗，用TBST洗涤5～10 min，共洗涤3次。加入显色液，避光显色5 min，将转印膜置于化学发光仪中检测western blot结果。使用ECL类试剂来检测蛋白（图2-2-2）。

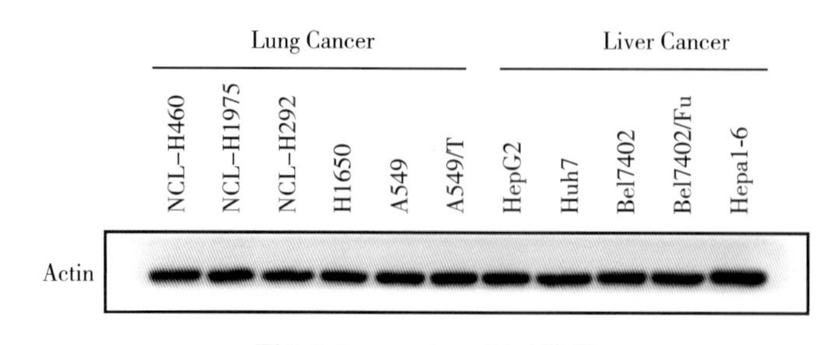


图2-2-2　western blot结果

注：Lung Cancer：肺癌；Liver Cancer：肝癌。

◆ 注意事项

Western blot中转移在膜上的蛋白处于变性状态，空间结构已改变，因此，那些识别空间表位的抗体不能用于western blot检测。这种情况可以将表达目的蛋白的细胞或细胞裂解液中的所有蛋白先生物素化，再用酶标记亲和素进行western blot。实验中取胶和膜需戴手套。

（王雨辰）

## 第二节 肿瘤迁移与侵袭能力检测试验方法

### 一、细胞划痕实验

#### （一）所需实验材料

待检测贴壁细胞，细胞培养板（推荐使用6孔板）或细胞培养皿，marker笔，直尺，灭菌移液枪头，无血清培养基（或含有1%血清的培养基），无菌PBS。

#### （二）实验步骤

1．用Marker笔在6孔板的背面均匀地画横线，横线横穿过孔，每孔穿过3～5条横线，方便后期比较划痕面积时确定划痕位置。

2．根据细胞大小的不同在孔中加入细胞及完全培养基，细胞具体数量应为在过夜培养后可以长满整个6孔板，融合成单层状态。

3．第二天用移液枪枪头，在孔中垂直于6孔板背面的Marker横线划线，尽量做到划去单层细胞又不划伤培养板板底。划痕时应注意枪头与细胞培养板垂直，以免不同孔划痕粗细不均。（每孔可划3条划痕作为对照）

4．用PBS清洗细胞3次，不可对着细胞直接加入，以免吹散细胞，应从6孔板孔壁缓慢加入。然后每孔加入2 ml无血清培基（或含有1%血清的培养基）。

5．放入细胞培养箱进行培养，可按照0 h、6 h、12 h、18 h、24 h的时间点进行拍照对比。

6．数据统计 使用Image J 软件打开图片，随机划取6～8条水平线，计算细胞间距的平均值。

（三）细胞划痕实验示意图（图2-2-3）

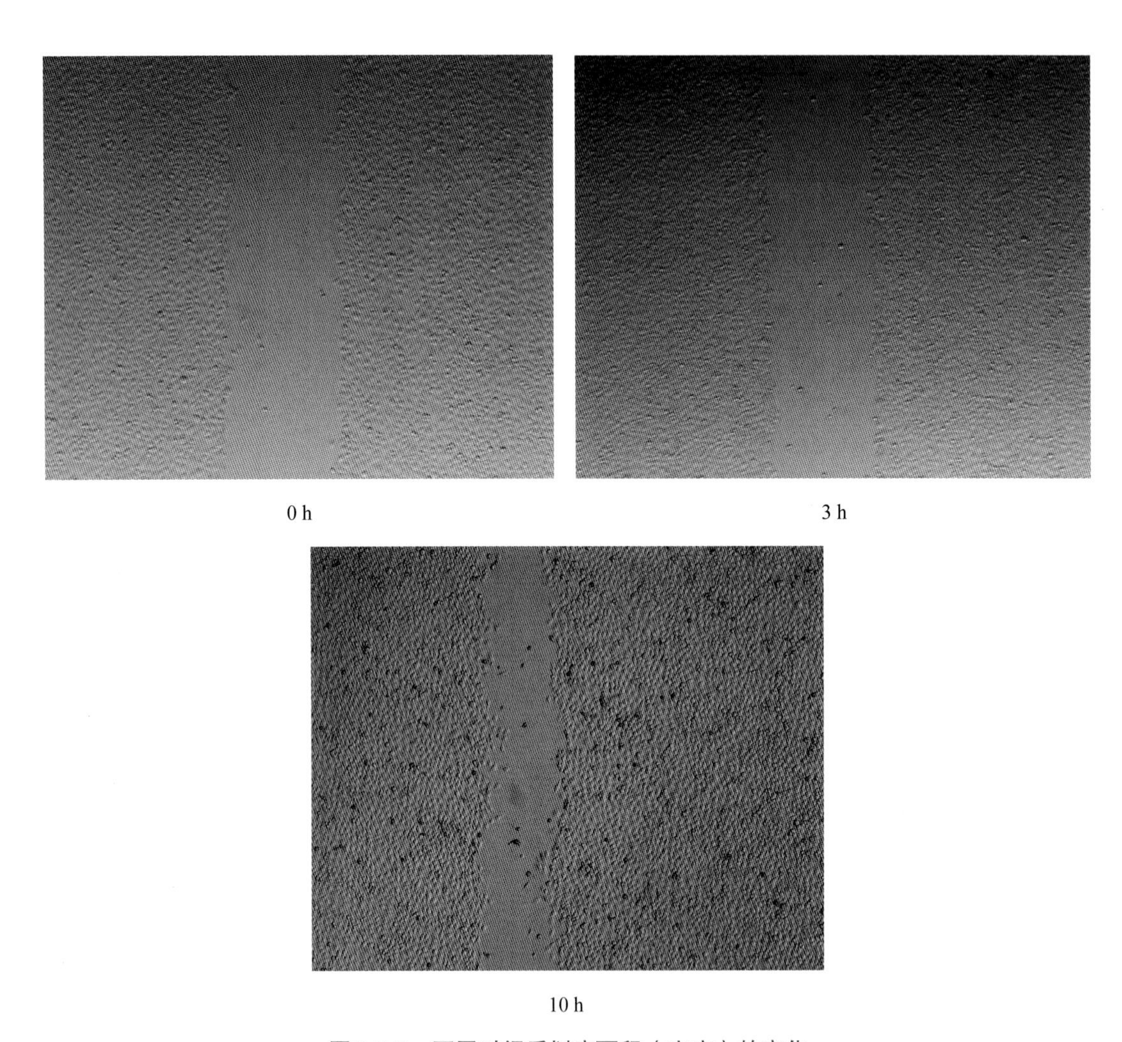


图2-2-3　不同时间后划痕面积（宽度）的变化

◆ 注意事项

（1）在用PBS缓冲液清洗细胞时，注意贴壁慢慢加入，以免冲散单层贴壁细胞，影响实验拍照结果。

（2）一般做划痕实验，都是无血清或者低血清（＜1%），否则细胞增殖就不能忽略。

（3）按照6孔板背后画线的垂直方向划痕，可以形成若干交叉点，作为固定的检测点，以解决前后观察时位置不固定的问题。

## 二、Transwell小室迁移和侵袭实验

### 肿瘤细胞迁移实验和侵袭实验

1. 实验材料　可拍照显微镜，Transwell小室，孔径8 μm，Transwell迁移实验的细胞培养板24孔板。细胞培养板应当与购买的Transwell小室相配套，Matrigel基质胶，根据细胞种类选择相应的无血清培养基，含1%胎牛血清培养基，完全培养基，无菌PBS，棉签，胰酶，4%多聚甲醛固定液或者甲醇，0.1%结晶紫染液。

2. 实验步骤

（1）迁移实验实验步骤：

1）所有细胞培养试剂和Transwell小室放在37℃温育。

2）待测细胞培养至对数生长期，消化细胞，用PBS和无血清培养基先后洗涤1次，用无血清培养基悬浮细胞制成细胞悬液，计数，一般常用浓度为每毫升（1～3）$\times 10^5$。

3）在下室（即24孔板底部）加入600～800 μl 完全培养基，上室加入100～150 μl细胞悬液，继续在孵箱培养24 h。

4）用镊子小心取出小室，吸干上室液体，移到预先加入约800 μl甲醇的孔中，室温固定30 min。

5）取出小室，吸干上室甲醇，移到预先加入约800 μl 结晶紫的孔中，室温染色15～30 min。

6）轻轻用清水冲洗浸泡数次，取出小室，吸去上室液体，用湿棉棒小心擦去上室底部膜表面上的细胞。

7）用小镊子小心揭下膜，底面朝上晾干，移至载玻片上用中性树胶封片。

8）显微镜下取9个随机视野计数，统计结果。

（2）肿瘤侵袭实验实验步骤

1）基质胶准备：将冻存于−80℃冰箱的matrigel基质胶4℃过夜，使其液化。

2）取300 μl无血清培养基，加入60 μl（或50微克/每室）matrigel基质胶，混匀（在冰浴上操作），加入上室各50～100 μl；放入37℃培养箱中，孵育4～5 h使其凝固；在此期间应随时观察，当出现“白色层”时，说明已经变为固态。

注释：无血清培养基和基质胶按1∶5稀释

3）消化细胞，无血清培养基洗3次，计数，配成细胞悬液。

4）用无血清培养基洗 Matrigel基质胶1次；每孔加入100 μl细胞悬液。

5）下腔室中加入500 μl完全培养基（或20%胎牛血清培养基）。

6）37℃培养箱中，孵育20～24 h。

7）取出transwell小室用PBS洗2遍，甲醇室温固定细胞30 min。

8）加入结晶紫（0.1%）染色或Giemsa染色（5～10 min），室温30 min，PBS洗2遍，用棉球擦去上表面细胞，显微镜下观察并计数。

3. 结果示意图（图2-2-4）

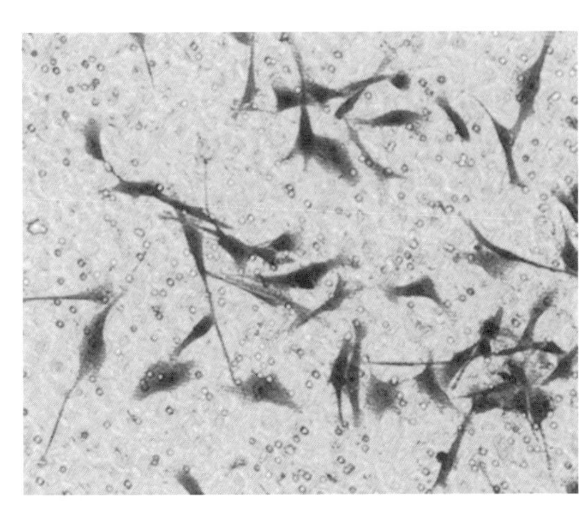

A. 未加细胞激动剂

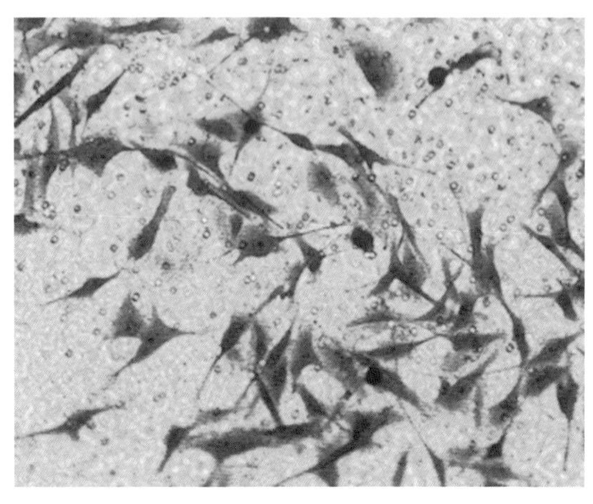

B. 加入某种细胞激动剂

图2-2-4 加入某种细胞激动剂后，细胞侵袭能力明显增强，穿透细胞数量增多

◆ 注意事项

（1）选用对数生长期的细胞，可以事先去血清饥饿12 h。

（2）侵袭实验需要确保细胞本身具有侵袭能力，应事先对细胞MMPs（基质金属蛋白酶）表达进行检测。

（3）Matrigel基质胶应在冰上操作，否则易凝固。

（4）注意Transwell小室与培养基之间是否存在气泡，一定要将气泡排净。

（刘羿晨　陈晓光）

# 第三节　荧光素酶双报告基因实验

## 一、所需实验材料

DU145细胞；1640培养基；PBS溶液；pGMLR-TK海肾荧光素酶报告基因质粒；pSTAT3-TA-luc 报告基因质粒；Lipofectamine® 3000 试剂盒；PBS溶液；无血清Opti-MEM培养基。

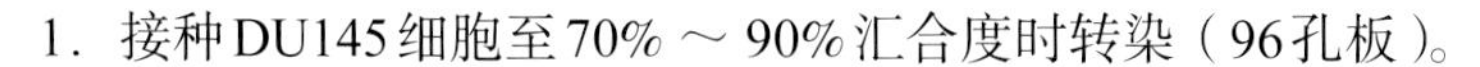


## 二、实验步骤

1．接种DU145细胞至70%～90%汇合度时转染（96孔板）。

2．使用Opti-MEM培养基5 μl稀释Lipofectamine®3000试剂0.15 μl，充分混匀。

3．使用Opti-MEM培养基10 μl稀释DNA（pGMLR-TK海肾荧光素酶报告基因质粒；pSTAT3-TA-luc报告基因质粒）0.2 μg，制备DNA预混液，然后添加P3000™试剂0.4 μl，充分混匀。

4．在每管已稀释的Lipofectamine®3000试剂中加入稀释的DNA（1∶1比例）。

5．室温孵育5 min。

6．加入DNA-脂质体复合物至细胞中。

7．给予不同浓度药物处理细胞。

8．37℃孵育细胞1～3天。

9．除去细胞中的培养基。

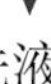

10．用1×PBS清洗培养细胞，去掉清洗液。

11．往96孔板培养孔中加入20 μl 1×Passive Lysis Buffer。

12．被动裂解　在室温轻缓晃动培养板15 min，把裂解液转移到检测试管中。

13．事先在检测管中加入100 μl Luciferase Assay Reagent Ⅱ，转移20 ul PLB裂解液到检测管中，混合。检测萤火虫荧光素酶的活性，向检测管中加入100 μl Stop&Glo® Reagent，检测海肾萤光素酶活性。

## 三、pSTAT3-TA-luc 报告基因质粒（图2-2-5）

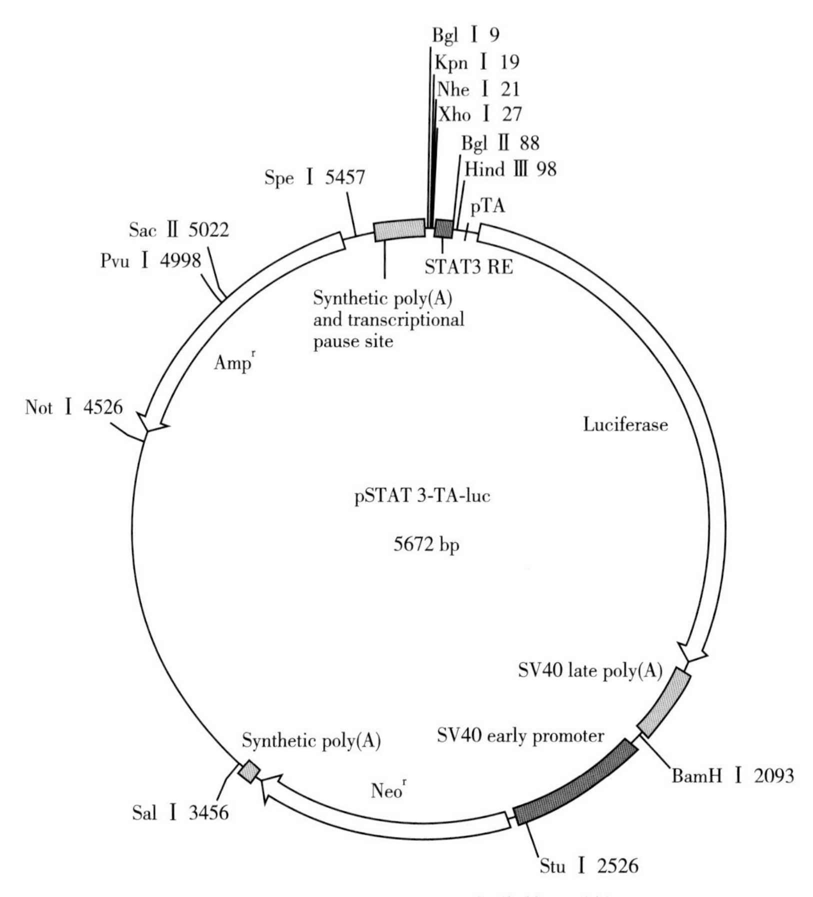


图2-2-5　pSTAT3-TA-luc 报告基因质粒

注：Synthetic Poly（A）and transcriptional pause site：Synthetic及转录暂停位点；Luciferase：荧光素酶。

◆ 注意事项

（1）Opti-MEM培养基不加血清和抗生素。

（2）转染6 h后，换正常培养基继续培养。

（3）裂解液转移的时候转移上清液即可，裂解沉淀无须转移。

（4）Luciferase Assay Reagent Ⅱ和Stop&Glo® Reagent需避光保存，加入后立即读取数值，因为荧光数值会很快衰减。

（陈　越　张　森　陈晓光）

# 第四节 体外激酶活性抑制率检测实验

## 一、所需实验材料

具有生物学活性的激酶，全波长酶标仪，待检测化合物，多量程移液器，PBS缓冲液，待测化合物，DMSO，待测激酶催化底物。

## 二、实验步骤

不同的激酶有不同的酶学特征和底物，我们以治疗白血病的靶点次黄嘌呤脱氢酶（IMPDH）为例来进行描述。

1. 购买或利用原核或真核表达系统得到有活性的酶，准备酶的相应底物，配置酶反应缓冲液，以IMPDH为例，需要准备有活性的IMPDH，准备IMPDH反应底物inosine monophosphate（IMP）肌苷酸和NAD，在PBS buffer中，IMPDH催化IMP变成XMP，同时生成$NADH_2$，$NADH_2$在340 nm处有最大光吸收，通过检测光吸收值，即可判断酶反应的速度和效率。

2. 准备待测化合物，化合物工作浓度从10 μM开始，10倍梯度稀释，一直稀释到1 nM，将待测化合物和酶加入buffer中，然后加入适量底物，37℃即开始酶学反应。特异性针对该靶点的阳性化合物作为阳性对照。酶学反应一般持续2 h后，用酶标仪检测光吸收值（OD值）（注：不同的反应有不同的最大吸光度值，需要根据实际情况来决定最佳波段）。

3. 酶学活性抑制率计算公式如下：（空白对照组OD值）－（化合物组OD值）/空白对照组×100%。

## 三、实验结果展示

激酶抑制剂抑制效果根据不同浓度下酶活性抑制率绘制曲线，如果有抑制效果，会出现如下图成S型曲线，一般使用graphpad prism软件作图，可以模拟计算出$ED_{50}$值（图2-2-6）。

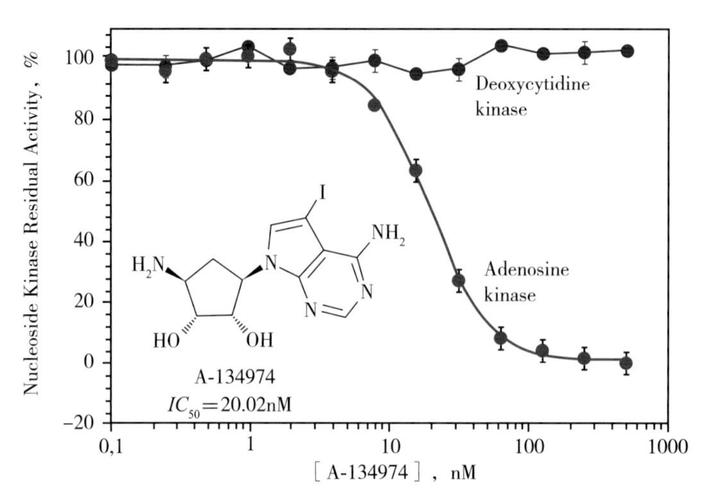


图2-2-6　引用在NOVOCIK公司的激酶抑制剂筛选平台产品展示

注：Nucleoside Kinase Residual Activity，%：核苷激酶残留活性；Deoxycytidine kinase：脱氧胞苷激酶；Adenosine kinase：腺苷激酶。

◆ 注意事项

（1）酶活性保持条件苛刻，需要低温保存（一般保存在-80℃）。

（2）阳性化合物一定要在实验中平行进行，以便于判断整个酶学反应体系的准确性。

（张　森　陈晓光）

# 第五节　MTT法检测肿瘤细胞增殖抑制实验

## 一、试剂与仪器

1．材料　肿瘤细胞。

2．器材　超净工作台，培养箱（37℃，5%$CO_2$），酶标仪。

3．试剂　二甲基亚砜（分析纯），甘油，10%胎牛血清，胰蛋白酶（0.5%），双抗（青霉素，链霉素1万单位/毫升），PBS缓冲液，MTT（3-（4,5-二甲基噻唑-2）-2,5-二苯基四氮唑溴盐，商品名：噻唑蓝）。细胞培养液（DMEM或RPMI等），无菌水，抗肿瘤药物。

## 二、实验步骤

### （一）细胞复苏

1．从液氮容器中取出冻存管，直接浸入37℃水中，并不时摇动令其尽快融化。

2．从37℃水浴中取出冻存管，打开盖子，用吸管吸出细胞悬液，加到离心管并滴加10倍以上DMEM培养液，混匀。

3．离心，1000 rpm，5 min。

4．弃去上清液，加入含10%胎牛血清的DMEM培养液重悬细胞，转移到培养瓶，37℃培养箱静置培养。

5．次日更换一次培养液，继续培养，此后定期更换培养液，维持细胞正常活性。

### （二）MTT检测复苏细胞的细胞活性

1．将培养的肿瘤细胞用细胞用0.5%胰蛋白酶洗脱，血细胞计数板或者Bio-Rad自动细胞计数仪计数浓度，根据不同肿瘤细胞的活力不同，调整细胞浓度，用排枪将细胞转入96孔板中培养，每孔的培养基体积为100 μl，细胞数量每孔2000～8000不等。37℃培养箱静置培养，过夜。

2．设置空白对照组及5个不同药物梯度的实验组，分别加载96孔培养板内（5个梯度剂量按药物种类待定），一般来说，从50 μM浓度开始，5倍梯度稀释，每个剂量分别设置至少3个平行孔。最好同时设置阳性药，一般以已经上市的同药理机制的药物作为阳性药，如紫杉醇等。

3．次日上午按此前设置的药物梯度加药，后置37℃培养箱培养72 h。

4．配置MTT工作溶液，浓度为5 mg/ml，细胞同药物共培养72 h后，每孔加入20 μL MTT溶液，继续培养4 h（若药物能与MTT反应，可以先离心后弃去上清液，用PBS冲洗2～3遍后再加入MTT溶液）。

5．终止培养，小心吸去孔内培养液。

6．每孔加入150 μL二甲基亚砜，置摇床上低速振荡10 min，使结晶物充分溶解，用酶标仪$OD_{490\ nm}$处测量各孔的吸光度。

7．化合物对肿瘤的抑制率计算公式为：抑制率（%）＝（对照组光吸收OD值－药物组光吸收OD值）/对照组光吸收OD值×100%（图2-2-7）。

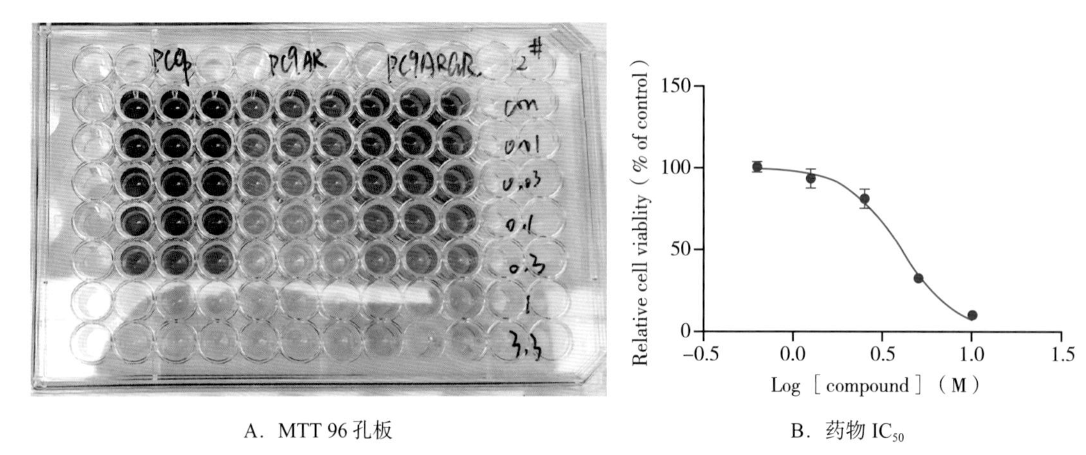


A．MTT 96孔板　　　　B．药物$IC_{50}$

图2-2-7　抑制率检测结果

注：Log［Compound］（M）：Log［化合物］（M）

Relative cell viablilty（% of control）：细胞存活率（对照组为100%）。

◆ 注意事项

（1）选择阳性药的时候，最好选择同待筛选化合物分子机制类似的化合物。

（2）对于悬浮细胞的细胞增殖抑制实验，可以选择CCK8试剂来替代MTT。

（王伟达　张　森　陈晓光）

# 第六节　流式方法检测细胞凋亡——Annexin V/PI双染色法

## 一、试剂与仪器

凋亡检测试剂盒：Annexin V/PI凋亡检测试剂盒，PBS，去离子水，胰酶，流式细胞仪等。

## 二、实验步骤

制备细胞样品

（1）贴壁细胞：用胰酶消化细胞后，将细胞及其细胞培养液一起收集到离心管。1000×g左右离心3～5 min，沉淀细胞。小心吸除上清后，加入约1 ml 4℃预冷的PBS，重悬细胞，再次离心沉淀细胞，小心吸除上清。再次加入1 ml 4℃预冷的PBS，重悬细胞，再次离心沉淀细胞。

（2）对于悬浮细胞：收集细胞及其培养基，1000×g左右离心3～5 min，沉淀细胞。通贴壁细胞相同，用PBS漂洗细胞两次。

（3）用去离子水按1∶3稀释Binding Buffer（4 ml Binding Buffer＋12 ml 去离子水）。

（4）用 250 μl Binding Buffer重新悬浮细胞，调节其浓度为$1\times10^{6}$/ml。

（5）取 100 μl的细胞悬液于 5 ml 流式管中，加入 5 μl Annexin V-Alexa Fluor 488 和10 μl 20 μg/ml的PI溶液。

（6）混匀后于室温避光孵育 15 min。

（7）在反应管中加 400 μl PBS，流式细胞仪（FACS）分析。流式细胞仪激发光波长用488 nm，用一波长为515 nm的通带滤器检测FITC荧光，另一波长大于560 nm的滤器检测PI。

（8）结果判断：凋亡细胞对所有用于细胞活性鉴定的染料如PI有抗染性，坏死细胞则不能。细胞膜有损伤的细胞的DNA可被PI着染产生红色荧光，而细胞膜保持完好的细胞则不会有红色荧光产生。因此，在细胞凋亡的早期PI不会着染而没有红色荧光信号。正常活细胞与此相似。在双变量流式细胞仪的散点图上，左下象限显示活细胞，为（$FITC^{-}/PI^{-}$）；右上象限是非活细胞，即坏死细胞，为（$FITC^{+}/PI^{+}$）；而右下象限为凋亡细胞，显现（$FITC^{+}/PI^{-}$）。见下图，图中PE通道即为PI染料通道。

## 三、实验结果附图（图2-2-8）

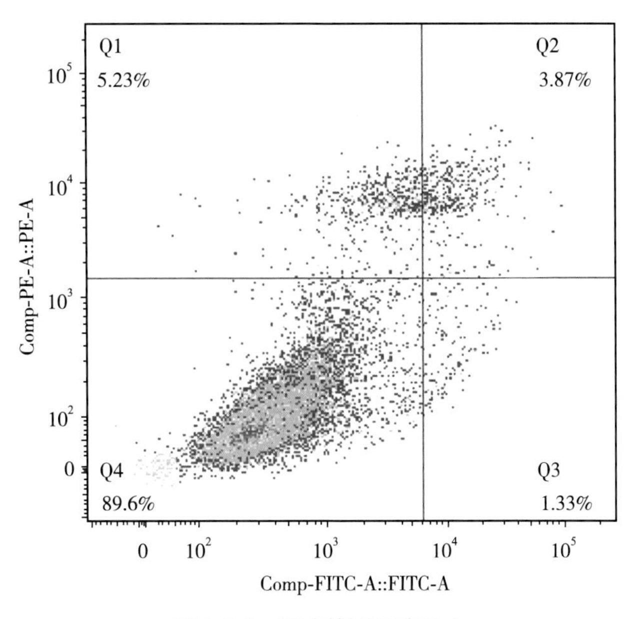


图2-2-8　流式检测细胞凋亡

注：Control. fcs：对照.fcs。

◆ 注意事项

（1）消化细胞时不能用含EDTA的胰酶。

（2）荧光染料均存在淬灭问题，保存和使用过程中请尽量注意避光，以减缓荧光淬灭。

（3）PI对人体有刺激性，请注意适当防护。

（4）请穿实验服并戴一次性手套操作。

（来芳芳　陈晓光）

# 第七节　肿瘤发生的潜在靶向基因筛查 by RNA-sequencing

## 一、所需实验材料

液氮；1.5 ml EP管；研磨用pestle（配套1.5 ml Eppendorf管）；PureLink RNA Mini kit（Invitrogen）；可制冷离心机；Agilent 2100 Bioanalyzer（Agilent）；Illumina HiSeq 2000 instrument。

## 二、实验步骤

1. 取动物肿瘤组织&正常对照组织，用手术刀切成小块（小于0.5 mm×0.5 mm×0.5 mm），速冻于液氮中。

↓

2. 将速冻的组织置于预冷的1.5 ml管中，加入少量液氮，用pestle研磨冷冻组织成粉末。

↓

3. 加入PureLink RNA Mini kit（Invitrogen）的裂解液，匀浆组织粉末，置于冰上。

↓

4. 按照PureLink RNA Mini kit（Invitrogen）的步骤提取总RNA。

↓

5. Agilent 2100 Bioanalyzer（Agilent）鉴定总RNA的纯度是否达到测序要求。

↓

6. 用Oligo（dT）富集mRNA。

↓

7．超声波切断mRNA到200 nt左右的片段（也可以用酶消化法）。

↓

8．制备cDNA文库。

↓

9．Illumina HiSeq 2000 instrument 测试，得到RNA-seq的数据，进行分析。

## 三、HOXB基因的RNA-seq信号图（图2-2-9）

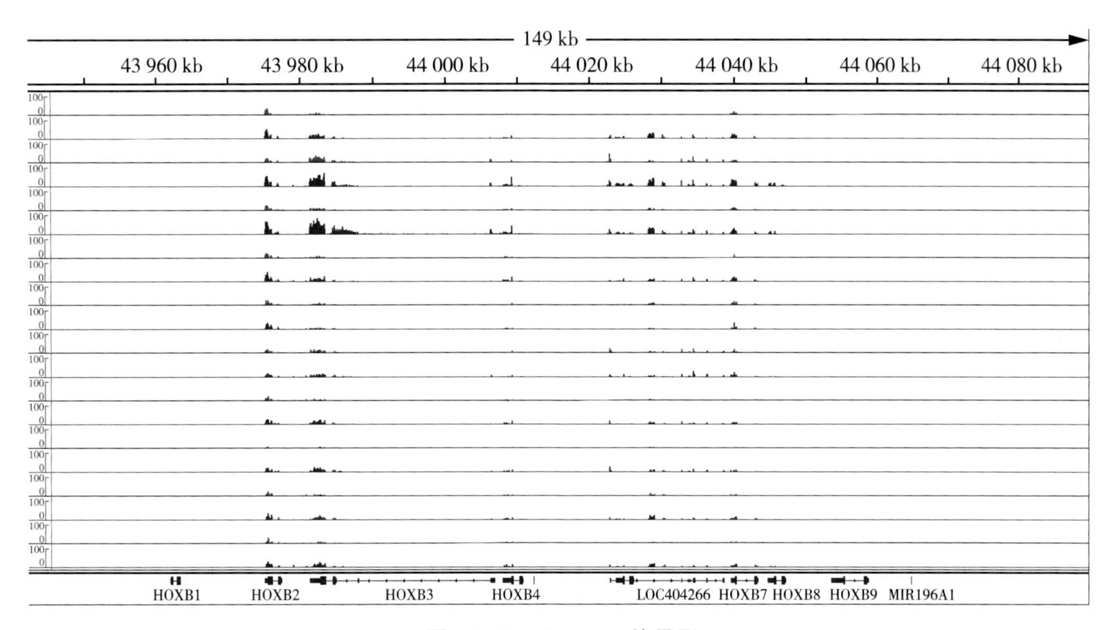


图2-2-9　RNA-seq信号图

◆ 注意事项

（1）RNA容易降解，样品始终置于冰上。

（2）RNA纯度直接关系到最终测序的结果。

（3）超声波断裂mRNA，避免过热。

（4）肿瘤样本与正常组织样本，注意分开，不要相互污染，最终导致结果不准确。

（5）推荐在得到生物信息学分析结果后，对于分值高的基因，回到原始图再确定一遍，因为有时分值的高低取决于模型的建立。

（张晓颖　陈晓光）

# 第八节　裸鼠异体移植瘤实验方法

## 一、肿瘤细胞悬液接种法

### （一）所需实验材料

Balb/c-nu裸鼠，酒精，无菌注射器，生理盐水，胰蛋白酶，离心机，离心管，细胞计数板。

### （二）实验步骤

1. 超净台中，将细胞用无菌生理盐水洗3次，胰蛋白酶消化细胞，培养基终止消化，1000 rpm离心5 min，弃上清。

↓

2. 细胞用无菌生理盐水重悬，并用细胞计数板计数，调整细胞浓度至$5\times10^7$个/毫升，置于无菌EP管中。

↓

3. 裸鼠右侧腋背部皮下周围用酒精棉擦拭。

↓

4. 无菌注射器吸取细胞悬液200 μl（$1\times10^7$个细胞），注射于裸鼠右侧腋背部皮下。

◆ 注意事项

（1）整个过程注意无菌操作。

（2）接种细胞数量因不同肿瘤细胞的生长特性而异，常规每只动物可以接种$5\times10^6$～$1\times10^7$个细胞。

## 二、瘤块接种

### （一）所需实验材料

Balb/c-nu裸鼠，已生长有肿瘤的裸鼠，酒精，手术器械（剪刀、镊子、套管针），10 ml细胞培养皿。

（二）实验步骤

1．超净台中，将生长有肿瘤的裸鼠处死（符合伦理），用剪刀和镊子取出肿瘤组织，置于无菌10 ml培养皿（培养皿置于冰上），剔除已液化坏死组织，剩余组织待用。

↓

2．将裸鼠右侧腋下周围用酒精棉擦拭。

↓

3．将剩余待用组织用小剪刀剪成小块，将3×3 mm左右的瘤块装入套管针中，均匀接种于裸鼠腋背部皮下。

◆ 注意事项

（1）整个过程注意无菌操作。

（2）肿瘤组织的剪碎过程要在冰上的无菌培养皿上操作，并尽快操作，保持组织新鲜度。

## 三、肿瘤测量

1．当裸鼠的肿瘤生长至一定体积（100～300 $mm^3$），开始用游标卡尺测量肿瘤的长度和宽度，计算肿瘤体积（瘤块的长×宽 $mm^2/2$）。并根据肿瘤体积测量结果均匀分组并给药。之后每周测量2～3次肿瘤体积并做好记录。

当肿瘤体积超过1000 $mm^3$（瘤种约1 g左右）以上，可将裸鼠处死，剥离肿瘤组织，称重并拍照。最后计算肿瘤抑制率，以肿瘤抑制率评价抗肿瘤药物作用强度。

## 四、裸鼠异体移植瘤图示（图2-2-10，图2-2-11）

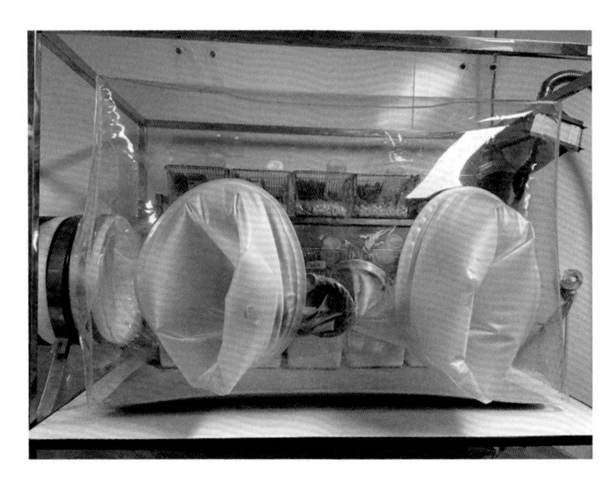

图2-2-10 裸鼠动物隔离器

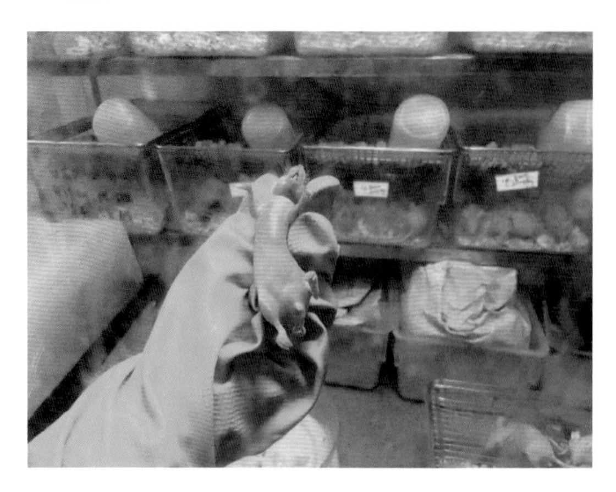

图2-2-11　裸鼠抓握

（金　晶）

# 第九节　活体小动物成像技术观察小鼠肿瘤生长情况

## 一、所需实验材料与仪器

带有荧光素酶标签的肿瘤细胞株，荧光素，Balb/c裸鼠或普通小鼠。小动物活体成像系统Berthold LB983。

## 二、实验步骤

### （一）接种瘤株

1．异位接种　取对数生长期的肿瘤细胞消化，并洗涤含有的血清，用无菌PBS重悬至浓度为$5\times10^7$个/毫升的单细胞悬液，取0.2 ml接种于裸鼠或小鼠腋背部皮下。手术完后继续正常饲养。

2．颅内原位接种　腹腔注射浓度为50 mg/kg的戊巴比妥钠麻醉后，将动物俯卧位固定于小鼠脑立体定位仪。经酒精、碘酒消毒裸鼠头皮后，采用手术用刀失状切开裸鼠头皮，暴露颅骨人字缝，并使用进口2 ml针头于人字缝右侧1 mm处打孔，随后采用尖头微量进样器注射5 μl瘤液（约含$1\times10^6$个细胞），在小鼠脑立体定位仪的辅助下进针3 mm后，退针1 mm，肿瘤细胞注射时间为30 s。停针3 min后，缓慢拔出微量进样器，并对伤口进行缝合处理。腹腔注射5万单位青霉素防止小鼠伤口感染。手术完后继续正常饲养。

### （二）IVI（in vivo imaging）检测肿瘤生长情况

裸鼠或正常小鼠采用50 mg/kg戊巴比妥钠麻醉后，腹腔注射150 mg/kg的荧光素，5 min后，利用小动物活体成像系统进行IVI化学发光检测。

## 三、实验附图（图2-2-12）

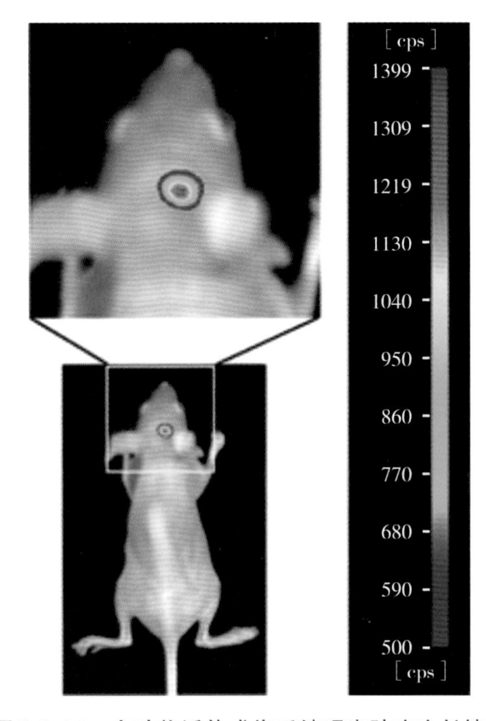


图2-2-12 小动物活体成像系统观察肿瘤生长情况

◆ 注意事项

（1）勿过度消化细胞。

（2）细胞悬液中的血清应用预冷的PBS充分洗涤。

（3）整个操作过程中细胞应置于冰上保存。

（4）原位接种过程中进针和退针的速度需缓慢，控制时间。

（5）小鼠缝合伤口后可在保温垫上放置，待小鼠苏醒，状态良好后，放入笼中。

（薛妮娜）

# 第十节　基于小动物超声的小鼠Lewis肺癌胸腔积液模型

## 一、所需实验材料

小鼠源肺癌Lewis细胞，台盼蓝染色液，顺铂。

## 二、实验步骤

1．将小鼠Lewis肺癌细胞或冻存的Lewis肺癌瘤液，用生理盐水洗两次，制成单细胞悬液（$1\times10^{7}$个/毫升），接种于小鼠腋背部皮下（0.2毫升/只）。

2．接种7天成瘤，待生长最大直径到达1 cm后在无菌条件下将肿瘤组织取下，剔除结缔组织、血块、脂肪，从中间剖开，观察生长情况，取生长良好，没有明显中心坏死组织，并反复用生理盐水冲洗，用无菌剪刀剪切成2 mm左右的肿瘤组织，用匀浆器将肿瘤组织研磨成单细胞悬液，800 rpm离心10 min洗涤3次。

3．用Trypan Blue染色测定活细胞数（＞95%），调整细胞密度为$2.5\times10^{6}$个细胞/毫升的单细胞悬液。

4．模型制备　将小鼠胸部毛发去除，定位小鼠腋前线和第五肋间，向小鼠胸前内注入0.2 ml的Lewis单细胞悬液或生理盐水。

5．模型检测　于接种第1天、第7天和第12天利用小动物超声对肺部进行检测。

6．模型评价　小鼠造模后给予阳性药顺铂，第12天解剖动物，将胸腔内胸水吸出定量，并进行细胞计数。

## 三、配图（图2-2-13）

◆ 注意事项

（1）接种细胞或瘤液时保持无菌操作。

（2）接种用瘤液置于4℃冰上。

（3）模型制备时，动物死亡率较高，建议采用1 ml注射器。

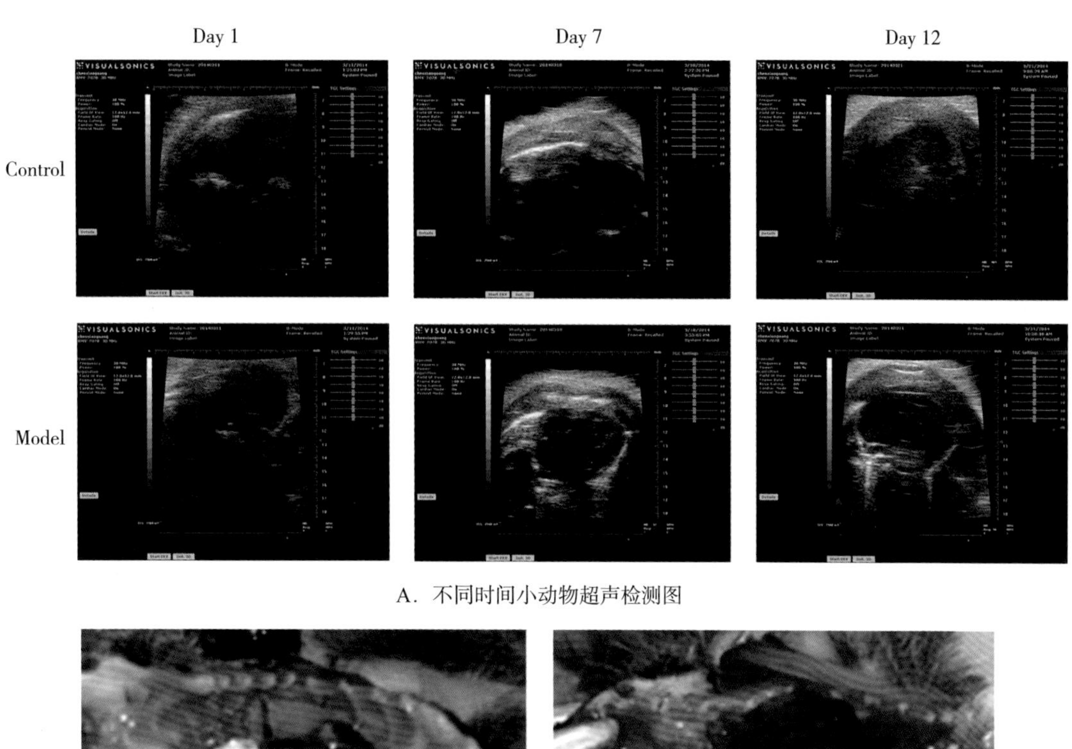


A. 不同时间小动物超声检测图

Control

Model

B. 第12天解剖图

图2-2-13 C57BL/6小鼠Lewis肺癌胸腔积液模型

注：Control：对照组；Model：模型组。

（季 鸣）

## 参 考 文 献

（1）张舒慧. 马钱子水煎液对肺癌细胞体内外的抑制作用. 河南大学学报（医学版），2017，36：239-242.

（2）郑艳波. 乌苯美司抑制肿瘤细胞侵袭与诱导凋亡的研究. 药学学报，2012，47：1593-1598.

（3）侯继院. S100A4调节MMP-13表达对甲状腺癌细胞侵袭能力的影响. 中华肿瘤防治杂志，2015，22：

514–518.
（4）ALCARAZPÉREZ F，MULERO V，CAYUELA M L. Application of the dual-luciferase reporter assay to the analysis of promoter activity in Zebrafish embryos [J]. Bmc Biotechnology，2008，8（1）：81–81.
（5）ZHAO，SI-SI，ZHAO. Analyzing the promoters of two CYP9A genes in the silkworm Bombyx mori；by dual-luciferase reporter assay [J]. Molecular biology reports，2013，40（2）：1701–1710.
（6）MENG L，TING J I，LU FENG L I，et al. Identification of MiR-155 target in breast cancer by dual-Luciferase reporter Assay [J]. Chinese journal of biochemistry & molecular biology，2013，29（2）：189–195.
（7）SHAN Z X，LIN Q X，TAN H H，et al. An efficient method for screening effective siRNAs using dual-luciferase reporter assay system [J]. Nan fang yi ke da xue xue bao＝journal of southern medical university，2009，29（8）：1577.
（8）ZHANG S，FU Y，WANG D，et al. Icotinib enhances lung cancer cell radiosensitivity in vitro and in vivo by inhibiting MAPK/ERK and AKT activation [J]. Clinical and experimental pharmacology and physiology，2018，45（9）：969–977.
（9）MALLON R，FELDBERG LR，LUCAS J，et al. Antitumor efficacy of PKI-587，a highly potent dual PI3K/mTOR kinase inhibitor [J]. Clinical cancer research：an official journal of the american association for cancer research，2011，17（10）：3193–3203.
（10）FERRARI，M.，FORNASIERO，M.C.，ISETTA，A.M. MTT colorimetric assay for testing macrophage cytotoxic activity in vitro [J]. Immunol methods，1990，131，165-172.
（11）GREEN，L.M.，READE，J.L.，WARE，C.F. Rapid colorimetric assay for cell viability：application to the quantitation of cytotoxic and growth inhibitory lymphokines [J]. Immunol methods，1984，70，257–268.
（12）JIAO，G.，HE，X.，LI，X.，et al. Limitations of MTT and CCK-8 assay for evaluation of graphene cytotoxicity [J]. RSC advances，2015，5，53240–53244.
（13）MOSMANN，T. Rapid colorimetric assay for cellular growth and survival：application to proliferation and cytotoxicity assays [J]. Immunol methods，1983，65，55–63.
（14）TC，O.，JA，B.，JG，C. Use of an aqueous soluble tetrazolium/formazan assay for cell growth assays in culture. %A Cory AH [J]. Cancer communications，1991，3，207–212.
（15）VEGA-AVILA，E.，PUGSLEY，M.K. An overview of colorimetric assay methods used to assess survival or proliferation of mammalian cells [J]. Proc west pharmacol soc，2011，54，10–14.
（16）NORMAN A. Flow cytometry. Med phys，1980，7（6），609–615.
（17）DARZYNKIEWICZ Z.，BRUNO S.，DEL BINO G.，et al. Features of apoptotic cells measured by flow cytometry [J]. Cytometry，1992，13（8），795–808.
（18）WANG Z.，GERSTEIN M.，SNYDER M. RNA-Seq：a revolutionary tool for transcriptomics [J]. Nat rev genet，2009，10（1）：57–63.
（19）SULTAN M.，AMSTISLAVSKIY V.，RISCH T. et al. Influence of RNA extraction methods and library selection schemes on RNA-seq data [J]. BMC genomics，2014，15（675）：1471–2164.
（20）JUNG M.，JIN S. -G.，ZHANG X.，et al. Longitudinal epigenetic and gene expression profilesanalyzed by three-component analysis reveal down-regulation of genes involved in protein translation in human aging [J]. Nucleic acids res，2015，43（15）：e100.
（21）PRICE，J. E. Tumorigenicity and metastasis of human breast carcinoma cell lines in nude mice [J]. Cancer research，1990，50（3）：717.
（22）TOMAYKO，M. M. & REYNOLDS，C. P. Cancer chemother. pharmacol，1989，24：148.

( 23 ) SHARKEY，F. E. & FOGH [ J ]. 1984. Cancer metast rev 3：341.
( 24 ) OGDEN A，E，HASKELL P，M，LEPAGE D，J，et al. Growth of human tumor xenografts implanted under the renal capsule of normal immunocompetent mice [ J ]. Pathobiology，1979，47：281−293.
( 25 ) HOUCHENS，D.P.Human brain tumor xenografts in nude mice as a chemotherapy model [ J ] .European journal of cancer，1983，19 ( 6 )：799−805.
( 26 ) CHEN J，LV H，HU J，et al. CAT3，a novel agent for medulloblastoma and glioblastoma treatment，inhibits tumor growth by disrupting the Hedgehog signaling pathway [ J ]. Cancer lett，2016，381 ( 2 )：391−403.
( 27 ) LIN JB，LAI FC，LI X，et al. Sequential treatment strategy for malignant pleural effusion in non-small cell lung cancer with the activated epithelial grow factor receptor mutation [ J ]. Drug target，2016：1−6.
( 28 ) ACENCIO MM，PUKA J，MARCHI E，et al. A modified experimental model of malignant pleural disease induced by lung Lewis carcinoma ( LLC ) cells [ J ]. Transl med，2015，13：302，
( 29 ) 杨瀚泽，王春阳，陈越，等. 基于小动物超声的小鼠Lewis肺癌胸腔积液模型的建立. 中国生化药物杂志，2017，2：5−7.

# 第三章

# 心 血 管

## 一、离体血管张力测定方法

### （一）实验材料

雄性大鼠（200 ～ 250 g）；JH-2型肌张力传感器；BioPac 16通道电脑化生理信号记录分析系统。

95% $O_2$和5% $CO_2$的混合气体；手术器械（大小剪刀，粗镊子，细镊子）；数个6 cm培养皿。Krebs-Henseleit（K-H）缓冲液。

### （二）实验步骤

1．将大鼠断头处死，打开胸腔，迅速取出胸主动脉，置于预冷（4℃）K-H缓冲液的培养皿中，并充以95% $O_2$和5% $CO_2$的混合气体。

2．立即清除血污，仔细剥离血管周围结缔组织。

3．剪成长2 ～ 3 mm的血管环，将两根呈三角环状的不锈钢丝小心穿入。

4．随后置于盛有10 ml K-H液（pH7.4）的浴槽内。

5．下端固定于浴槽底部的不锈钢丝钩上，上端连接张力换能器，记录血管张力变化。

6．浴槽温度37℃，持续通入95% $O_2$和5% $CO_2$的混合气体。

7．每隔20 min用预先温至37℃的K-H液换液1次。

8．血管环加静息张力1.0 ～ 1.2 g，平衡1 ～ 1.5 h。

9．用高浓度氯化钾（KCl，60 mmol/L）使血管平滑肌去极化，达最大收缩，检测标本的反应性。

10．反复冲洗至基线重新平衡30 min，再次加入60 mM KCl或$10^{-6}$ mol/L去甲肾上腺素（NE），收缩达坪值。

11．曲线平稳后，累积加入受试化合物，以最大收缩张力为100%，观察药物的舒张血管效应。

（三）离体血管张力测定示意图（图2-3-1）

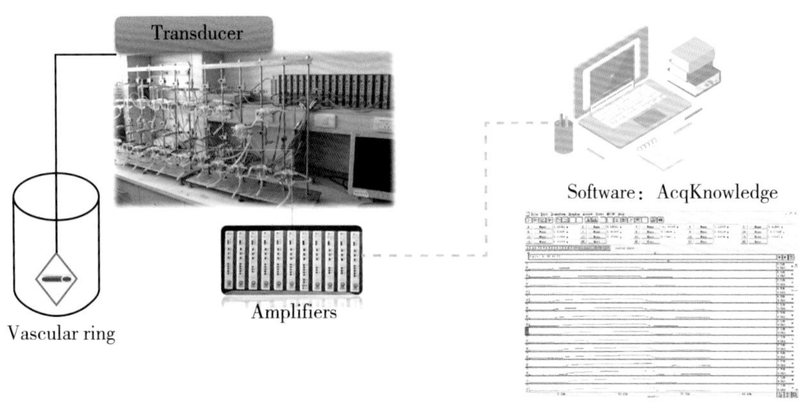


图2-3-1 离体血管张力测定示意图

注：Transducer：张力传感器；Vascular ring：血管环；Amplifiers：放大器；Software：AcqKnowledge：软件：AcqKnowledge；Data acquisition and analysis：数据采集与分析。

◆ 注意事项

（1）张力传感器选用灵敏度较高者。

（2）用断头法处死大鼠，否则胸腔内淤血太多，影响血管功能。

（3）尽量避免过度牵拉造成损伤，应避免损伤血管内皮。

（4）未用完的动脉可先通以95% $O_2$与5% $CO_2$放入4 ℃冰箱内备用，但不能超过24 h。

（5）输入浴槽气泡宜小而均匀，气泡大则影响描记曲线。

（6）实验中如血管发生自律性收缩则应降低负荷或弃之不用。

（7）给予KCl（60 mmol/L）K-H液后张力升高1 g以上的血管环可用。

（8）开循环水时要保持畅通，以保证每个浴槽均有循环水通过。

（方莲花　王守宝　袁天翊　杜冠华）

## 二、大鼠心脏离体Langendorff灌流

### （一）实验材料

Wistar雄性大鼠（260～280 g）；ALC-HP型离体器官灌流实验装置；ALC-CWB恒温循环水槽；ALC-B6恒流泵；5% $CO_2$和95% $O_2$混合气；手术器械（大小剪刀，粗镊子，细镊

子）；10 cm培养皿；动脉夹；5-0缝合线。

Krebs-Henseleit（K-H）缓冲液；肝素钠；戊巴比妥钠。

### （二）实验步骤

1. 配制足量5X K-H液，每次现用时稀释，加钙、镁、葡萄糖；将待测药物预先溶解于配制好的K-H液中，每组需K-H液2 L。

2. 以$ddH_2O$清洁、冲洗灌流装置管道，排除管路内气泡。

3. 打开水浴开关，使灌注液温度维持在37 ± 0.5℃，并给灌注液中持续通入5% $CO_2$和95% $O_2$混合气。

4. 在实验开始前连接好传感器，进行生记录仪的调试，包括通道设置，单位转换，调零。

5. Wistar大鼠腹腔注射戊巴比妥钠（30 mg/100 g）麻醉，同时腹腔注射600 U/kg肝素钠抗凝。

6. 迅速开胸暴露心脏，尽量靠近头端离断主动脉血管，取出心脏置于4℃ K-H液中。

7. 迅速将心脏挂至主动脉灌注套管上，动脉夹夹在主动脉上端，用5-0缝合线将主动脉与套管固定。

8. 取下动脉夹，打开灌流液，心脏在经37℃ K-H液灌注后，将很快恢复自主跳动。

9. 待心跳稳定，用眼科剪在左心耳下剪一小口，将充水球囊置入左心室内，向球囊内注水，调整左室内压为8 ～ 10 mmHg，固定球囊。

10. 记录心室压、灌注压、心脏表面心电图和心脏表面温度。

### （三）Langendorff灌流示意图及药物对冠脉流量的影响（图2-3-2）

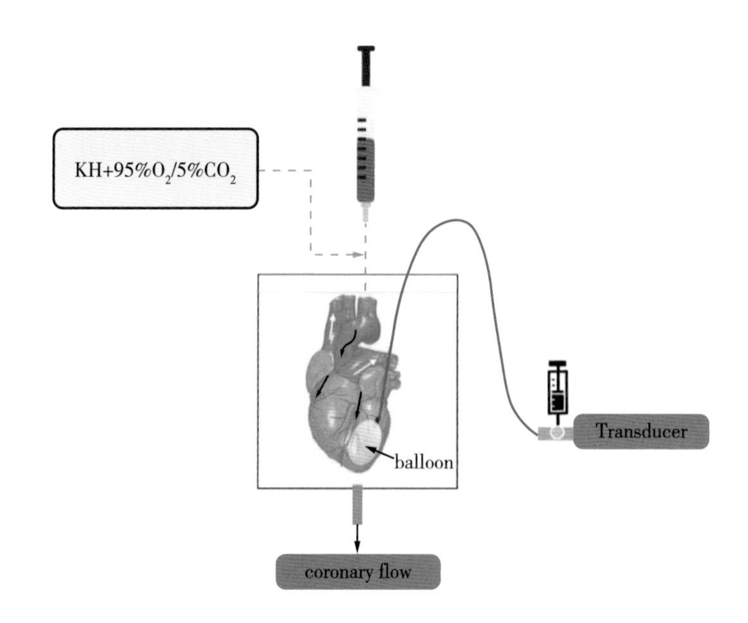

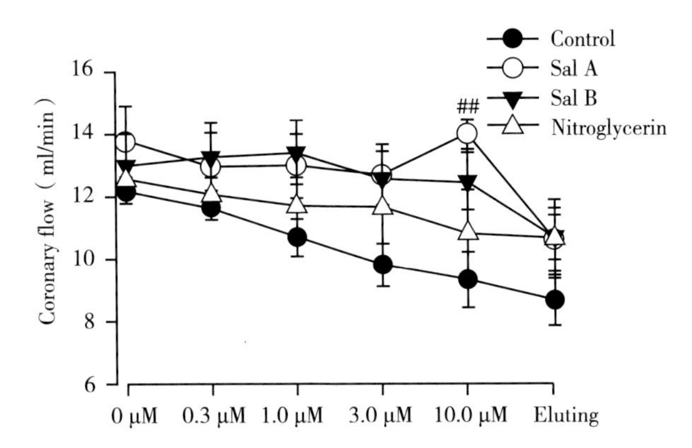


图2-3-2 药物对大鼠离体心脏冠脉流量的影响（本实验室未发表数据）

注：KH＋95%$O_2$/5%$CO_2$：K-H液＋95%氧气/5%二氧化碳；balloon：球囊；Transducer：张力传感器；coronary flow：冠状动脉血流；Coronary flow（ml/min）：冠状动脉血流（mL/min）；Control：对照组；Nitroglycerin：硝酸甘油；Eluting：灌注。

◆ 注意事项

（1）动物麻醉要适度，不然会影响实验的准确性。

（2）取材时动作轻柔，迅速，大鼠胸主动脉留得尽可能长些。

（3）灌流液温度和pH值要符合生理状态，并且要持续通入5%$CO_2$和95%$O_2$混合气，保证含氧灌注。

（4）球囊大小要与左心室大小相适应，太大球囊不能张开，太小球囊不能与心室壁贴合，均不能充分传感压力的变化，都将降低实验结果的准确性。

（方莲花 王守宝 袁天翊 杜冠华）

## 三、冠脉结扎致小鼠心肌缺血再灌注损伤模型

### （一）实验材料

雄性SPF级C57小鼠，体重25 ± 2 g，饲养于标准动物房，光照12 h/d，温度22 ± 3℃，相对湿度50 ± 5%。

异氟烷；薇婷脱毛膏；小动物气体麻醉机；ULP-L20-S型LED冷光源；ALC-HTP动物恒温系统；眼科剪、眼科镊、蚊式止血钳以及7−0带线缝合针（3/8弧圆）。

### （二）实验步骤

1. 异氟烷麻醉小鼠，脱去小鼠胸骨左缘至腋中线区域的毛发；固定；手术区皮肤消毒。

2. 沿着从剑突指向左肩方向对皮肤做一约1 cm切口，用5−0缝合线打一荷包松结

备用。

3. 钝性分离胸大肌和前锯肌，暴露肋间肌，透过肋间可看到搏动的心脏与肺叶。

4. 于第4肋间，即心尖偏上部位，以蚊式止血钳刺穿胸壁肌层，打开胸腔。

5. 撑开肋间，同时撑破心包膜，左手配合蚊式止血钳迅速挤出心脏。

6. 用指腹轻轻夹住心脏，稍微扭转一下，暴露冠状沟，仔细辨认冠状动脉走行。

7. 于左心耳下缘处，使用7-0带线缝合针在冠状动脉（入针深度约2 mm）打一活结，轻柔缓慢拉紧，尾线留足约3 cm，剪去线头。

8. 结扎完毕，可见左心室前壁颜色由鲜红变为暗紫至苍白色，快速将心脏推入胸腔。

9. 在蚊式止血钳辅助下用手指挤压胸腔排除其内的空气；结扎线尾端与头端同时留于皮肤外；收紧荷包缝合。

10. 置小鼠于自制限制活动装置内放保温毯上，缺血一定时间比如45 min后，于皮肤外轻轻拉动结扎线尾端，解开活结，至结扎线头端开始移动。

11. 将荷包缝合线打上死结，并剪短；摘除麻醉面罩，整个过程在1 min之内完成。

12. 再灌注时间根据需要可以具体设定，一般为24 h。然后可以进行心功能检查、梗死面积测定、或者取材进行后续实验研究。

### （三）冠脉结扎术示意图及模型验（图2-3-3、图2-3-4、图2-3-5）

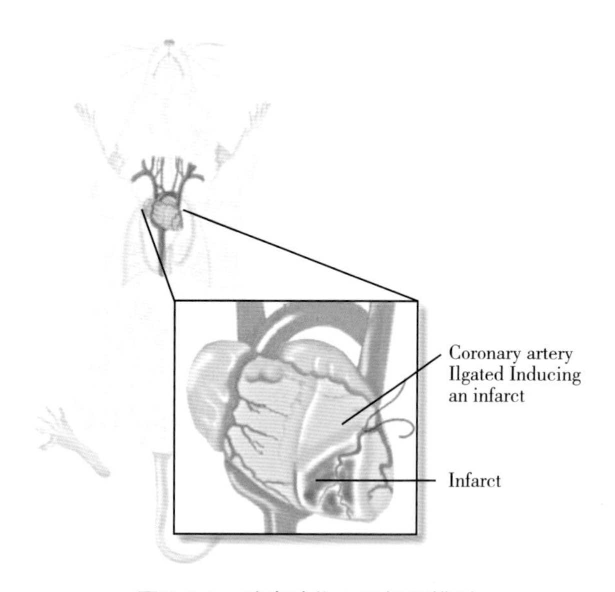


图2-3-3　啮齿动物心肌梗死模型

注：Coronary artery Ilgated Inducing an infarct：结扎冠状动脉诱发梗死；infarct：梗死。

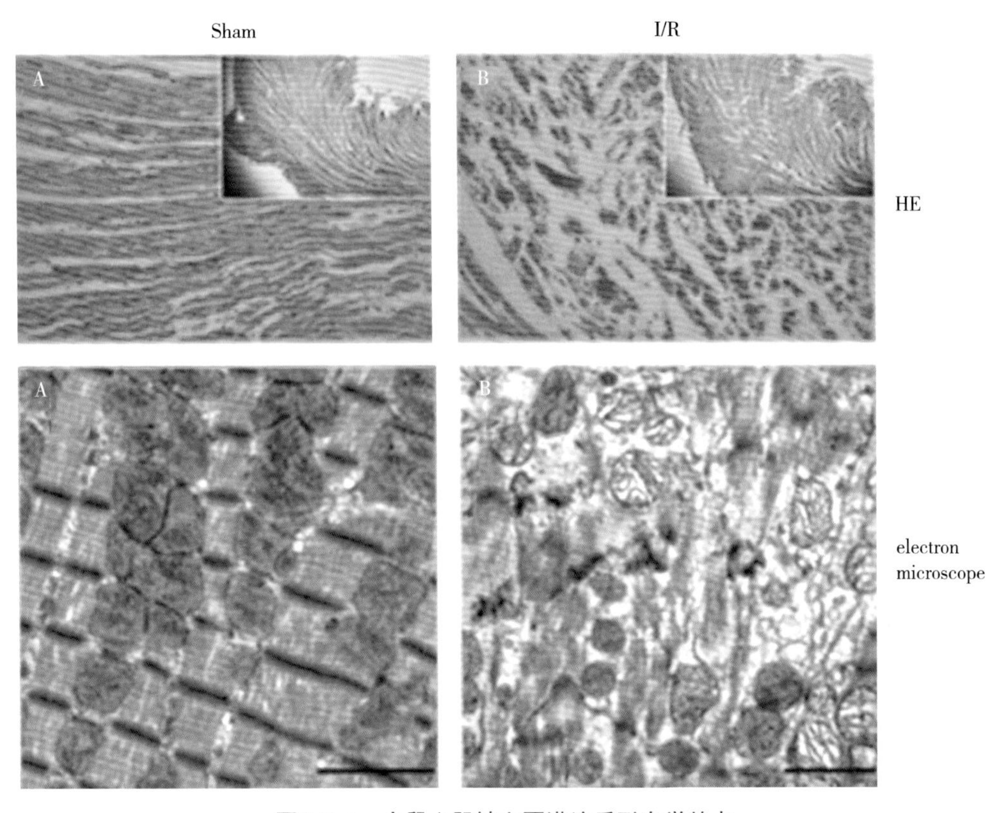


图2-3-4 小鼠心肌缺血再灌注后形态学特点

注：Sham：假手术组；I/R：缺血再灌注组；HE：苏木素－伊红染色；electron microscope：电子显微镜。

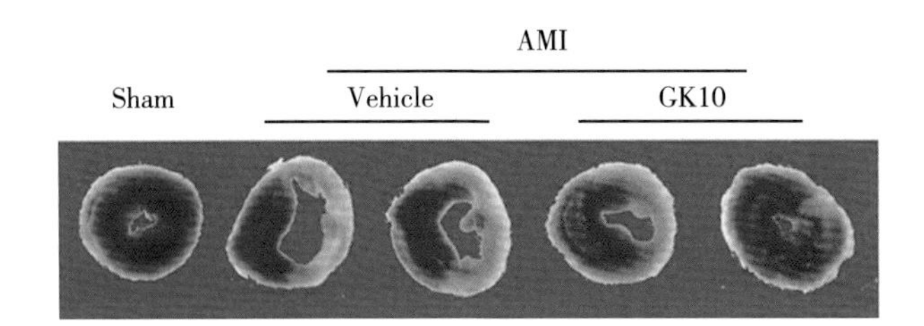


图2-3-5 小鼠冠脉结扎24小时后利用TTC染色测定心肌梗死面积

注：AMI：急性心肌梗死；Sham：假手术组；Vehicle：溶剂。

◆ 注意事项

（1）小鼠左冠状动脉无伴行冠状静脉，因此需要仔细辨认。

（2）执行结扎动作时，应避免结扎线切割心肌，或者过度牵扯导致冠状动脉或心室壁破裂。

（3）关胸后，小鼠由于胸腔内残余过多气体而出现呼吸困难是手术失败的主要原因。关胸时要尽可能将胸腔内残余气体挤压排出。

（王守宝　方莲花　袁天翊　杜冠华）

## 参 考 文 献

（1）YUAN TY，CHEN YC，ZHANG HF，et al. DL0805-2，a novel indazole derivative，relaxes angiotensin Ⅱ-induced contractions of rat aortic rings by inhibiting rho kinase and calcium fluxes [J]. Acta pharmacol Sin. 2016，37（5）：604-616.

（2）YUAN TY，YAN Y，WU YJ，et al. Vasodilatory effect of a novel Rho-kinase inhibitor，DL0805-2，on the rat mesenteric artery and its potential mechanisms [J]. Cardiovasc drugs ther，2014，28（5）：415-424.

（3）FANG LH，KWON SC，ZHANG YH，et al. Tyrosine kinase participates in vasoconstriction through a $Ca^{2+}$-and myosin light chain phosphorylation-independent pathway [J]. FEBS Letters. 2002，512：282-286.

（4）BELL RM，MOCANU MM，YELLON DM. Retrograde heart perfusion：the Langendorff technique of isolated heart perfusion [J]. Mol cell cardiol，2011，50（6）：940-950.

（5）黄健，周云，杨绍军，等. 成功制作离体心脏灌注模型要点和经验 [J]. 实验动物科学，2011，28（4）：307-310.

（6）王小晓，王幼平，余海滨，等. 大鼠Langendorff离体心脏灌流模型的制备经验及其影响因素分析 [J]. 中药药理与临床，2014，（6）：184-186.

（7）GUO J，WANG SB，YUAN TY，et al. Coptisine protects rat heart against myocardial ischemia/reperfusion injury by suppressing myocardial apoptosis and inflammation [J]. Atherosclerosis，2013，231：384-391.

（8）GAO E，LEI YH，SHANG X，et al. A novel and efficient model of coronary artery ligation and myocardial infarction in the mouse [J]. Circ res，2010，107（12）：1445-1453.

（9）石洪涛，王颖，张俊蒙，等. 一种快捷小鼠心肌梗死模型的建立 [J]. 中国动脉硬化杂志 [J]，2012，20（3）：212-216.

（10）WANG SB，WANG Z，FAN Q，et al.Ginkgolide K protects the heart against ER stress injury by activating IRE1α/XBP1 pathway [J]. Br J Pharmacol，2016，173（15）：2402-2418.

# 第四章

# 感染性疾病

## 第一节　细菌细胞的计数

### 一、实验材料

大肠杆菌悬液，盛有9 ml无菌水的试管，LB固体培养基平皿，1 ml无菌枪头，无菌试管，记号笔，试管架，玻璃棒。

### 二、实验步骤

1．编号　取7支盛有9 ml LB无菌水的试管，排列于试管架上，依次标注$10^{-1}$，$10^{-2}$，$10^{-3}$，$10^{-4}$，$10^{-5}$，$10^{-6}$，$10^{-7}$。取预先制备好的LB固体培养基平皿9个，3个标注$10^{-6}$，3个标注$10^{-7}$。

2．稀释　用1 ml无菌枪头吸取1 ml大肠杆菌悬液放入标有$10^{-1}$的试管中，混匀；再在其中吸取1 ml菌液放入$10^{-2}$的试管中，混匀……依此类推。最后分别得到$10^{-1}$，$10^{-2}$，$10^{-3}$，$10^{-4}$，$10^{-5}$，$10^{-6}$，$10^{-7}$稀释度的菌液，稀释倍数分别为$10^{1}$，$10^{2}$，$10^{3}$，$10^{4}$，$10^{5}$，$10^{6}$，$10^{7}$。

3．取样　取$10^{-6}$和$10^{-7}$稀释度的菌液，用1 ml无菌枪头分别吸出0.1 ml，加至相应编号的LB固体培养基平皿上，每个稀释度加3个平皿，用无菌玻璃棒涂布平皿。

4．平皿培养　将平皿倒置，在37℃培养箱中过夜培养。

5．计数　取出平皿，算出同一稀释度3个平皿上的菌落平均数，并按以下公式计算：

活菌数/ml（CFU/ml）＝同一稀释度三次重复的菌落平均数 × 稀释倍数 × 10。

## 三、典型的菌落计数平皿（图2-4-1）

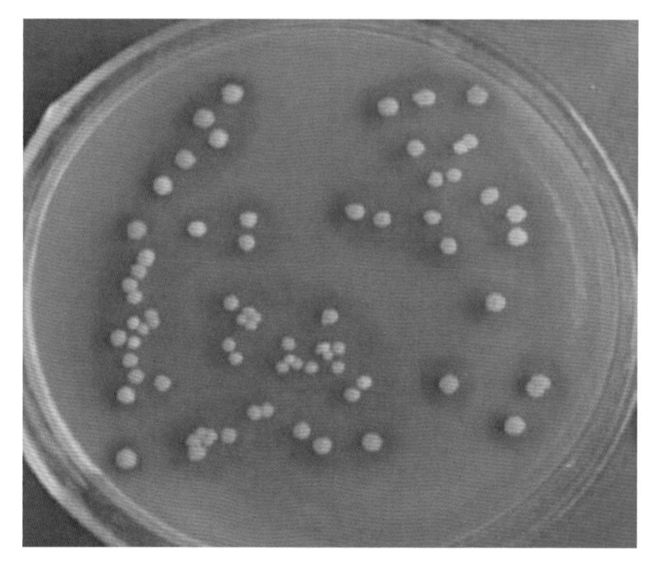

图2-4-1　计数菌落的平皿

◆ 注意事项

（1）以出现20～300个细菌菌落数的稀释度的平皿为计数标准，且同一稀释度的3个重复的菌落数相差不能太大。

（2）稀释和取样时要尽量准确，尽量减少两个过程中产生的误差。

（3）用玻璃棒涂布菌液时要尽量均匀，便于计数。

（4）整个实验过程要遵循无菌操作。

（林　媛　韩燕星　蒋建东）

# 第二节　大肠杆菌感受态的制备及转化

## 一、实验材料

大肠杆菌DH5α，pET-16b质粒，LB液体培养基，带Amp抗性的LB固体培养皿，无菌的0.1 M $CaCl_2$，玻璃棒，无菌水，无菌EP管。

## 二、实验步骤

1. 挑取纯化的大肠杆菌DH5α单菌落接种于5 ml LB液体培养基中，37℃ 200 rpm振荡培养过夜。

↓

2. 取1 ml菌液接入100 ml液体培养基中，37℃ 200 rpm振荡培养至$OD_{600}$约为0.5 ～ 0.6，冰浴15 min。

↓

3. 将菌液分别移入1.5 ml无菌EP管中，4℃，10 000 rpm离心5 min，弃上清，沉淀用1 ml预冷的0.1 M $CaCl_2$混匀，冰浴15 min。

↓

4. 4℃，10 000 rpm离心10 min，弃上清，沉淀再加200 μL预冷的0.1 M $CaCl_2$，重悬，冰上放置30 min，即可用于转化。或者每管加入灭菌甘油至终浓度20%，−80℃冰箱保存备用。

↓

5. 将pET-16b质粒加至装有200 μL感受态细胞的1.5 ml EP管中，混匀。

↓

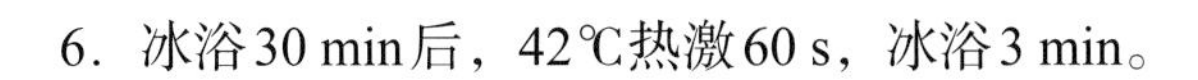

6. 冰浴30 min后，42℃热激60 s，冰浴3 min。

↓

7. 加入800 μL无抗生素的LB液体培养基，37℃ 100 rpm振荡培养1 h。

↓

8. 取出菌液，10 000 rpm常温离心2 min，吸取上清丢弃，剩余约100 μl残留菌液在管底，混匀。

↓

9. 取50 μL菌液涂布在带Amp抗性的LB固体培养皿中，剩余50 μl菌液放在4℃备用。将平皿倒置，放入37℃培养箱中培养过夜。

## 三、典型的转化细菌在平皿上的生长示意图（图2-4-2）

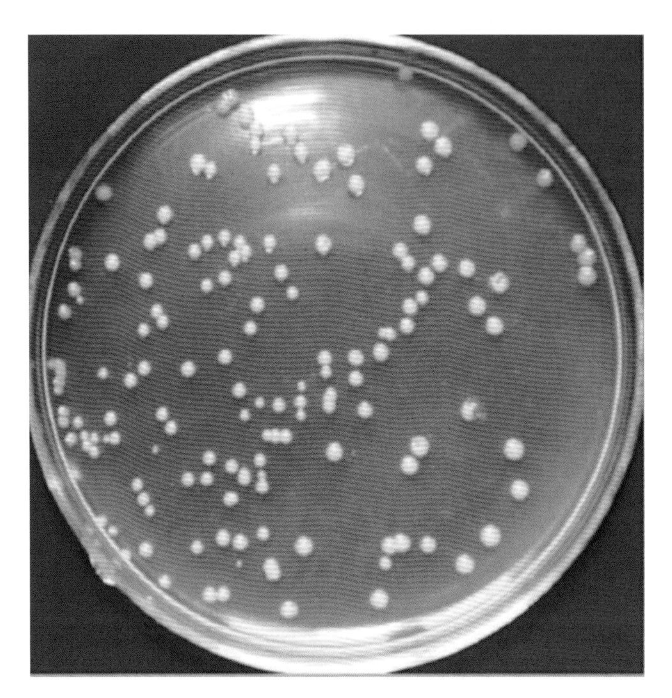

图2-4-2　转化细菌生长的平皿

◆ 注意事项

（1）制备大肠杆菌感受态时，严格控制$OD_{600}$为0.5～0.6。

（2）玻璃棒涂布平板之前，在酒精灯上灭菌，要等玻璃棒温度降下来之后再涂布平皿。

（3）根据转化质粒的抗性选择涂布平皿的抗性。

（林　媛　韩燕星　蒋建东）

# 第三节　细菌生长曲线的测定

## 一、实验材料

大肠杆菌菌液，LB液体培养基，分光光度计，比色皿，恒温摇床，1 ml无菌枪头，无菌试管，200 ml无菌锥形瓶。

## 二、实验步骤

1．标记　取12支无菌试管，分别标记培养时间0 h，1.5 h，2 h，3 h，4 h，6 h，8 h，10 h，12 h，14 h，16 h，20 h。

2．接种　取5 ml过夜培养的大肠杆菌菌液，加入到盛有100 ml LB液体培养基的无菌锥形瓶中，混匀，分别取5 ml加入上述标记的12支无菌试管中。

3．培养　将12支标记的试管在37℃培养箱中以200 rpm转速振荡培养。分别培养0 h，1.5 h，2 h，3 h，4 h，6 h，8 h，10 h，12 h，14 h，16 h，20 h后将相应的试管取出，置于4℃冰箱。

4．测定　用未接种的液体LB培养基作为空白对照，在600 nm波长测定每个样品的吸光度值$OD_{600}$。使得$OD_{600}$在0.1 ～ 0.65。对于细菌密度较大的菌液，将其稀释后再进行测定。

5．做图　以$OD_{600}$值为纵坐标，培养时间为横坐标，绘制大肠杆菌的生长曲线。

## 三、典型的大肠杆菌生长曲线（图2-4-3）

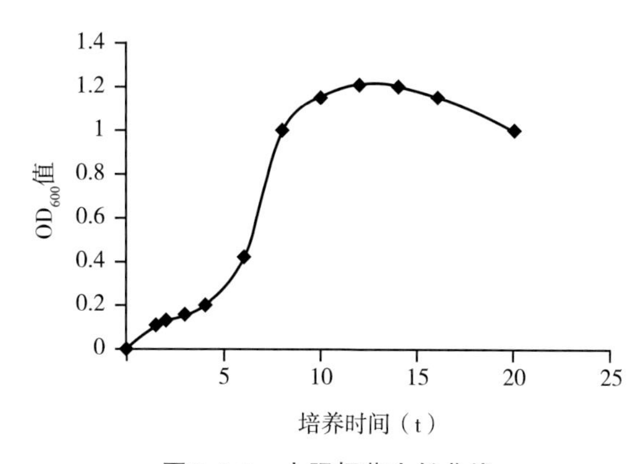


图2-4-3　大肠杆菌生长曲线

◆ 注意事项

（1）接种和培养过程中，需注意无菌操作。

（2）细菌培养时间在开始时间隔应小，后期培养时间间隔可以长些。

（3）用分光光度计测量时，每个样品的测定$OD_{600}$值均应在0.1 ～ 0.65。

（林　媛　韩燕星　蒋建东）

## 第四节　氧氟沙星的体外抗菌活性测定实验

### 一、实验材料

左氧氟沙星固体粉末，LB液体培养基，大肠杆菌菌液，无菌试管，无菌水，恒温培养箱。

### 二、实验步骤

1．左氧氟沙星药物溶液的制备　称取左氧氟沙星固体粉末，加无菌水配成1280 μg/ml的储存液。取无菌试管13支，排成1列，除第一管加入1.6 ml的LB液体培养基之外，其余每管均加入1 ml LB液体培养基。在第一管中加入0.4 ml左氧氟沙星储存液，混匀，吸取1 ml至第二管，再混匀，吸出1 ml至第三管……以此类推，进行倍比稀释。此时各管药物浓度分别为256 μg/ml、128 μg/ml、64 μg/ml、32 μg/ml、16 μg/ml、8 μg/ml、4 μg/ml、2 μg/ml、1 μg/ml、0.5 μg/ml、0.25 μg/ml、0.125 μg/ml，第13管作为对照，不加左氧氟沙星。

2．大肠杆菌菌液接种　将预先制备好的大肠杆菌菌液（$5\times10^5$ CFU/ml）取出至上述13支试管中，每支试管中加入1 ml菌液。此时，左氧氟沙星药物浓度为28 μg/ml、64 μg/ml、32 μg/ml、16 μg/ml、8 μg/ml、4 μg/ml、2 μg/ml、1 μg/ml、0.5 μg/ml、0.25 μg/ml、0.125 μg/ml、0.0625 μg/ml。第13管作为对照，只加入菌液，不加左氧氟沙星。

3．培养　将13支试管放入37℃恒温培养箱中，过夜培养。

4．观察　肉眼观察，与对照组相比，左氧氟沙星最低浓度无大肠杆菌生长者，则为左氧氟沙星对大肠杆菌抑制的MIC值。

## 三、典型的抗菌活性体外测定试管培养示意图（图2-4-4）

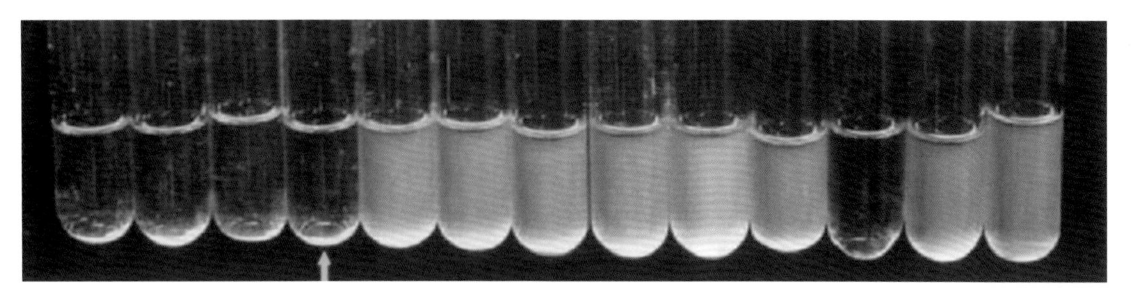

图2-4-4　抗菌活性体外测定试管培养

◆ 注意事项

（1）实验过程要注意无菌操作。

（2）倍比稀释过程要注意取样加样的准确性。

（3）观察时，应把试管轻微振荡，以免由于细菌沉在试管底部而造成错误结果。

（林　媛　韩燕星　蒋建东）

# 第五节　抗生素敏感性实验

## 一、实验材料

2纸片（直径6 mm），无菌水，镊子，酒精灯。

## 二、实验步骤

1. 制备无菌药物纸片　将药物纸片（直径6 mm，吸水量约为20 μL）放入培养皿中，121℃蒸汽湿热灭菌15 min，100℃烘干2 h。

↓

2. 抗生素的制备　取适量的青霉素、链霉素溶解于无菌水中，配置成0.5 mg/ml的抗生素使用液。

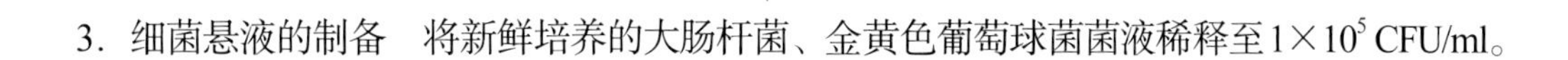

3. 细菌悬液的制备　将新鲜培养的大肠杆菌、金黄色葡萄球菌菌液稀释至$1\times10^5$ CFU/ml。

↓

4．混菌平皿的制备　取制备好的大肠杆菌、金黄色葡萄球菌菌液各1 ml加入无菌平皿内，再加入温度为40℃的20 ml LB固体培养基，振荡，使细菌和培养基混合均匀，静置冷凝。

↓

5．加抗生素纸片　将镊子在酒精灯火焰上略做停留，然后夹取无菌药物纸片分别放在青霉素、链霉素抗生素溶液中，浸泡2 min以上，之后再将纸片放入混菌平皿中，标注每种药片的名称。

6．培养与观察　将平皿倒置放入37℃培养箱中过夜培养。取出之后，测量抑菌圈的大小。

## 三、典型的抑菌圈示意图（图2-4-5）

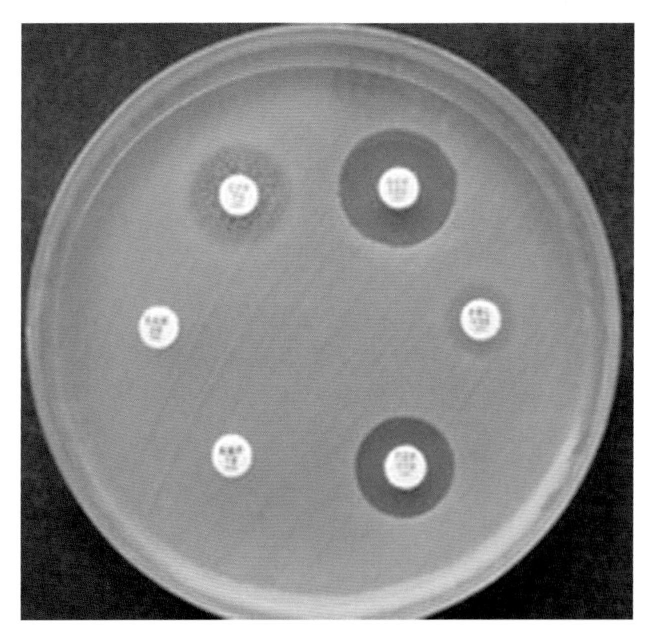

图2-4-5　抑菌圈示意图

◆ 注意事项

（1）制备好的混菌平皿最好在半小时之内使用。

（2）纸片一旦贴下就不可以再挪动位置。

（3）纸片在平皿中的位置不能太近。

（4）如果培养平皿上出现单个菌落，表示接种量太少，应该重新实验。

（林　媛　韩燕星　蒋建东）

## 第六节　病毒的细胞培养法

### 一、实验材料

HepG2细胞，乙型肝炎病毒HBV悬液，细胞培养液DMEM，胰酶，无菌PBS溶液，细胞培养瓶，无菌吸管。

### 二、实验步骤

1. 选择生长良好的HepG2细胞一瓶，轻轻摇动细胞培养瓶数次，使细胞表面的碎片悬浮，连同培养液一同倒入废液瓶中，用无菌PBS溶液洗涤一次。

2. 从无细胞侧加入胰酶，翻转培养瓶，使胰酶浸润细胞1分钟左右，再翻转细胞瓶使细胞层在上，放置5～10 min，直到肉眼观察细胞面出现布纹状网孔为止。

3. 沿细胞面加入适量细胞培养液DMEM，洗下细胞，并用吸管吹打数次使其成为细胞悬液，视细胞数量分瓶。

4. 放置37℃ $CO_2$培养箱中静置培养，48 h换液生长，一般2～3天可以形成单层。

5. 取已经形成单层的HepG2细胞2瓶，倒去细胞培养液，用PBS洗涤1次。

6. 取一管乙型肝炎病毒HBV悬液0.1 ml，使其与一瓶HepG2细胞接触，在37℃吸附1～2 h。另一瓶HepG2细胞不接触病毒作为对照。

7. 每瓶细胞中再加入1 ml细胞培养液。

8. 放置37℃ $CO_2$培养箱中静置培养，逐日观察细胞病变情况，可见CPE（病变细胞肿大、变圆、融合，细胞聚集成葡萄串状，或有部分脱落）。

## 三、典型的病毒感染细胞CPE现象（图2-4-6）

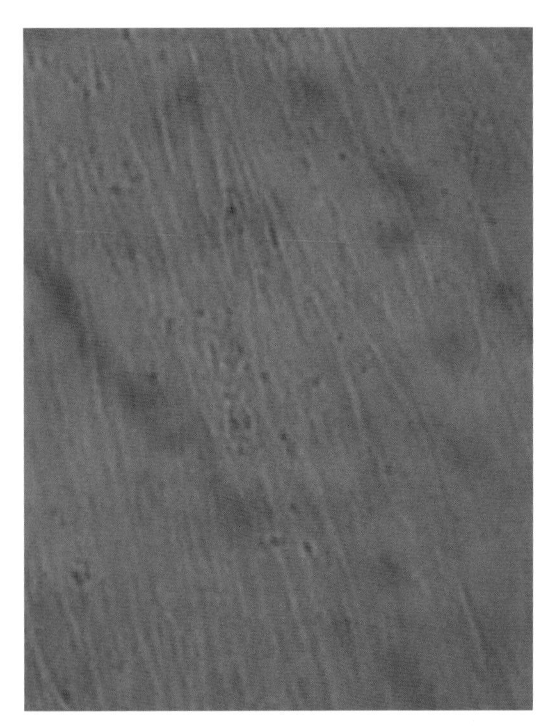

正常细胞

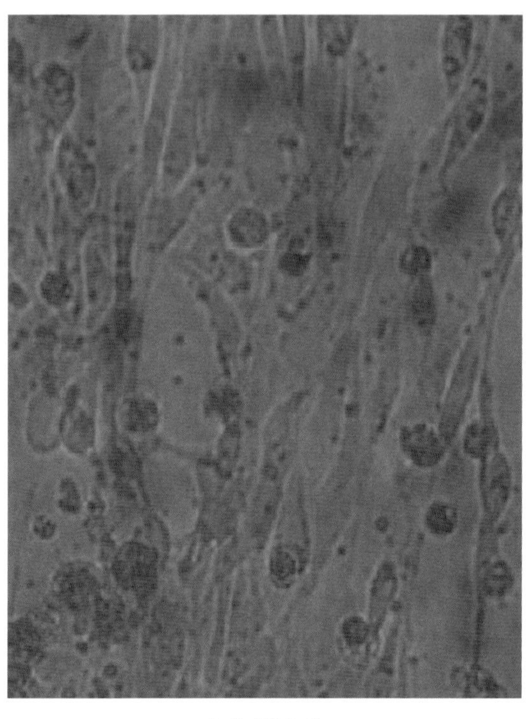

病毒感染细胞

图2-4-6　病毒感染细胞CPE现象

◆ 注意事项

（1）病毒的浓度要适宜。病毒太少细胞被感染的也少，病毒太多容易对细胞有伤害。

（2）感染病毒时，细胞培养液的量要少，保证一定的病毒浓度。

（3）要设立不感染病毒的细胞作为对照。

（林　媛　韩燕星　蒋建东）

# 第七节　病毒的效价测定（血凝实验）

## 一、实验材料

禽流感病毒，鸡红血细胞，PBS，96孔板，移液器，振荡器。

## 二、实验步骤

1．在96孔板中选取一行，用移液枪在1～12孔中每孔加入50 μL PBS。

↓

2．用移液器吸取禽流感病毒50 μL加入第一孔中，混匀后，再吸出50 μL至第二孔，依次倍比稀释到第11孔，弃去50 μL。此时病毒的稀释比例分别为1/2，1/4，1/8……第12孔作为不加病毒的对照。

↓

3．用移液器向1～12孔中各加入50 μL鸡红血细胞，混匀。

↓

4．将96孔板放置于振荡器上振荡1 min，室温静置30～45 min。

↓

5．观察结果，以出现完全凝集的病毒最大稀释度作为病毒的效价。不凝集的红细胞沉于孔底呈点状。

## 三、典型的血凝实验示意图（图2-4-7）

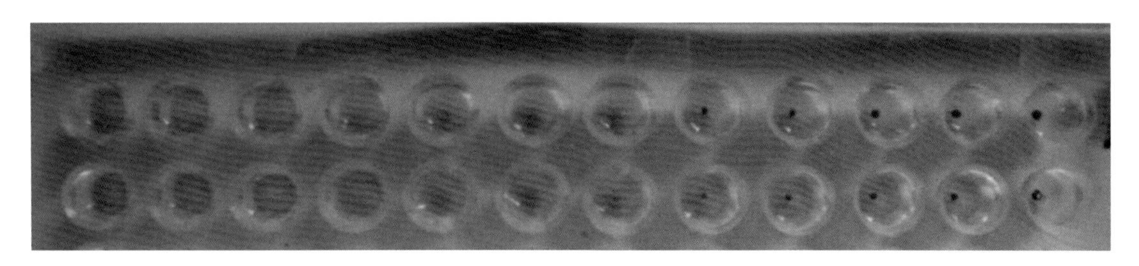

图2-4-7　血凝实验示意图

◆ 注意事项

（1）稀释病毒时，每孔充分混匀后，再加入下一个孔。

（2）用移液器加入鸡红血细胞时，每加一个孔更换一个枪头。

（3）注意静置的时间：时间太短红细胞未凝集；时间太长凝集的红细胞团会沉降下来，造成实验结果不准确。

（林　媛　韩燕星　蒋建东）

# 第八节　肝炎病毒表面抗原HBsAg的检测

## 一、实验材料

微量酶标反应板，HRP标记的抗HBV抗体，抗HBs用包被液，HBV病毒，细胞裂解液，PBS。

## 二、实验步骤

1. 在微量酶标反应板中每孔加入100 μL抗HBs用包被液，放置在4℃过夜。第二天取出后用PBS洗涤3次，备用。

↓

2. 收集HBV病毒，1500×g，离心10 min。用PBS洗涤三次。

↓

3. 加入细胞裂解液，裂解细胞10 min，1500×g，离心10 min，除去细胞碎片。

↓

4. 在微量酶标反应板中，每孔加入100 μL不同稀释度的上述细胞裂解液，每孔做两个平行的复孔。同时设立不加细胞裂解液的空白对照。37℃放置2 h，用PBS洗涤三次。

↓

5. 每孔中加入1∶1000稀释的HRP标记的抗HBV抗体100 μL。37℃放置2 h，用PBS洗涤三次。

↓

6. 每孔加100 μL OPD底物。暗室中放10～20 min显色。

↓

7. 每孔加入1 M $H_2SO_4$终止酶反应。

↓

8. 观察。如测定孔与空白对照相比无色，则HBsAg为阴性；如测定孔与空白对照相比颜色明显加深，则HBsAg为阳性。

◆ 注意事项

（1）包被好的微量酶标板应放置在4℃备用。

（2）PBS洗涤微量酶标板时尽量将残余液体甩干净。

（3）使用OPD底物显色时，要放置在暗室中。

（林　媛　韩燕星　蒋建东）

## 参 考 文 献


（1）SATTA G，CORNAGLIA G，FODDIS G，et al. Evaluation of ceftriaxone and other antibiotics against escherichia coli，pseudomonas aeruginosa，and streptococcus pneumoniae under in vitro conditions simulating those of serious infections［J］. Antimicrob agents chemother，1988，32（4）：552–560.

（2）Abbasi J. Rapid test for antibiotic susceptibility［J］. JAMA，2017，318（4）：1314.

（3）GRIPON P，RUMIN S，URBAN S，et al. Infection of a human hepatoma cell line by hepatitis B virus［J］. Proc natl acad sci U S A. 2002，99（24）：15655−60.

（4）Chomel JJ，Pardon D，Thouvenot D，et al. Comparison between three rapid methods for direct diagnosis of influenza and the conventional isolation procedure［J］. Biologicals，1991，19（4）：287−92.

（5）SATO K，ICHIYAMA S，IINUMA Y，et al. Evaluation of immunochromatographic assay systems for rapid detection of hepatitis B surface antigen and antibody，DainascreenHBsAg and DainascreenAusab［J］. Clin microbiol，1996，34（6）：1420–1422.

# 第五章

# 离子通道

## 第一节　离子通道研究经典方法–膜片钳技术

膜片钳技术（patch clamp technique）是1976年德国生理学家Erwin Neher 和Bert Sakmann在传统的双电极电压钳技术基础之上，借鉴其他学者使用细胞外玻璃电极的经验，逐渐完善和发展起来的一种新的电生理记录方法。膜片钳技术通过记录离子通道的离子电流，反映细胞膜上单一或多数离子通道的分子活动。膜片钳技术已经成为研究离子通道最重要的技术，被称为离子通道研究的“金标准”。1991年，Neher 和Bert Sakmann因发明膜片钳技术而获得诺贝尔生理学和医学奖。

膜片钳的本质仍属于电压钳的范畴，但由于电压钳技术对细胞的损伤很大，并且无法反映单个通道的活动特点，因此在改进电压钳缺点的基础之上发展了膜片钳技术。它采用经典的电压负反馈放大技术做电压钳制，用细胞外玻璃微吸管作为电极。玻璃微电极尖端接触在细胞膜表面之后，在电极尖端经过负压抽吸，使得玻璃微电极与细胞膜之间形成接触紧密的高阻封接，其电阻值高达10～100 GΩ。在高阻封接的环境下，离子不能从玻璃尖端与膜之间通过，只能从膜上的离子通道进出，因此通过电极记录的电流就是通过该膜的离子通道电流。根据不同的实验需求，膜片钳技术发展形成了不同的记录方法。常用的膜片钳记录方法包括单通道记录（分为3种）和全细胞模式两大类，共4种：细胞贴附式（cell-attached recording）；内膜向外记录模式（inside-out recording）；外膜向外记录模式（outside-out recording）；全细胞记录模式（whole-cell recording）（图2-5-1）。

膜片钳技术在电生理方面的研究是在细胞和分子水平上进行的，可以排除个体差异、环境因素，遗传基因等造成的误差，因而在测量膜离子通道通道电流、研究离子通道功能等实验中更为精准。当前，膜片钳技术主要应用于生理学、生物物理学、生物化学、分子生物学和药理学等多种学科，在探索心脑血管疾病、癫痫、疼痛及神经系统疾病的相关发病机制中发挥着重要的作用，可为疾病的诊断提供更可靠的电生理数据支持，指导后续治疗。尤其是在药理学应用过程中，膜片钳技术大大提高了药用化合物的筛选速度，使制药和生物技术行业的初步筛选达到高通量的标准，并且还是药物安全性评价中体外心脏毒性评价的金标准。

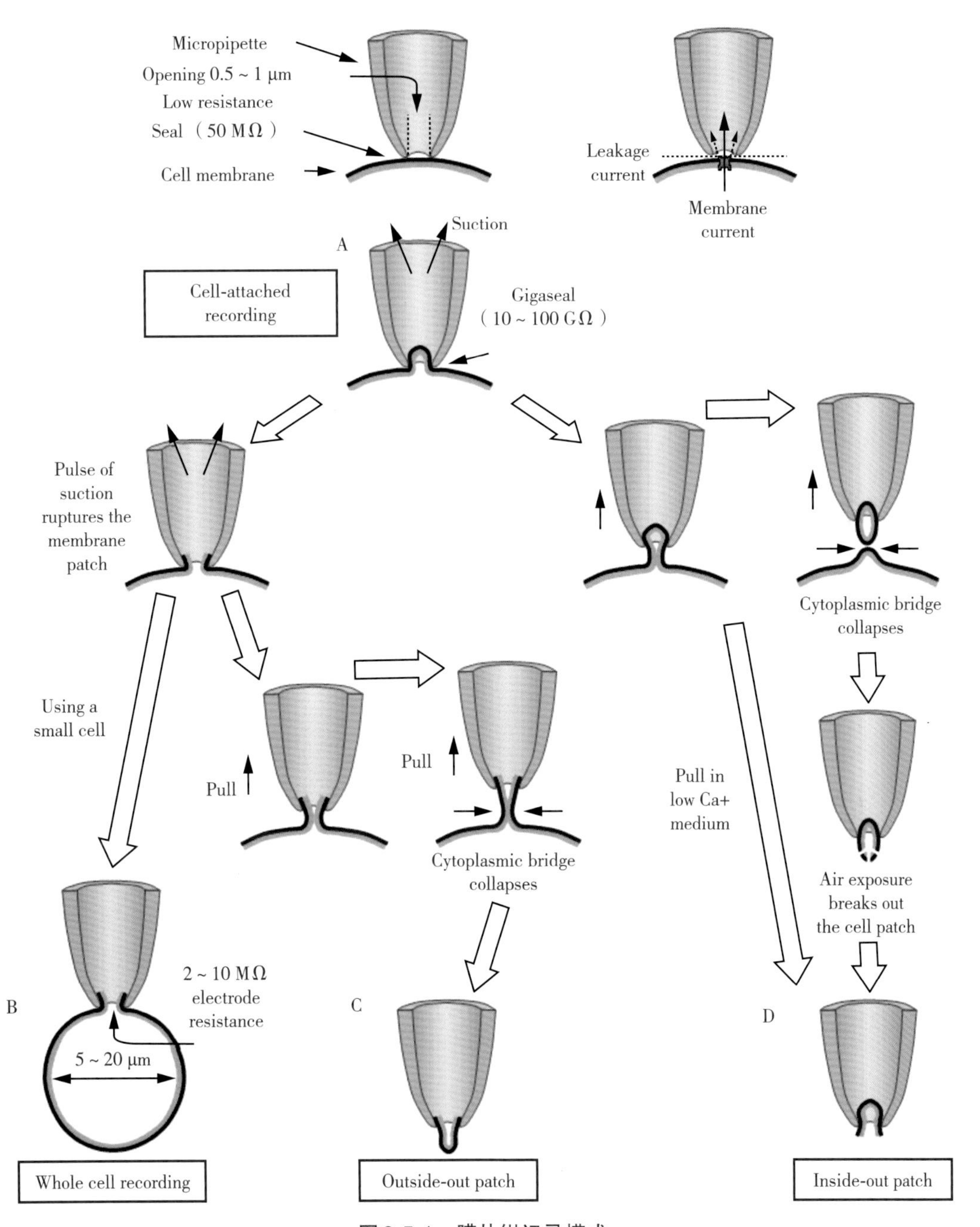


图2-5-1 膜片钳记录模式

A. 细胞贴附式记录；B. 全细胞记录；C. 外膜向外记录；D. 内膜向外记录

注：Micropipette Opening：微电极开口；Low resistance：低电阻；Seal：密封；Cell membrane：细胞膜；Leakage current：漏电流；Membrane current：膜电流；Suction：抽吸；Gigaseal：高阻封接；Cell-attached recording：细胞贴附式记录；Pulse of suction ruptures the membrane patch：抽吸脉冲使细胞膜片破裂；Using a small cell：使用于小细胞；Pull：提起；Cytoplasmic bridge collapses：胞质桥断裂；Pull in low Ca＋medium：置于低钙介质中；Air exposure breaks out the cell patch：细胞囊泡暴露干空气中破裂；electrode resistance：电阻；Whole cell recording：全细胞记录；Outside-out patch：外膜向外膜片；Inside-out patch：内膜向外膜片。

# 第二节　膜片钳全细胞记录

## 一、心肌细胞急性分离

### （一）所需实验材料

大鼠或豚鼠（250～350 g）；无钙台式液：（mmol/L）：NaC1 135；KC1 5.4；$NaH_2PO_4$ 0.33；HEPES 10；Glucose 10；$MgCl_2$ 1（pH7.4）；胶原酶消化液：胶原酶I 10 mg，BSA 35 mg，溶解于25 ml无钙台氏液中；蛋白酶E 5 mg，BSA 35 mg，溶解于25 ml无钙台氏液中；KB保存液（mmol/L）：KOH 70；KC1 40；$KH_2PO_4$ 20；谷氨酸50；$MgCl_2$ l；牛磺酸20；EGTA 10；HEPES 10；Glucose 10；BSA 30 mg（pH7.4）；手术器械（大小剪刀，粗镊子，细镊子，动脉夹）；50 ml烧杯；35 mm培养皿；Langendorff灌流装置；恒温浴槽；95% $O_2$和5% $CO_2$ 混和气。

### （二）实验步骤

1．打开恒温灌流装置（37℃）和供氧装置，将配制好的无钙台式液（30 ml左右）和消化液加入Langendorff装置中，预热，供氧饱和20 min以上，供氧大小以看到液体中出现连续气泡为宜。调整好后打开灌流阀门分别放掉一些消化液和无钙台式液以清除装置中残留的气泡。

↓

2．取出KB保存液置于恒温水浴中（37℃）持续供氧饱和。

↓

3．取两个小皿（或瓶盖）各装10 ml无钙台式液置于4℃，开胸时取出备用。

↓

4．麻醉动物前20 min给动物注射2000 U肝素1 ml。

↓

5．用20%乌拉坦1.5 ml/300 g麻醉动物。

↓

6．动物麻醉好后，将其固定于鼠板上，开胸迅速取出心脏，游离出主动脉根部后置于步骤（3）中的无钙台式液里稍做修剪开始插管，插管后将心脏迅速悬挂于Langendorff装置上并固定牢靠。

↓

7．先用无钙台式液灌洗心脏5 min左右。

8．无钙台式液冲洗完毕后切换到消化液（大鼠胶原酶，豚鼠蛋白酶E）开始酶解，消化时间约20 min（豚鼠5 min左右）；同时向Langendorff装置中加入步骤（2）中的KB保存液（30 ml左右）。

9．消化完后切换到KB保存液开始冲洗心脏5 min。

10．取下心脏，将所需部位分离出来，浸泡在KB液中，初剪为10余块，立即用微孔滤膜（200目）过滤1次，以冲洗残酶。将洗过的心肌块浸泡入KB液中，用剪刀细细剪碎，动作要轻柔，然后滤出第2杯。如此数次可滤得第3杯、第4杯。通常第1杯因含残酶较高，后期对心肌细胞膜的损坏较大，因此弃去不用。

11．分离好的细胞至于4℃保存，可根据实验需要选择不同时间进行复钙。

### （三）急性分离的豚鼠心肌细胞（图2-5-2）

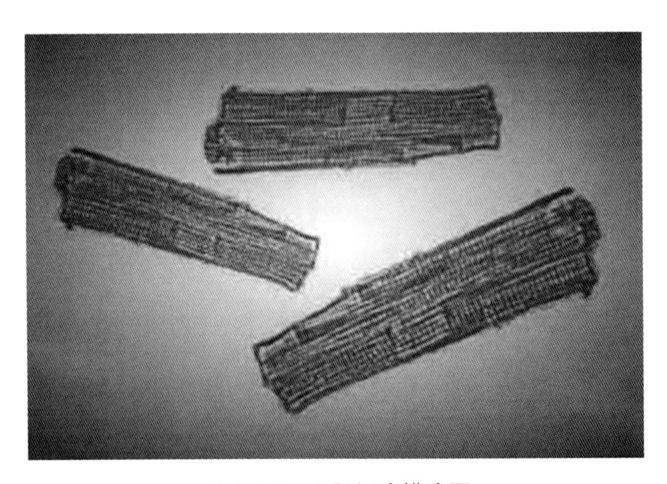

图2-5-2 心肌细胞模式图

### （四）注意事项

1．无钙台式液和KB液配好过滤后保存于4℃，一周以内使用。

2．溶液需使用三蒸水或是可保证质量的去离子水配制，尽量使用Sigma公司的化学试剂。

3．消化液于实验操作前半小时现配。

4．恒温装置设定的温度为37℃或稍高，但是从插管处流出液体的温度可能低于37℃，所以可用温度计测量一下插管处流出液体的实际温度，确保是否也维持在37℃左右。

5．从开胸到将心脏悬挂到Langendorff上这一过程必须十分迅速，尽量在30 s内完成；取材时主动脉切记不能剪得太短以免影响插管或是灌流；插管时千万小心不能产生气泡。

6．如果消化液不是自动循环灌流，可取两小皿手动循环使用消化液以维持灌注压。

酶解消化过程中可见心脏体积明显膨胀增大，整体呈现半透明状。如果酶解过程无误，心脏整体应呈浅粉红色。

7．注意事项：如果开始灌流很慢，可以左右旋转或是上下移动调节动脉在插管上的位置直到灌流通畅。无钙台式液灌洗过程不宜过长应该控制在5 min以内。

（王晓良　王伟平）

## 二、大鼠海马神经元急性分离

### （一）所需实验材料

出生7～14天的大鼠，雌雄不拘；震动切片机；恒温水浴槽；手术器械（眼科剪、眼科镊等）、冰盒；火抛光的pasteur吸管（500，300，150 μM）；金属滤网（200 目）；人工脑脊液（ACSF）(mM)：NaCl 126，KCl 5，$NaH_2PO_4$ 1.25，$MgSO_4$ 2，$NaHCO_3$ 26，Glucose 10，$CaCl_2$ 2，pH 调至7.2；台氏液（mM）：NaCl 120，KCl 5.4，$MgCl_2$ 1，HEPES 10，pH调至7.35～7.40；0.05% 胰酶；0.05% 蛋白酶E。

### （二）实验步骤

1．大鼠断头取脑，立即置于0～4℃，充氧（95% $O_2$＋5% $CO_2$）ACSF内。

↓

2．于冰盒上分离海马并将海马切成400～500 μM的薄片（冠状切片）。

↓

3．将脑片转移到充氧（95% $O_2$＋5% $CO_2$）ACSF内孵育1小时。

↓

4．将脑片转移到10 ml充氧（95% $O_2$＋5% $CO_2$）的含0.05% 胰酶的恒温（32℃）ACSF

内酶解30 min。

↓

5. 用正常充氧（95% $O_2$ + 5% $CO_2$）的ACSF 冲洗2 ～ 3 遍。

↓

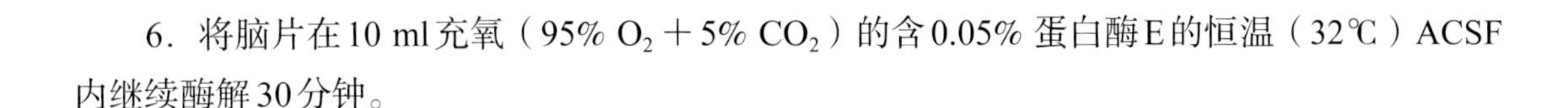

6. 将脑片在10 ml充氧（95% $O_2$ + 5% $CO_2$）的含0.05% 蛋白酶E的恒温（32℃）ACSF内继续酶解30分钟。

↓

7. 用正常充氧（95% $O_2$ + 5% $CO_2$）的ACSF 冲洗2 ～ 3 遍，然后在室温下保存于充氧的ACSF内。

↓

8. 在开始膜片钳实验前，取1 ～ 2 片脑片移入2 ml ACSF中，以火抛光的pasteur吸管（500 μM，300 μM，150 μM）顺序吹打，取上清经金属滤网过滤加入细胞池内，静置10 ～ 20 min，于显微镜下，选择形态正常、健康的单个神经元，进行膜片钳记录。

◆ 注意事项

（1）断头取脑一定要快，在一分钟完成，避免脑组织缺氧损伤。

（2）酶液现用现配。

（3）修块时，注意不要扭转或撕扯海马，更不要损伤海马。

（4）切片前两片不要，状态不好。

（王晓良　王伟平）

## 三、大鼠脊髓背根神经节神经元急性分离

### （一）所需实验材料

雄性SD大鼠（200 ～ 300 g）；手术器械（大小剪刀，镊子等）；一次性注射器（5 ml）；玻璃爬片；酒精灯；酒精喷壶；无菌操作台；解剖显微镜；细胞培养箱；恒温水浴锅；显微镜；细胞计数器；计时器；离心机；玻璃吸管；移液枪；滤器（0.22 μm）；40 μm细胞滤网；培养皿；离心管；神经生长因子（NGF）；HBSS缓冲液；FBS；DMEM/F12；胶原酶 Ⅰ；中性蛋白酶Ⅱ；DNA酶 IV；L-Glutamine；75% 酒精；多聚赖氨酸（PDL）；水合氯醛；去离子水；浓硝酸（70% wt/wt）。

### （二）实验步骤

1. 将玻璃吸管、爬片置于浓硝酸浸泡2天，去离子水洗净，高压灭菌，烘干备用。

↓

2．去离子水配制PDL（0.1 mg/ml，无菌），包被爬片（过夜）；高压手术器械，烘干备用；配制10%水合氯醛室温备用；配制细胞培养液：D/F12 ＋ 10%FBS ＋ L-Glutamine（2 mM），4℃储存备用；细胞培养液配制NGF母液（2 μg/ml），−20℃储存备用。

3．HBSS配制无菌细胞分离酶液室温备用：胶原酶 Ⅰ（1.6 mg/ml）＋ 中性蛋白酶Ⅱ（3.5 mg/ml）＋DNA酶 Ⅳ（0.04 mg/ml）。

4．10%水合氯醛腹腔注射（5 ml/kg）麻醉大鼠后，将其背面朝上置于解剖台上，75%酒精消毒背部，打开背部皮肤，酒精消毒背部肌肉及手术器械，游离并取出$L_1$～$L_5$腰段脊柱，置于盛有4℃ HBSS液的培养皿中。更换手术器械，剖开脊柱，用尖头镊取出双侧背根神经节，置于新的盛有4℃ HBSS液的培养皿中。解剖显微镜下，用游丝镊剥离神经节上附着的结缔组织被膜，剪掉两端神经纤维，将剥离干净的神经节置于新的盛有4℃ HBSS液的培养皿中，用眼科剪将其剪成小块。

5．将上述含有神经节碎块的溶液转移至15 ml离心管，500 rpm/min，离心2 min，弃上清，加入2 ml预热的混合酶液，37℃，消化12 min，每4 min轻轻摇晃数下。

6．加入8 ml细胞培养液终止消化，用玻璃吸管轻轻吹打20次使细胞充分分散，细胞滤网过滤，1200 rpm/min，离心5 min，弃上清，加入2 ml细胞培养液重悬，显微镜下进行细胞计数，加入适量培养液将细胞密度调整至$5 \times 10^4$个/ml，加入适量NGF母液使其终浓度为20 ng/ml。

7．将PDL包被过的爬片用HBSS洗两遍，将上述细胞悬液均匀滴加到爬片上，置于孵箱中培养。

8．静置培养2 h后，即可用于电生理记录，此方法分离所得细胞基本可用3天。

◆ 注意事项

（1）酶液现配现用。

（2）神经节上的结缔组织膜要剥离干净。

（3）消化时间宜短不宜长，细胞吹打要轻柔。

（4）全程遵循无菌原则。

（王晓良　王伟平）

## 四、电压门控离子通道电流记录

### （一）实验材料

膜片钳放大器；电极拉制仪；微操作仪；防震台；显微镜；电脑；细胞；细胞外液；电极内液；玻璃电极；玻璃注射器；硅胶管。

### （二）实验步骤

1. 准备好细胞，拉制好玻璃电极，阻抗约为3 MΩ。

↓

2. 打开电脑和记录软件，导入配置文件和刺激程序文件。

↓

3. 装好充灌电极内液的玻璃电极，向玻璃电极施加一个小的正压。

↓

4. 在显微镜下找到孤立、透亮、轮廓清晰的细胞，用微操作仪将玻璃电极向细胞靠近。

↓

5. 当玻璃电极进入细胞外液液面以下时，进行失调电位 $V_0$ 补偿。

↓

6. 当玻璃电极靠近接触细胞后，当封接阻抗上升约0.5 MΩ 左右时，放掉玻璃电极内的正压，并快速抽吸一个负压，同时将膜电位快速调节至超极化电位。

↓

7. 放掉负压，等待封接阻抗达到1 GΩ 后，进行Cfast快电容补偿。

↓

8. 向细胞施加脉冲式负压抽吸，直到破膜成功，进行Cslow慢电容补偿、Rs串联电阻补偿和Leak漏电流补偿。

↓

9. 将电位调至钳制电位，待细胞稳定2 min后开始记录电流。

（三）电压门控离子通道Kv2.1的记录（图2-5-3）

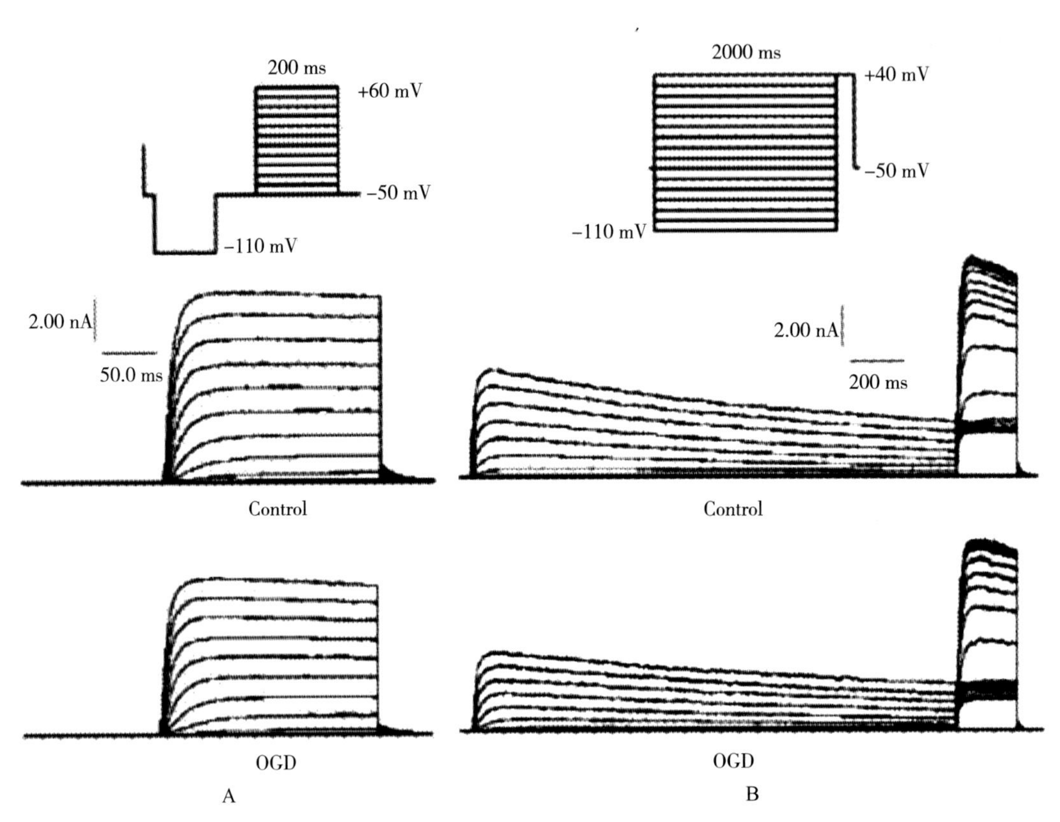


图2-5-3　氧糖剥夺对电压门控钾通道Kv2.1电流的作用

A．稳态激活电流　B．稳态失活电流。

注：Control：对照组；OGD：氧糖剥夺组。

◆ 注意事项

（1）充灌电极内液时要避免产生气泡。

（2）电极入水前一定要施加一个正压，避免电极尖端被堵塞。

（3）封接时放掉正压和抽吸负压要连贯，一气呵成。

（4）脉冲式负压抽吸破膜不成功时，可以和Zap电压破膜交替进行。

（王晓良　王伟平）

## 五、配体门控离子通道电流记录

以NMDA电流的记录为例，其余配体门控电流的记录根据需要更改电极内液、细胞外液的配方，以及钳制电压等条件。

（一）所需实验材料

原代培养的神经元；电极内液（in mM：K-gluconate 140，NaCl 10，$CaCl_2$ 1，EGTA 10，HEPES 10，ATP-Mg 5，GTP-Na 0.2，1 M KOH调pH至7.25，0.22 M过滤后−20℃保存）；细胞外液（in mM：NaCl 150，KCl 5，$CaCl_2$ 2，D-Glucose 10，HEPES 10，M NaOH调pH至7.4，4℃保存。无必要说明，不含$Mg^{2+}$。使用时，加入TTX至终浓度为0.1 μM）；NMDA溶液（称取适量NMDA，加入适量去离子水，终浓度为10 mM或100 mM，完全溶解后分装，−20℃保存）；glycine 溶液（称取适量glycine，加入适量去离子水，终浓度为10 mM，完全溶解后分装，−20℃保存）；盐桥：称取适量琼脂，加入适量细胞外液，琼脂终浓度为2%，微波炉高火加热，至沸腾三次，琼脂完全溶解，溶液澄清透明。将琼脂灌入至盐桥管中（盐桥管提前浸酸，然后清洗，烘干），在盐桥管口处留多余的琼脂，待其冷却后，将盐桥管口的琼脂用刀片切平。盐桥不使用时浸泡于150 mM KCl中，4℃保存。不同的细胞外液要制作不同的盐桥，不可混用。

（二）实验步骤

1. 实验前用细胞外液润洗灌流管道及灌流槽。

2. 拉制给药电极　拉制口径约为2 ～ 5 μM 的玻璃电极作为给药电极。

3. 调节灌流系统流速，细胞外液以1 ～ 2 ml/min的速度灌流。

4. 取一片培养至第八天以上的神经元，放入灌流槽中。

5. 给药电极中充灌配体溶液工作液，液面至给药电极3/4以上的高度。

6. 正确放置盐桥，设置liquid junction 至14.0 mV（LJ的数值需要根据不同的电极内液、细胞外液重新计算，可使用pClamp中的tools工具进行计算，选择“盐桥”方式）。

7. 导入实验需要的配制文件和刺激程序文件，装好记录电极。

8. 将给药电极置于灌流下游，距离目标细胞5 ～ 10个胞体斜上方处。

9. 在视野中选择细胞表面光滑、形状规则的直径在20 μM左右的锥体神经元进行实验。细胞形成GΩ封接后，待其稳定1～2 min至封接电阻稳定，zap 600 mV 100 μs，辅助手动抽吸进行破膜，形成whole cell记录模式（钳制于-70 mV）。

10. 若细胞破膜后仍然封接非常稳定，将其稳定2 min再进入正式实验，以使细胞内液和电极内液充分交换。

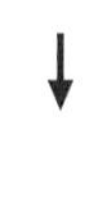

11. 记录电流。

↓

12. 实验结束后用去离子水清洗灌流装置、灌流槽、盐桥孔等。盐桥用完后放在150 mM KCl溶液中置于4℃保存。盐桥不可混用，若盐桥使用时存在基线漂移现象，重新制作盐桥。

**（三）配体门控离子通道GABA的记录（图2-5-4）**

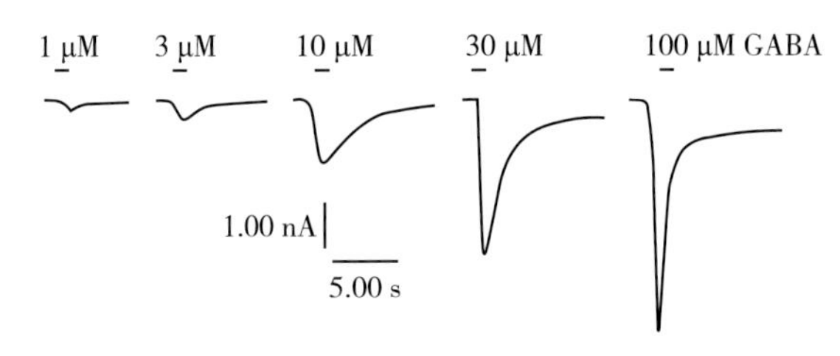


图2-5-4　GABA浓度依赖性激活原代培养神经元$GABA_A$电流

◆ 注意事项

（1）Liquid junction、钳制电压等根据实际情况、文献报道、离子通道类型进行适当调整。

（2）喷射给药的时间、灌流给药的时间也可根据离子通道类型、灌流速度、灌流槽内液面的高低进行调整，但是在同一个细胞、同一个实验中，应该从头至尾保持一致。

（3）不论是记录自身对照，还是记录给药后电流大小，在任何条件下都是每隔2 min（NMDA电流的记录实验条件下）记录一次电流大小，即前后喷射给药的间隔时间为2 min，间隔时间不能随意更改。

（4）给药方式：喷射给药与灌流给药。喷射给药适用于容易失敏的配体、贵重难得的药品等；灌流给药适用于一般情况下观察药物对电流的作用时。本实验中采用喷射给药给与易失敏的配体，采用灌流给药给与一般药物观察药物对NMDA电流的影响。

（王晓良　王伟平）

## 六、单细胞动作电位的记录

以心肌细胞动作电位的记录为例，神经元动作电位的记录根据需要更改电极内液、细胞外液的配方，以及钳制电压等条件。

### （一）所需实验材料

急性分离的大鼠或豚鼠心肌细胞；配气瓶（95% $O_2$＋5% $CO_2$＋充氧管）；细胞外液（mM：NaCl 135，KCl 5.0，$MgCl_2$ 1，$CaCl_2$ 1.8，Glucose 10，HEPES 10，$NaH_2PO_4$ 0.33，pH7.4）；细胞内液（mM：KCl 140，$MgCl_2$ 1，HEPES 10，Mg-ATP 3，EGTA 10，pH7.2）；玻璃电极。

### （二）实验步骤

1. 将急性分离的心肌细胞置入细胞槽中用细胞外液充氧（95%$O_2$ ＋ 5%$CO_2$）灌流15 min。

2. 记录的玻璃电极经电极拉制仪两步法拉制，使用前再经电极抛光仪热抛光处理，使微电极尖端口径为1 μm左右，充灌电极内液后阻抗为2～4 MΩ。

3. 采用EPC-10膜片钳放大器采集电流信号，由HEKA Pulse软件采样程序采入，电流信号经膜片钳放大器3 KHz低通贝塞尔滤波（low-pass Bessel filter）采样频率为10 KHz。在电流钳制模式下应用Pulse v8.64进行刺激发放和信号采集。

4. 选择条纹清晰的杆状心肌细胞进行封接，细胞形成GΩ 封接后，待其稳定1～2 min至封接电阻稳定，设置“zap”参数为 600 mV 100 μs，辅助手动抽吸进行破膜，形成whole cell 记录模式，同时观察细胞静息膜电位，膜电位在－70 mV 左右为宜。

↓

5. 将记录模式由“voltage clamp”切换为“current clamp”。

↓

6. 给予一个电流幅度为800～1000 pA，电流时程为5～7 ms的脉冲刺激，诱导出动作电位。采用连续采样的方式，每30 s记录一个动作电位，直到动作电位幅度稳定时，加入药物，观察药物对动作电位幅度和时程等的影响。

（三）豚鼠心肌细胞动作电位的记录（图2-5-5）

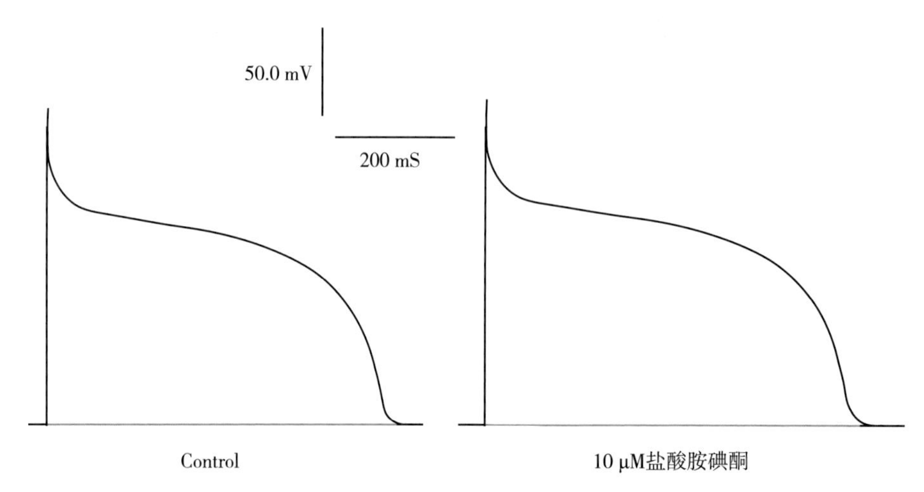


图2-5-5　胺碘酮对急性分离的大鼠心室肌细胞动作电位的作用

注：Control：对照组。

◆ 注意事项

（1）确保急性分离心肌细胞的状态较好。

（2）选择膜电位低于−70 mV的细胞进行记录。

（王晓良　王伟平）

## 第三节　膜片钳单通道记录

### 一、单通道记录原理

单通道记录（single channel recording）技术是用特制的玻璃微电极（电极阻抗至少10 MΩ）吸附于细胞表面，使之形成10 ～ 100 G的紧密封接，被吸附的孤立小膜片面积为$\mu m^2$量级，里面只含有少数离子通道。然后对该膜片实行电压钳位，可测量单个离子通道随机开放产生的pA（10安培）量级的电流。通过观测单个通道开放和关闭的电流变化，可直接得到各种离子通道开放的电流幅值分布、开放时间分布以及开放概率等功能参量，并分析它们与膜电位、离子浓度等之间的关系。还可把玻璃电极吸附的膜片从细胞膜上分离出来，以膜的外侧向外或膜的内侧向外等方式进行实验研究。这种技术对小细胞的电压钳位、改变膜内外溶液成分以及施加药物都很方便。

## 二、所需实验材料：

膜片钳放大器；电极拉制仪；微操作仪；防震台；显微镜；电脑；细胞；细胞外液；电极内液；玻璃电极；玻璃注射器；硅胶管；抛光仪；硅酮树脂。

## 三、实验步骤

1. 准备好细胞，拉制好玻璃电极，阻抗约为10 MΩ。

↓

2. 打开电脑和记录软件，导入配置文件和刺激程序文件。

↓

3. 将玻璃电极进行抛光，电极尖端尽可能的涂满硅酮树脂。

↓

4. 装好充灌电极内液的玻璃电极，向玻璃电极施加一个小的正压。

↓

5. 在显微镜下找到孤立、透亮、轮廓清晰的细胞，用微操作仪将玻璃电极向细胞靠近。

↓

6. 当玻璃电极进入细胞外液液面以下时，进行失调电位$V_0$补偿。

↓

7. 当玻璃电极靠近接触细胞后，当封接阻抗上升约0.5 MΩ左右时，放掉玻璃电极内的正压，并快速抽吸一个负压，同时将膜电位快速调节至超极化电位。

↓

8. 放掉负压，等待封接阻抗达到10 GΩ后，进行Cfast快电容补偿。

↓

9. 将增益调至20 mV/pA，将电位调至钳制电位，待细胞稳定2 min后开始记录电流。

## 四、大鼠心肌细胞TREK-1单通道记录（图2-5-6）

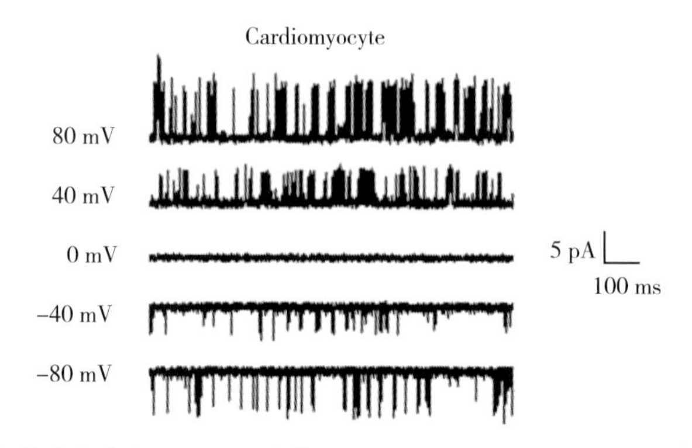


图2-5-6 急性分离的大鼠心肌细胞花生四烯酸激活的TREK-1钾通道单通道电流

注：Cardiomyocyte：心肌细胞。

◆ 注意事项

（1）充灌电极内液时要避免产生气泡。

（2）电极入水前要施加一个正压，避免电极尖端被堵塞。

（3）封接时放掉正压和抽吸负压要连贯，一气呵成。

（4）电极一定要抛光。

（王晓良　王伟平）

# 第四节　膜片钳脑片记录方法

## 一、脑片制备及实验装置

### （一）所需实验材料

实验动物：大鼠（200～300 g）或小鼠（小于3周）；配气瓶（95%$O_2$＋5%$CO_2$＋充氧管）；ACSF：（mmol/L）：119 NaCl，2.5 KCl，1$NaH_2PO_4$，1.3 $MgSO_4$，26 $NaHCO_3$，10 glucose，and 2.5 $CaCl_2$；Cutting Solution 300 ml in mM：228 sucrose；11 glucose；26 $NaHCO_3$；1 $NaH_2PO_4$；2.5 KCl；7 $MgSO_4$；0.5 $CaCl_2$；Cutting Solution；冰盒；震动切片机；水浴锅；培养皿；烧杯；圆形滤纸；乙醚；生物胶（例如502）；手术器具（手术刀，大剪刀，小剪刀，镊

子，单面刀片等)。

（二）实验步骤

1．将ACSF常温充氧1 h，Cutting Solution冰浴充氧1 h。

↓

2．在切片机的切片槽中加入冰浴充氧的Cutting Solution，并持续充氧，安装一次性刀片，并将其高度调到适宜的位置。

↓

3．乙醚麻醉动物，断头取脑，放入盛有持续通氧的冰浴cutting solution中约1 min。

↓

4．用勺子取出脑子，放在冰浴充氧cutting solution浸润的滤纸上；在滤纸上将要用于切片的脑组织进行修整。

↓

5．将修整好的组织块头部切平，用滤纸吸干ACSF，垂直粘于预先涂有少许502胶的振动切片机标本托上。

↓

6．将粘有脑块的载物台放入切片槽中，进行冠状切片。

↓

7．操作震动切片机进行切片，设置切片厚度为400 μm，震速8 mm/s，前进速度2 mm/s，用宽口塑料吸管收集。

↓

8．将收集的脑片放在持续通氧的ACSF 中，28° 水浴培养30 min。脑片从水浴锅中取出后室温放置30 min后用于记录。

◆ 注意事项

（1）断头取脑要快，在一分钟之内完成，避免脑组织缺氧损伤。

（2）切除脑前部2/3，用钝性手术器械剥除剩余1/3除皮层海马之外的部分，用手术刀进行修块。

（3）修块时，注意不要扭转或撕扯海马，更不要损伤海马。

（4）切片前两片不要，状态不好。

（5）不同实验室孵育条件不同，经试验，室温孵育1 h也可。

（王晓良　王伟平）

## 二、脑片盲法全细胞记录

### （一）实验材料

孵育好的大鼠或小鼠脑片；膜片钳放大器；电极拉制仪；微操作仪；防震台；显微镜；电脑；监视器；细胞外液；电极内液；玻璃电极；玻璃注射器；硅胶管；充氧（95%$O_2$＋5%$CO_2$）饱和ACSF；玻璃吸管。

### （二）实验步骤

1. 依次用去离子水、ACSF冲洗灌流系统。

↓

2. 打开放大器、微操作仪、监视器以及记录软件，建立实验数据路径。

↓

3. 打开氮气瓶，充气防震台。

↓

4. 打开显微镜光源及显示屏。

↓

5. 将脑片放入灌流槽中，用盖网固定，并用ACSF灌流，流速为2 ～ 4 ml/min。用于灌流的ACSF的要不断充气。

↓

6. 在监视器下找实验需要的细胞区（如CA1区），用微操作仪将带有正压的记录用玻璃电极以2微米/次的步幅沿细胞线方向纵向穿插，通过由膜片钳放大器输出到探头的去极化试验脉冲（20 mV），同时不断调整显微镜，使电极和细胞一直在监视器视野中。

↓

7. 当玻璃电极靠近并接触细胞，封接阻抗上升约0.5 MΩ左右时，试验脉冲方波会出现类似踩气球样的弹性变化，放掉玻璃电极内的正压，并快速抽吸一个负压，同时将膜电位快速调节至超极化电位。

↓

8. 放掉负压，等待封接阻抗达到1 GΩ后，进行Cfast快电容补偿。

↓

9. 向细胞施加脉冲式负压抽吸，直到破膜成功，进行Cslow慢电容补偿、Rs串联电阻补偿和Leak漏电流补偿。

↓

10. 将电位调至钳制电位，待细胞稳定2 min后开始记录电流。

◆ 注意事项

（1）充灌电极内液时避免产生气泡。

（2）电极入水前施加一个正压，避免电极尖端被堵塞。

（3）封接时放掉正压和抽吸负压要连贯，一气呵成。

（4）脉冲式负压抽吸破膜不成功时，可以和Zap电压破膜交替进行。

（5）在寻找细胞的过程中，需要在监视器上密切观察玻璃电极的位置，并配合微操作仪逐渐靠近细胞。

（王晓良　王伟平）

## 三、离体脑片LTP记录

### （一）实验材料

大鼠或小鼠孵育好的脑片；充氧（95% $O_2$＋5% $CO_2$）饱和ACSF；吸管（最好为玻璃吸管）；盖网；刺激电极（同心圆电极，FHC CBBEB75）；记录电极（玻璃电极，2 MΩ左右）。

### （二）实验步骤

fEPSP的记录和LTP的诱发

1. 打开仪器：打开放大器以及记录软件，建立实验数据路径。

↓

2. 用去离子水，ACSF依次冲洗灌流系统。

↓

3. 打开氮气瓶，充气防震台，显微镜光源及显示屏。

↓

4. 将脑片放入灌流槽中，用盖网固定，并用ACSF灌流，流速为2～4 ml/min.用于灌流的ACSF的要不断充气。

↓

5. 放置刺激电极及记录电极：将刺激电极放置在schaffer侧枝上，将记录电极放置在CA1辐射层，先缓慢下记录电极，0.4 mA刺激，直到波形最大；再调节刺激电极，直到波形最大。

↓

6. 确定得到理想fEPSP的电流强度（$I_0$）及电极深度后，每30 s进行一次电流刺激，稳定30 min。

7. 待稳定记录fEPSP反应30 min后，由小到大增加电流强度，对脑片的fEPSP反应进行测试（一般从0.02～0.2 mA，或根据实际情况调整），制备I/O曲线，选取产生约50%最大fEPSP幅度的电流强度作为记录基础fEPSP水平的刺激电流（I）。

8. 记录基础fEPSP水平15 min，刺激条件设置为：电流强度I，波宽100 μs，重复次数30，主周期30 s。

9. 给予高频刺激（high frequency stimuli，HFS），参数为1串100 Hz的脉冲，此条件可诱发LTP。

10. 给与高频刺激后，以HFS前的刺激条件记录fEPSP反应60 min。

（三）三月龄C57小鼠和KKAy小鼠fEPSP的记录

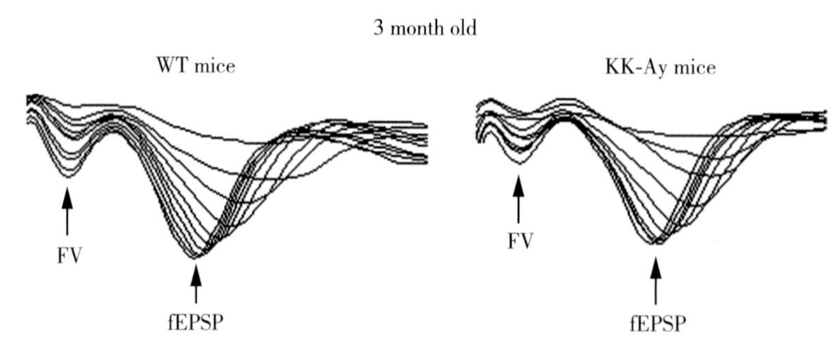


图2-5-7 3月龄C57小鼠和KK-Ay小鼠海马CA1区纤维群峰（FV）和场兴奋性突触后电位（fEPSP）

注：3 month old：3月龄；WT mice：野生型小鼠；KK-Ay mice：KK-Ay小鼠；二型糖尿病模型KK-Ay小鼠。

◆ 注意事项

（1）确保脑片制备的活性较好。

（2）确保脑片在记录和保存的全过程中均均充氧饱和。

（3）实验中以fEPSP斜率（fitmaster拟合）为观测指标，测量HFS前后fEPSP的幅度变化。具体方法是，以HFS前30分钟的fEPSP斜率均值作为基础值，每5分钟fEPSP斜率的均值作为一个时间点，各时间点fEPSP斜率比fEPSP基础值，即得到各时间点fEPSP的增幅比例（%）。

（4）实验结束后，关闭仪器，清洗灌流系统，每隔一段时间需要更换灌流系统及超声刺激电极。

（王晓良　王伟平）

# 第五节　麻醉大鼠在体LTP记录

## 一、实验材料

雄性Wistar或SD大鼠，350～400 g；20%乌拉坦；3%过氧化氢；0.9%生理盐水；记录电极；手术器械（镊子，剪刀，牙科钻等）。

## 二、实验步骤

### （一）大鼠的固定和立体定位

1．大鼠腹腔注射乌拉坦（1.5 mg/kg）麻醉后，固定于立体定位仪上。

↓

2．剪开头部暴露其颅骨，去除骨膜，用3%过氧化氢涂抹颅骨表面使其骨缝清晰。

↓

3．依据大鼠脑立体定位图谱，使用立体定位仪确定前囟、海马区穿通纤维通路（CA3，前囟后4.2 mm，中缝旁3.5 mm）及齿状回（CA1，前囟后3.5 mm，中缝旁2.5 mm）坐标并在颅骨表面对其进行标记。

↓

4．根据上述坐标使用牙科钻在CA3、CA1处进行钻孔。

↓

5．将刺激电极定位于海马区CA3坐标上方，记录电极定位于海马区CA1坐标上方，缓慢下插电极到达预定电极深度：刺激电极－脑膜表面下约2.5 mm；记录电极－脑膜表面颅骨表面下约2.0 mm。

↓

6．用银丝作为参比电极，固定在分离开的大鼠皮肤上。

（二）fEPSP的记录和LTP的诱发

1. 依次打开电脑、刺激器、处理器及前置放大器；运行刺激记录软件，使刺激器与电脑正常连接。

↓

2. 载入LTP记录程序。

↓

3. 设置数据存储路径。

↓

4. 记录施加电流刺激时的基础脑电及噪声水平。

↓

5. 若此时噪声水平平稳，则可通过刺激器控制软件施加测试电流刺激，在“单刺激”控制栏下设置起始电流为波宽100 μs，强度约0.5 mA，根据刺激伪迹调整测试电流强度的大小及电极的深度，直至得到理想fEPSP波形。

↓

6. 确定得到理想fEPSP的电流强度（$I_0$）及电极深度后，每30 s进行一次电流刺激，稳定30 min。开始记录并存储数据，同时将刺激器控制软件的刺激条件设置为：$I_0$，波宽100 μs，重复次数60，主周期30 s。

↓

7. 待稳定记录fEPSP反应30 min后，由小到大增加电流强度，对大鼠的fEPSP反应进行测试（一般从0.2 ～ 1.4 mA，或根据实际情况调整），制备I/O曲线，选取产生约50%最大fEPSP 幅度的电流强度作为记录基础fEPSP水平的刺激电流（I）。

↓

8. 记录基础fEPSP水平30 min，刺激条件设置为：电流强度I，波宽100 μs，重复次数60，主周期30 s。

↓

9. 给予高频刺激（high frequency stimuli，HFS），参数为每串10个100 Hz的脉冲，共10串，串间隔2 s，此条件可诱发LTP。

↓

10. 给与高频刺激后，以HFS前的刺激条件记录fEPSP反应60 min。点击workbrench界面Idle键结束数据的记录和存储。

### （三）麻醉大鼠PS的记录

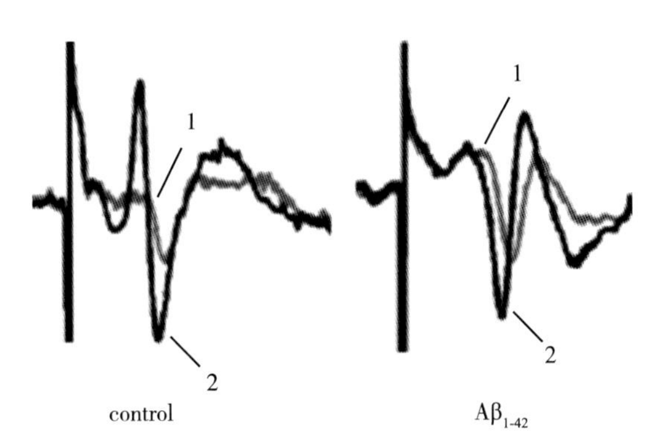


图2-5-8 正常C57小鼠和$A\beta_{1-42}$侧脑室注射的C57小鼠海马DG区群峰电位（PS）幅度

◆ 注意事项

实验中以PS幅度为观测指标，测量HFS前后PS的幅度变化。具体方法是，以HFS前30 min的fEPSP斜率均值作为基础值，每5 min fEPSP斜率的均值作为一个时间点，各时间点fEPSP斜率比fEPSP基础值，即得到各时间点fEPSP的增幅比例（%）。

（王晓良 王伟平）

参 考 文 献

（1）WANG，W.P.，MA，J.H.，ZHANG，P.H.，et al. Redox reaction modulates transient and persistent sodium current during hypoxia in guinea pig ventricular myocytes［J］. Pflügers archiv-European journal of physiology，2007，454：461–475.

（2）LOUCH，W.E.，SHEEHAN，K.A.，WOLSKA，B.M. Methods in cardiomyocyte isolation，culture，and gene transfer［J］. Mol cell cardiol，2011，51：288–298.

（3）WANG，X.L.，ZHANG，L.M.，HUA，Z. Effect of rhyncophylline on potassium channels in isolated rat or guinea pig ventricular myocytes［J］. Acta pharmaceutica sinica，1994，29：9–14.

（4）PAN，Y. P.，XU，X. H.，WANG，X. L. Rivastigmine blocks voltage-activated $K^+$ currents in dissociated rat hippocampal neurons［J］. British Journal of Pharmacology，2003，140：907–912.

（5）WALICKE，P.，COWAN，W.M.，UENO，N.，et al.Fibroblast growth factor promotes survival of dissociated hippocampal neurons and enhances neurite extension［J］. Proceedings of the national academy of sciences，1986，83：3012–3016.

（6）MORRISSEY，T. K.，KLEITMAN，N.，BUNGE，R. P. Isolation and functional characterization of Schwann cells derived from adult peripheral nerve［J］. Journal of neuroscience，1991，11：2433–2442.

（7）RENGANATHAN，M.，CUMMINS，T. R.，WAXMAN，S. G. Contribution of Nav1. 8 sodium channels to action potential electrogenesis in DRG neurons［J］. Journal of neurophysiology，2001，86：

629–640.
（8）YUAN, H., WANG, W.P., FENG, N., et al. Donepezil attenuated oxygen-glucose deprivation insult by blocking Kv2. 1 potassium channels [J]. European journal of pharmacology, 2011, 657: 76–83.
（9）MAGEE, J.C., JOHNSTON, D. Synaptic activation of voltage-gated channels in the dendrites of hippocampal pyramidal neurons [J]. Science, 1995, 268: 301–304.
（10）LIU, Z., WANG, W. P., FENG, N., et al. Parishin C's prevention of Aβ1–42-induced inhibition of long-term potentiation is related to NMDA receptors [J]. Acta pharmaceutica sinica B, 2016, 6: 189–197.
（11）BORMANN, J. Electrophysiology of $GABA_A$ and $GABA_B$ receptor subtypes [J]. Trends in neurosciences, 1988, 11: 112–116.
（12）JIANG XM, WANG WP, LIU ZH, et al. 2-（4-methyl-thiazol-5-yl）ethyl nitrate maleate-potentiated GABAA receptor response in hippocampal neurons [J]. CNS Neurosci ther, 2018, 24（12）: 1231–1240.
（13）WANG, W.P., MA, J.H., ZHANG, P.H., et al. Redox reaction modulates transient and persistent sodium current during hypoxia in guinea pig ventricular myocytes [J]. Pflügers Archiv-European journal of physiology, 2007, 454: 461–475.
（14）BANVILLE, I., GRAY, R.A. Effect of action potential duration and conduction velocity restitution and their spatial dispersion on alternans and the stability of arrhythmias [J]. Journal of cardiovascular electrophysiology, 2002, 13: 1141–1149.
（15）WANG, W. P., MA, J. H., ZHANG, P. H. et al. Redox reaction modulates transient and persistent sodium current during hypoxia in guinea pig ventricular myocytes [J]. Pflügers archiv-European journal of physiology, 2007, 454: 461–475.
（16）WANG, W. P., ZHANG, M., LI, P. P., et al. An Increased TREK-1-like potassium current in ventricular myocytes during rat cardiac hypertrophy [J]. Journal of cardiovascular pharmacology, 2013, 61: 302–310.
（17）YIN, H., WANG, W.P., Yu, W.W., et al. Changes in synaptic plasticity and glutamate receptors in type 2 diabetic KK-Ay mice [J]. Journal of alzheimer's disease, 2017, 57: 1207–1220.
（18）EDWARDS, F.A., KONNERTH, A., SAKMANN, B., et al. A thin slice preparation for patch clamp recordings from neurones of the mammalian central nervous system [J]. Pflügers Archiv, 1989, 414: 600–612.
（19）YIN, H., WANG, W.P., Yu, W.W., et al. Changes in synaptic plasticity and glutamate receptors in type 2 diabetic KK-Ay Mice [J]. Journal of alzheimer's disease, 2017, 57: 1207–1220.
（20）EDWARDS, F.A., KONNERTH, A., SAKMANN, B., et al. A thin slice preparation for patch clamp recordings from neurones of the mammalian central nervous system [J]. Pflügers Archiv, 1989, 414: 600–612.
（21）YIN, H., WANG, W. P., Yu, W. W., et al. Changes in synaptic plasticity and glutamate receptors in type 2 diabetic KK-Ay Mice [J]. Journal of alzheimer's disease, 2017, 57: 1207–1220.
（22）SHANKAR, G. M., LI, S., MEHTA, T. H., et al. Amyloid-β protein dimers isolated directly from alzheimer's brains impair synaptic plasticity and memory. Nature medicine, 2008, 14: 837.
（23）LIU, Z., WANG, W.P., FENG, N., et al. Parishin C's prevention of Aβ1-42-induced inhibition of long-term potentiation is related to NMDA receptors [J]. Acta pharmaceutica Sinica B, 2016, 6: 189–197.

(24) LI, P.P., WANG, W.P., LIU, Z.H., et al. Potassium 2- (1-hydroxypentyl) -benzoate promotes long-term potentiation in Aβ 1–42-injected rats and APP/PS1 transgenic mice [J]. Acta pharmacologica sinica, 2014, 35: 869–878.
(25) WALSH, D.M., KLYUBIN, I., FADEEVA, J.V., et al. Naturally secreted oligomers of amyloid β protein potently inhibit hippocampal long-term potentiation in vivo [J]. Nature, 2002, 416: 535–539.

# 第六章

# 代谢性疾病

## 一、肝细胞诱导脂质堆积及油红O的脂质染色

### （一）所需实验材料

人肝细胞株L02；1640培养基；胎牛血清；细胞消化液；PBS缓冲液；无脂肪酸牛血清白蛋白；油酸钠；油红O；异丙醇；10%中性甲醛；75%酒精；培养皿；显微镜。

### （二）实验步骤

1. 油酸的配制：用去离子水配制10%的无脂肪酸牛血清白蛋白溶液，加入油酸钠充分溶解（可用超声波助溶），配制成25 mM的油酸储存液，冻存于−20℃。

2. 0.5%油红储存液配制：将0.5 g油红O溶于100 ml异丙醇中，加热溶解，冷却后用滤纸过滤。用时以每3 ml油红溶液加2 ml蒸馏水的比例稀释。油红溶液在室温下可以保存6～8个月。

3. 肝细胞株的培养及铺板：采用1640培养基（含10%胎牛血清）培养L02细胞。待铺板时，用细胞消化液将L02细胞充分消化，以5万/孔的细胞密度将细胞悬液加入96孔板，继续培养。

4. 铺板24 h后，显微镜下观察细胞贴壁情况，生长良好的肝细胞呈多边形，细胞饱满，触角较短。待细胞达到融合生长，可进行油酸处理。

5. 肝细胞的油酸处理：铺板24 h的细胞更换新鲜培养基，同时加入0.25～0.50 mM的油酸，继续培养。

6. 油酸处理24 h后显微镜下观察肝细胞，可见细胞内出现大小不等的明亮空泡，此为细胞内脂滴。小心吸走培养液，用PBS轻缓漂洗细胞1遍。

7. 加 10%中性甲醛（或95%酒精）固定15～30 min，固定的是细胞膜；用 PBS轻缓漂洗细胞1遍。

8. 配制油红工作液：稀释油红储存液（油红：去离子水＝3：2)，滤纸过滤，室温放置10 min。

9. 油红染色：于96孔板中每孔加入50 μL油红工作液，染色 15～30 min左右。

10. 脱色，用75%酒精或60%异丙醇漂洗，除去多余的染料；用 PBS轻缓漂洗细胞1遍；显微镜下观察并拍照。

（三）肝细胞脂质堆积的油红染色图（图2-6-1）

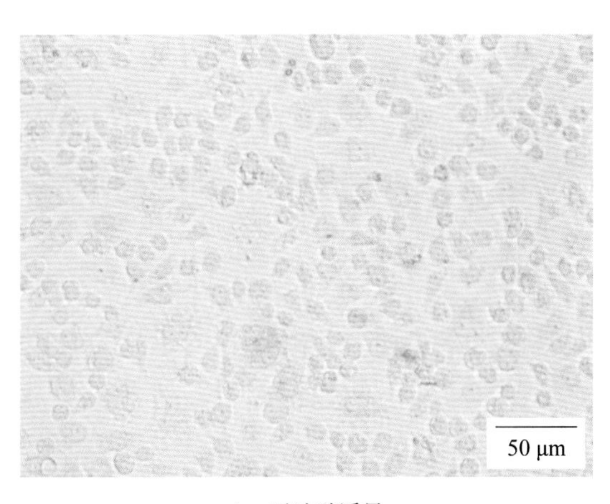


A. 无油酸诱导

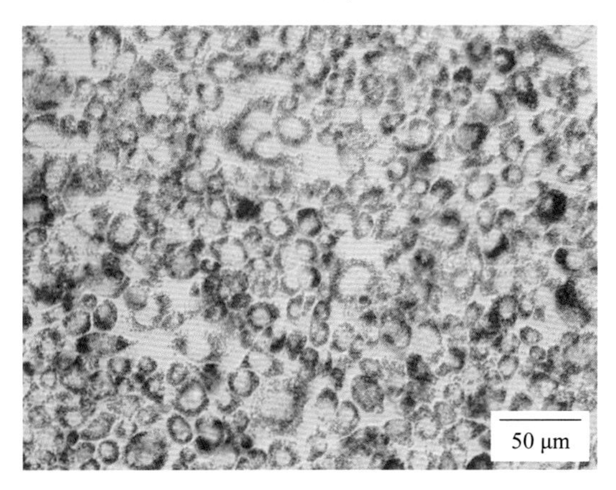


B. 油酸诱导

图2-6-1　肝细胞脂质堆积的油红染色图

◆ 注意事项

（1）根据实验需要，可选择不同孔径大小的培养皿培养肝细胞及进行药物处理等。

（2）油红染色的工作液现用现配。

（3）油红染色时，加入油红溶液的体积能覆盖孔底即可，如 6 孔板每孔加 1.5 ml，24 孔板每孔加 0.5 ml。为避免油红析出，染色时间不宜过长。

（环　奕　申竹芳）

## 二、肌管诱导及采用NBDG模拟葡萄糖摄取

### （一）所需实验材料

大鼠成肌细胞株L6；DMEM高糖培养基；胎牛血清；细胞消化液；1-NBDG；PBS溶液；培养皿；显微镜；多功能酶标仪。

### （二）实验步骤

1．1-NBDG储存液的配制　1-NBDG为荧光标记的葡萄糖类似物。用去离子水配制10 mM的1-NBDG溶液，避光4℃保存。

2．中性细胞裂解液的配制　1% NP-40、1%去氧胆酸钠、40 mM KCl、20 mM Tris，以Tris调节pH值至7.4，加去离子水定容至50 ml。

3．肌细胞株的培养及铺板　采用DMEM高糖培养基（含10%胎牛血清）培养L6细胞。待铺板时，用细胞消化液将L6细胞充分消化，以5万/孔的细胞密度将细胞悬液加入96孔板，继续培养。

4．铺板24小时后，显微镜下观察细胞贴壁情况，生长良好的肌细胞呈梭形。待细胞达到融合生长，可进行诱导肌管处理。

5．诱导肌管　换用含2% 胎牛血清的DMEM高糖培养液继续培养7天，在显微镜下观察，可看到细胞融合，变大梭形，并且走向一致，成条索状和管状，其内出现有多个细胞核，为肌管样改变，诱导分化成肌管成功。

↓

6．进行1-NBDG摄取前，细胞饥饿处理　弃培养基，加入PBS溶液孵育30 ～ 60 min。

↓

7. 1-NBDG摄取　细胞换液，PBS溶液加入100 μM的1-NBDG，孵育细胞60 ～ 120 min。无1-NBDG处理的细胞仅加入PBS溶液孵育。

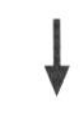

8. 孵育结束，用PBS溶液洗3遍。

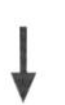

9. 荧光显微镜下观察　可见细胞经过1-NBDG孵育处理后，细胞内明显荧光着色。

10. 中性裂解液裂解细胞10 min，多功能酶标仪Ex＝485 nm，Em＝528 nm检测细胞裂解液中的荧光值Value。细胞对1-NBDG摄取量为$Value_{NBDG处理}$-$Value_{无NBDG处理}$。

（三）L6肌管细胞NBDG摄取及药物作用（图2-6-2）

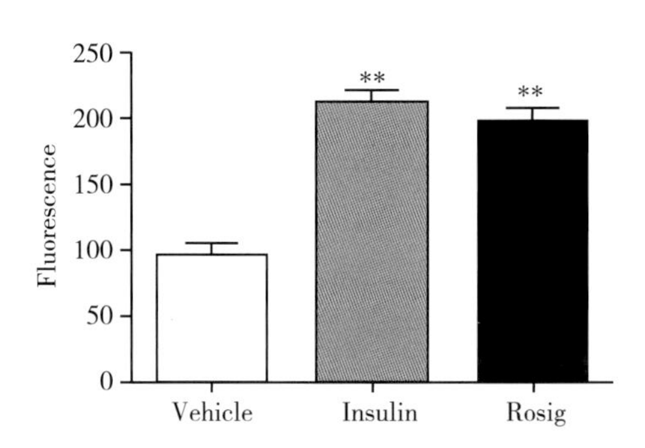


图2-6-2　L6肌管细胞NBDG摄取及药物作用对NBDG摄取能力的影响

注：Fluorescence：荧光；Vehicle：阴性对照，溶媒DMSO；insulin：胰岛素，100 nM；rosig：罗格列酮，10 μm。

◆ 注意事项

（1）根据实验需要，可选择不同孔径大小的培养皿培养肌细胞及进行药物处理等。

（2）1-NBDG为荧光标记物质，处理和保存需要尽量避光。除1-NBDG外，也可使用2-NBDG，6-NBDG等。

（3）此方法需要多次换液处理，注意换液时尽量缓和吸、加液，避免细胞丢失。

（4）细胞培养板预先用多聚赖氨酸处理可改善细胞贴壁。

（环　奕　申竹芳）

## 三、小鼠胃排空的评价方法（对乙酰氨基酚法）

### （一）所需实验材料

对乙酰氨基酚标准品；0.5 mol/L和1 mol/L盐酸；2%亚硝酸钠溶液；2%尿素溶液；20%三氯醋酸（TCA）；多功能酶标仪（BIO-TEK）；高速低温离心机（Sigma公司）。

### （二）实验步骤

1．配置对氨基苯酚溶液　精密称取对乙酰氨基酚25 mg，加入0.5 M盐酸溶液40 ml溶解，于90℃ 水浴2.5 h，冷却至室温后转移至50 ml容量瓶中定容，按对乙酰氨基酚计算即为500 μg/ml，棕色瓶4℃保存。

2．绘制标准曲线　吸取对氨基苯酚溶液（500 μg/ml），用生理盐水倍比稀释为160 μg/ml、80 μg/ml、40 μg/ml、20 μg/ml和10 μg/ml的标准溶液及空白溶液，按以下步骤操作（表2-6-1），测定312 nm处吸光度值，拟合回归方程。

表2-6-1　标准曲线绘制操作步骤

| | |
|---|---|
| 标准（或空白）溶液 | 50 μL |
| 0.5 M盐酸溶液 | 100 μL |
| 2%亚硝酸钠溶液 | 25 μL |
| 4℃反应5 min | |
| 2%尿素溶液 | 25 μL |
| 振荡15 min，除去气泡，测定312 nm处吸光度值 | |

3．正常ICR小鼠随机分组后禁食过夜（自由饮水），然后尾尖采血并给药。2 h后灌胃对乙酰氨基酚（500 mg/kg，10 ml/kg），并分别于0.5 h和1 h后采血，6000 g离心2 min，取上清待测。

4．加入1/10体积TCA（20%）振荡后静置15 min，4000 r/min离心10 min；离心单位最好统一成g取上清，加入等体积1 M盐酸，混匀，于90℃水浴2.5 h，4000 r/min离心5 min；取上清50 μL，按照以上步骤，测定312 nm处吸光度值，根据标准曲线计算血药浓度，绘制药时曲线并计算曲线下面积（AUC），实验结果如图2-6-3所示。

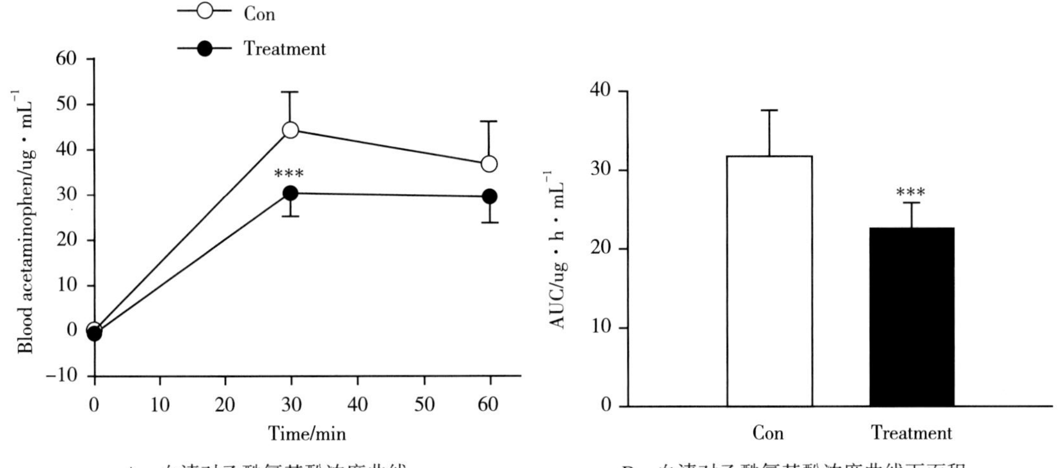


A．血清对乙酰氨基酚浓度曲线　　B．血清对乙酰氨基酚浓度曲线下面积

图2-6-3　药物治疗对ICR小鼠胃排空的影响

注：*** $p < 0.001$ vs Con，n＝10。

◆ 注意事项

（1）加入盐酸水浴2.5 h的过程中注意切勿在管子中混入水。

（2）加入2%尿素后测定板中出现大量气泡，注意排除气泡后再测定$OD_{312}$。

（3）反应终产物的稳定性很好，0.5 h内测定均可。

（李彩娜　申竹芳）

参　考　文　献

（1）GÓMEZ-LECHÓN MJ，DONATO MT，MARTÍNEZ-ROMERO A，et al．A human hepatocellular in vitro model to investigate steatosis [ J ]．Chem Biol Interact．165（2）：106-116．

（2）KIM MS1，LEE KT，ISELI TJ，et al．Compound K modulates fatty acid-induced lipid droplet formation and expression of proteins involved in lipid metabolism in hepatocytes [ J ]．Liver Int．33（10）：1583-93．

（3）XIE C，CHEN Z，ZHANG C，et al．Dihydromyricetin ameliorates oleic acid-induced lipid accumulation in L02 and HepG2 cells by inhibiting lipogenesis and oxidative stress [ J ]．Life sci．157：131-9．

（4）YAFFE D．Retention of differentiation potentialities during prolonged cultivation of myogenic cells．Proc natl acad sci USA，1968，61：477–483．

（5）PINSET C，Whalen RG．Manipulation of medium conditions and differentiation in the rat myogenic cell line L6．Dev biol，1984，102：269–277．

（6）SORCI G，RIUZZI F，AGNELETTI AL，et al．S100B inhibits myogenic differentiation and myotube formation in a RAGE-independent manner．Mol cell biol，2003，23：4870–4881．

（7）WEDHAS N，KLAMUT HJ，DOGRA C，et al．Inhibition of mechanosensitive cation channels inhibits myogenic differentiation by suppressing the expression of myogenic regulatory factors and caspase-3 activity．FASEB J，2005，19：1986–1997．

（8）YI HUAN，LINYI LI，QUAN LIU，et al．A cell-based fluorescent glucose transporter assay for SGLT2

inhibitor discovery. Acta pharmaceutica sinica B，2013，3（2）：97–10.
（9）CHANG HC，YANG SF，HUANG CC，et al. Development of a novel non-radioactive cell-based method for the screening of SGLT1 and SGLT2 inhibitors using 1-NBDG. Mol biosyst，2013，9（8）：2010–20.
（10）李彩娜，孙素娟，申竹芳. 重氮化法测定小鼠血清对乙酰氨基酚浓度及其在胃排空功能中的应用［J］. 药学学报，2015，50（5）：560–564.
（11）CLEMENTS JA，HEADING RC，NIMMO WS，et al. Kinetics of acetaminophen absorption and gastric emptying in man［J］. Clin pharmacol ther，1978，24（4）：420–31.
（12）JELSING J，VRANG N，HANSEN G et al. Liraglutide：short-lived effect on gastric emptying--long lasting effects on body weight［J］. Diabetes obes metab，2012，14（6）：531–8.
（13）IONUT V，ZHENG D，STEFANOVSKI D，et al. Exenatide can reduce glucose independent of islet hormones or gastric emptying［J］. Am J physiol endocrinol metab，2008，295（2）：E269–E27.
（14）PEIXOTO EML.，FROUD T，GOMES LS，et al. Effect of exenatide on gastric emptying and graft survival in islet allograft recipients［J］. Transplant proc，2011，43（9）：3231–3234.
（15）LI JS，YANG Y. Determination of paracetamol based on the diazo coupling reaction：CN，101446559A［P］，2009，06，03.

# 第七章

# 药物代谢实验方法

## 第一节　药物代谢酶研究常用方法

### 一、肝微粒体制备及CYP450含量测定

#### （一）所需实验材料

TMS缓冲液，生理盐水，CO，连二亚硫酸钠，组织匀浆器，手术器械（大小剪刀，镊子），高速和超高速低温离心机，离心管，酶标仪，紫外分光光度计，石英比色皿。

#### （二）实验步骤

1．将动物处死，迅速取出肝脏，用冷生理盐水漂洗称重。

2．将肝脏与冰浴的TMS缓冲液按照一定比例（1∶3）混合，制成匀浆。

3．4℃离心，离心力为10 000 g，离心时间为20 min，分离上清液。

4．将上清液于4℃下继续离心，离心力为105 000 g，离心时间为60 min，所得沉淀即为肝微粒体。

5．将肝微粒体沉淀按照每克肝重加1 ml TMS 制成匀浆。

6．采用BCA法进行微粒体匀浆蛋白浓度检测。

7．用TMS稀释微粒体蛋白浓度至1 mg/ml，加入连二亚硫酸钠，然后平分到两个比色皿中，在紫外分光光度计上扫描基线。

8．向其中一个比色皿中通入CO，时间为20 s，然后用紫外分光光度计扫描400～500 nm的吸收光谱。

9．根据样品在450 nm的吸光度数值，计算P450含量。

P450（nmol/mg Protein）＝［△OD（450～490 nm）*1000］/［91*microsomes concentration（mg protein/ml）］

◆ 注意事项

（1）动物处死后，尽量去除肝脏组织中的血液。

（2）肝脏漂洗，称重，匀浆，离心和重悬等操作需保持低温，防止酶失活。

（3）微粒体制备分装后，放置于−70℃保存。

（王宝莲　李　燕）

## 二、肝微粒体代谢稳定性测定

### （一）所需实验材料

Tris-HCl缓冲液，不同种属动物及人的肝脏微粒体，NADPH发生系统，有机溶剂（一般为乙腈），化合物，检测所用内标化合物，检测仪器（HPLC，HPLC-MS等），色谱柱。

### （二）实验步骤

1. 根据目标化合物的结构和理化性质，选用合适的检测技术，建立目标化合物或其代谢物在微粒体基质中的定量分析方法。

2. 称量目标化合物，配置化合物储备液和微粒体温孵的工作液。

3. 在温孵试管中加入Tris-HCl缓冲液、目标化合物、肝微粒体（终浓度一般在0.5～1 mg/ml）。

4. 37℃下预温孵一定时间后，在反应体系中加入NADPH启动反应。

5. 温孵不同时间后，加入2～5倍体积的有机溶剂终止反应。

6. 按照所建目标化合物定量测定方法中样品处理步骤处理样品，进样分析。

7. 根据不同时间点目标化合物的减少或代谢产物的生成考察化合物在肝微粒体中随温孵时间延长的浓度变化，用以反映目标化合物在肝微粒体中的稳定性。

◆ 注意事项

（1）选择合适的目标化合物终浓度，避免浓度过高造成代谢酶饱和或太低导致检测困难。

（2）温孵体系中有机溶剂含量需小于1%，以免影响微粒体活性。

（3）应设置阳性/阴性和无NADPH对照组，以反映温孵体系的可靠性，判断目标化合物的代谢类型。

（王宝莲　李　燕）

## 三、CYP450主要同工酶活性测定

### （一）所需实验材料

CYP450s探针药物和代谢产物：非那西丁、右美沙芬、双氯酚酸钠、美芬妥英、氯唑沙宗、咪达唑仑、对乙酰氨基酚、右啡烷、4-羟基双氯酚酸钠、4-羟基美芬妥英、6-羟基氯唑沙宗、1-羟基咪达唑；液相色谱质谱联用仪（HPLC-MS/MS），Tris-HCl缓冲液，不同种属肝脏微粒体，NADPH发生系统，有机溶剂（一般为乙腈），色谱柱。

### （二）实验步骤

1. 应用HPLC-MS/MS技术，建立CYP450酶6种主要同工酶探针底物代谢产物在微粒体基质中定量分析方法。

2. 称量CYP450同工酶探针底物，配制探针储备液和微粒体温孵所用的系列浓度工作液。温孵体系包括：Tris-HCl缓冲液，探针底物，肝微粒体。

3. 首先探针底物浓度和肝微粒体浓度不变（底物浓度一般为1～10 μM和肝微粒体浓度一般为0.5～1 mg/ml），仅改变温孵时间，根据不同时间点（如5 min，15 min，30 min，1 h，2 h）代谢产物的生成考察探针药物在肝微粒体中随时间的变化情况，确定温孵反应时间。

4. 随后固定温孵时间和探针底物浓度，改变微粒体蛋白浓度（如0.05 mg/ml，0.1 mg/ml，0.5 mg/ml，1 mg/ml，5 mg/ml），重复温孵操作，考察代谢产物生成与肝微粒体蛋白浓度间的关系，确定温孵所用肝微粒体蛋白浓度。

5. 固定微粒体蛋白浓度和温孵时间，选取不同探针底物浓度进行温孵（如0.1 μM，0.5 μM，1 μM，5 μM，10 μM，50 μM），测定代谢产物生成，然后根据米氏方程双倒数图，用1/V对1/［S］作图，计算Km和Vmax等参数，然后根据Km值确定所用的探针底物浓度。

6. 确定肝微粒体浓度、温孵时间和探针底物浓度等温孵条件，以温孵体系中代谢产物在单位时间内的生成量反映CYP450同工酶活性。

◆ 注意事项

（1）不同种属微粒体活性不同，温孵条件也存在差别，应分别建立方法。

（2）不同类型、互不干扰的探针底物可混合进行温孵测定。

（王宝莲　李　燕）

## 四、UDPGT酶活性测定

### （一）实验材料

肝微粒体、丙甲菌素、UDPGA、Tris-HCl缓冲液、7-羟基-4-甲基香豆素（4-MU）、7-羟基-4-甲基香豆素-β-D-葡糖醛酸苷（4-MUG）、水浴。

### （二）实验步骤

1. 配制Tris-HCl缓冲液：50 mM Tris，5 mM $MgCl_2 \cdot 6H_2O$，调节PH为7.4。
2. 将UDPGA用生理盐水溶解为30 mM。
3. 丙甲菌素用甲醇/水（50∶50）配制为300 mM。
4. 肝微粒体温孵体系包括肝微粒体蛋白（1 mg/ml）、丙甲菌素（50 μg/ml）、UDPGA（3 mM）、Tris-HCl缓冲液，4-MU（160 μM），反应总体积为200 μL，有机溶剂含量＜1%。
5. 在肝微粒体中加入丙甲菌素先冰浴15 min。
6. 随即在37℃水浴温孵5 min后加入UDPGA启动反应。
7. 温孵15 min后加入含内标（普萘洛尔200 ng/ml）的冰乙腈400 μL终止反应，混匀，14 000 g×5 min离心两次。应用LC-MS/MS测定上清中探针代谢产物4-MUG的含量。

◆ 注意事项

（1）UDPGA最好现用现配。

（2）丙甲菌素可以配好后分装，−20℃保存。

（3）4-MUG在−20℃保存，时间不宜过长，容易降解。

（盛　莉　李　燕）

# 第二节　药物转运蛋白研究常用方法

## 一、细胞摄取方法测定

### （一）所需实验材料

1. Caco-2细胞。
2. DMEM培养基、非必需氨基酸、胎牛血清、胰蛋白酶、EDTA、青霉素、链霉素、

RIPA裂解液、细胞培养瓶、24孔细胞培养板、培养箱、显微镜、高效液相色谱-质谱联用仪。

3．HBSS缓冲液（pH＝7.4）。

### （二）实验步骤

1．将细胞在含有1%非必需氨基酸、10%胎牛血清、青霉素/链霉素（10 000 U/ml）的DMEM培养基中培养（温度37℃，5%$CO_2$）3～4天后（细胞汇合达80%），用含0.25%胰酶、0.02%EDTA消化液消化，细胞计数后按照$1\times10^5$细胞/孔将细胞加入到24孔培养板中，每孔1 ml，每两天换液一次，连续培养14天。

2．将培养14天的细胞用1 ml 37℃预热的空白HBSS缓冲液冲洗三次，然后在空白HBSS缓冲液中预培养20 min。弃去原培养液，分别加入2 ml含药的HBSS缓冲液，置37℃的培养箱中，分别考察不同培养时间（如30 min、60 min、90 min、120 min等）、不同浓度（如1 μM、5 μM、10 μM等）、P-糖蛋白抑制剂（维拉帕米、环孢菌素A等）对药物细胞摄取的影响。按摄取时间取出后，加入4℃的HBSS快速清洗3次细胞单分子层，加入RIPA细胞裂解液500 μL，反复冻融裂解细胞，取出细胞超声10 min，加入等体积的甲醇沉淀蛋白，进行LC-MS/MS分析测定药物摄取含量。

3．另取破碎后细胞悬液按照Lowry法进行细胞悬液的蛋白含量测定。药物摄取量以μmol/mg（蛋白）表示。

◆ 注意事项

（1）待测药物溶液中若含有DMSO，则其含量不能超过0.1%～0.5%，因为DMSO可能会影响细胞摄取活性。

（2）药物摄取浓度应选择无毒剂量。

## 二、细胞转运方法测定

### （一）所需实验材料

1．Caco-2细胞、MDR1-MDCK转染细胞。

2．DMEM培养基、非必需氨基酸、胎牛血清、胰蛋白酶、EDTA、青霉素、链霉素、细胞培养瓶、24孔细胞培养板、Millicell细胞培养板插件（微孔聚碳酯底膜，孔径0.4 μm）、培养箱、显微镜、高效液相色谱-质谱联用仪。

3．HBSS缓冲液（pH＝7.4）。

### （二）实验步骤

1. 细胞培养

（1）Caco-2：Caco2细胞培养传代，选择对数生长状态以$1\times10^5/cm^2$接种于24孔板聚碳酯膜，每孔400 μL，隔天更换培养液，细胞培养18～21天，测细胞跨膜电阻≥1200 $\Omega\cdot cm^2$用于实验。

（2）MDR1-MDCK Ⅱ：MDR1-MDCK Ⅱ细胞培养传代，以$4\times10^5/cm^2$接种于24孔板聚碳酯膜，每孔400 μL，1～2天后细胞基本汇合，继续培养3天，测细胞跨膜电阻≥100 $\Omega\cdot cm^2$用于实验。

2. 转运实验分为8组，待测药物低、中、高三个浓度组（如1、5、10 μM）、待测药物加抑制剂（如PSC833 5 μM）组，高渗对照组（如普萘洛尔，10 μM）、低渗对照组（如安替洛尔，50 μM）、地高辛阳性对照组（5 μM）及地高辛加抑制剂组。实验前，用HBSS溶液清洗细胞，37℃预温孵30 min后在碳酯膜A（apical side）或B（basolateral side）侧分别加入待测药物，加样后0.5 h、1 h、1.5 h和2 h各时间点于对侧取样50 μl，并用空白HBSS溶液补足原体积，检测各化合物从细胞膜A→B透过及B→A的转运，计算待测药物的渗透系数Papp。

3. 表观渗透系数（Papp）和外排率ER（Efflux Ratio）计算公式：

$$\text{Papp} = (\Delta Q/\Delta t) / (AC_0)$$
$$\text{ER} = \text{PappB-A}/\text{PappA-B}$$

$Q$为累积转运量，与转运时间$t$满足线性方程$Q = at + b$，其斜率$a = \Delta Q/\Delta t$，$A$为聚碳酯膜面积，$C_0$为初始浓度，ER≥2一般认为是P-糖蛋白底物。

◆ 注意事项

（1）待测药物溶液中若含有DMSO，则其含量不能超过0.1%～0.5%，因为DMSO可能会影响细胞摄取活性。

（2）药物转运浓度应选择无毒剂量。

（扈金萍　李　燕）

## 第三节　药物组织器官灌流的研究方法

### 一、肝灌流

### （一）实验材料

1%戊巴比妥钠；Krebs-Ringers溶液；生理盐水；95%$O_2$＋5%$CO_2$混合气体；水浴；蠕动

泵；手术线；手术器械。

### （二）实验步骤

1．配制肝灌流液　Krebs-Ringers溶液（118 mM NaCl、4.7 mM KCl、1.25 mM $CaCl_2$、1.16 mM $MgSO_4$、1.16 mM $KH_2PO_4$）加入2.5 mM $NaHCO_3$、0.3%葡萄糖、0.3%牛血清白蛋白、0.5%右旋糖酐T-40，调节PH为7.4。

2．将生理盐水和肝灌流液置于恒温水浴中，设定温度38～40℃，灌流液中通入95%$O_2$＋5%$CO_2$混合气体。

3．如图2-7-1所示，大鼠以1%戊巴比妥钠5 ml/kg腹腔注射麻醉，仰卧位固定，腹部做U型切口，分离腹主动脉、下腔静脉和门静脉，在其上各系一松弛线结备用。结扎门静脉远端，在近端剪一小口，插入插管，系紧线结。

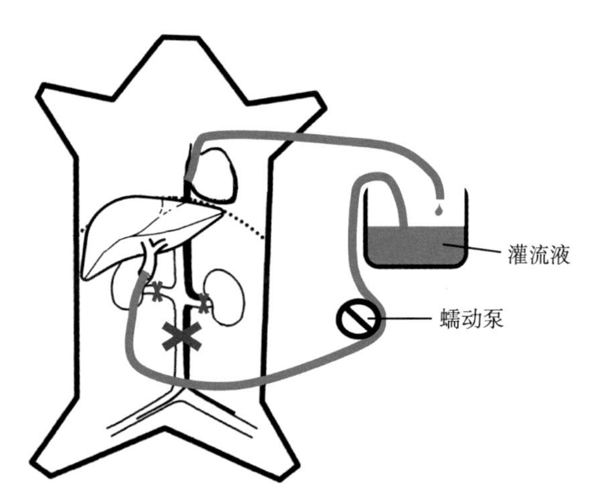


图2-7-1　大鼠肝灌流

4．同时打开蠕动泵，通入生理盐水，流速2 ml/min灌流。

5．迅速剪开胸腔，在右心房作一切口，将回流插管从右心房插入下腔静脉，扎线固定。结扎下腔静脉腹腔段和腹主动脉。

6．流速增至5 ml/min，待生理盐水流出液澄清，换上肝灌流液循环灌流1～2 h。

◆ 注意事项

（1）灌流前灌流管路中要充盈液体，避免将气体灌入肝脏。

（2）分离门静脉时尽量分离干净，以免残留筋膜影响门静脉插管。

（3）门静脉插管时不要插入过深，以免肝脏灌流不均匀。

## 二、肠灌流

### （一）实验材料

10%水合氯醛；HBSS溶液；酚红；水浴；蠕动泵；手术线；手术器械。

### （二）实验步骤

1．配制HBSS溶液　无水氯化钙1.3 mM，氯化钾 5.4 mM，磷酸二氢钾0.4 mM，氯化镁・$7H_2O$ 0.5 mM，硫酸镁・$7H_2O$ 0.6 mM，氯化钠 137 mM，碳酸氢钠 4.2 mM，磷酸氢二钠・$7H_2O$ 0.3 mM，葡萄糖 5.6 mM，调节PH 7.4。

2．EP管称重。

3．大鼠3只，股动脉采血，肝素抗凝备用。

4．大鼠以10%水合氯醛（350 mg/kg）腹腔注射麻醉，右侧颈静脉插管，注射肝素钠（90 U/kg）全身抗凝。

5．麻醉10 min后，打开腹腔，根据待插肠系膜静脉血管选择其对应的空肠（7～15 cm）两端切口，插入两根聚乙烯管。以流速为0.3 ml/min的空白灌流液HBSS（pH 7.4）清洗肠道，加入酚红（50 μM）作为标记物以校正灌流液肠道流速。肠道灌流10 min后，灌流液中加入药物。

6．选择所灌流肠道对应的肠系膜静脉插管，通过右颈静脉插管补充新鲜血液，流速为0.4 ml/min，每隔5 min收集灌流液和肠系膜静脉血于已称重的EP管中。血样迅速离心10 min（4000 g/min），分离血浆。测定灌流液和肠系膜静脉血中药物含量。

7．检测灌流液中酚红在560 nm的吸光度。

8．计算公式

$$\mathrm{Conc}_{\mathrm{corrected}}=\mathrm{Conc}_{\mathrm{measured}}\times\frac{[\text{phenol red}]_{\mathrm{in}}}{[\text{phenol red}]_{\mathrm{out}}}$$

$\mathrm{Conc}_{\mathrm{corrected}}$：通过检测灌流液中酚红在560 nm的吸光度，校正灌流液中药物浓度。

$$P_{\mathrm{lumen}}=\frac{Q}{2\pi r l}\mathrm{Ln}\frac{C_{\mathrm{out}}}{C_{\mathrm{in}}}\qquad P_{\mathrm{blood}}=\frac{\frac{\Delta M_B}{\Delta t}}{2\pi r l\langle C\rangle}$$

注：$P_{lumen}$：原型药从肠腔中消失的量；$P_{blood}$：肠系膜静脉血中出现药物的量；r：大鼠小肠半径；l：经灌流的小肠长度；Q：灌流液流速；$C_{in}$：灌流液初始浓度；$C_{out}$：灌流液达到稳态时的出口浓度；ΔMB/Δt：药物在肠系膜静脉血中出现的速率；〈C〉：小肠中药物浓度的

算术平均数。

$$\text{Fraction metabolized} = 1 - \frac{P_{blood}}{P_{lumen}}$$

注：Fraction metabolized：药物在肠灌流过程中代谢的部分。

◆ 注意事项

（1）配制HPSS时需要逐个成分进行溶解，所有成分同时加水时将导致不能完全溶解；

（2）选择较为粗壮的肠系膜静脉进行插管；

（3）测量所选择的肠道长度时，可以先用线绳量肠道长度，再量线绳长度；

（盛　莉　李　燕）

# 第四节　药物与血浆蛋白结合的常用方法

## 一、平衡透析法

### （一）所需实验材料

1．透析袋（截留分子量8000 ～ 14 000）、人或动物血浆、高氯酸、高效液相色谱-质谱联用仪。

2．磷酸缓冲液（PBS，pH＝7.4，0.01 mol/L）。

### （二）实验步骤

1．将透析袋剪成10 cm左右的小段，用蒸馏水煮沸5 ～ 10 min，再用蒸馏水洗净，于缓冲液中浸泡，4℃保存备用。

2．将浸泡过的透析袋一段折叠，结扎。将含不同药物浓度的血浆1 ml加入袋中，留一小段气泡，多余空气排出，并将其另一端折叠后，扎紧，放置悬浮于盛有10 ml磷酸盐缓冲液的广口瓶中，调节透析袋的高度，使其内外液面保持同一水平，并避免透析袋贴壁。放置于37℃的水浴中，进行平衡透析。实验结束后，用10%高氯酸溶液检查透析外液是否有蛋白漏出，有漏出者作废。分别测定透析袋内、外药物浓度。

3．以磷酸缓冲液代替血浆置透析袋内，放置于37℃的水浴中，平衡透析不同时间测定透析袋内外药物浓度，待透析袋内外浓度不再发生变化，确定血浆平衡透析时间。

4．血浆蛋白结合率计算公式

血浆蛋白结合率＝（袋内药物浓度－袋外药物浓度）/袋内药物浓度×100%

### （三）注意事项

1．实验前应考察药物在血浆中的稳定性，不稳定药物不宜使用该方法。

2．半透膜对药物可能有吸附，当吸附严重时应改用其他方法。快速平衡透析法（RED）可减少非特异性透析设备表面的药物吸附，缩短平衡透析时间，提高样品分析通量。

## 二、改良超滤法

### （一）所需实验材料

超滤管、高速离心机、人或动物血浆、高效液相色谱－质谱联用仪。

### （二）实验步骤

1．将不同浓度待测药物加入到血浆中混匀，室温放置平衡1 h后取100 μl作为药物初始浓度。

2．取200 μL含药血浆样品加到超滤上层管，另取200 μl空白血浆样品加到另一上层管中作为平行样。

3．10 000 g离心15 min后，将加药样品和空白样品上层管互换，翻转上层管，常温700 g离心3 min，分别作为结合药物浓度和游离药物浓度。

4．血浆蛋白结合率和回收率计算。

血浆蛋白结合率＝结合药物浓度/（游离药物浓度＋结合药物浓度）×100%

回收率＝（游离药物浓度＋结合药物浓度）/初始浓度×100%

（三）配图（图2-7-2）

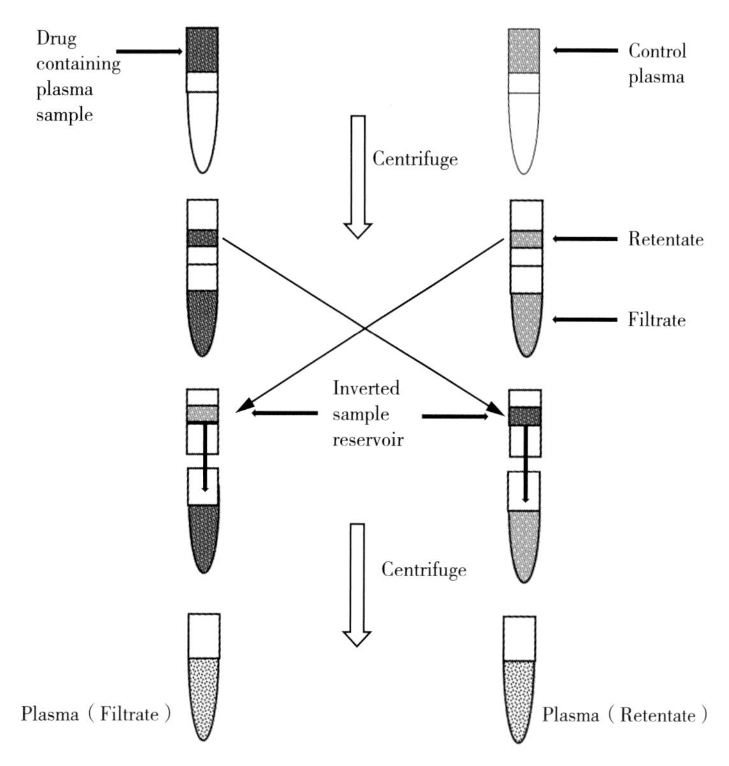


图2-7-2　超滤法模式

注：Drug containing plasma sample：含药血浆样品；Centrifuge：离心；Control plasma：对照血浆样品；Retentate：保留物；Filtrate：滤液；Inverted sample reservoir：交换保留样品；Centrifuge：离心；Plasma（Filtrate）：血浆（滤液）；Plasma（Retentate）：血浆（保留物）。

◆ 注意事项

注意待测药物与滤膜的结合问题以及滤膜的孔径问题。

（扈金萍　李　燕）

参　考　文　献

（1）OMURA，T.，SATO，R. The carbon monoxide-binding pigment of liver microsomes. I. Evidence for its hemoprotein nature［J］. Biol chem，1964，239，2370–2378.

（2）ERIKSSON，L.C. Preparation of liver microsomes with high recovery of endoplasmic reticulum and a low grade of contamination［J］. Biochimica et biophysica acta（BBA）-biomembranes，1978，508，155–164.

（3）DARWISH，H.W.，KADI，A.A.，ATTWA，M.W.，et al. Investigation of metabolic stability of the novel ALK inhibitor brigatinib by liquid chromatography tandem mass spectrometry [J]. Clin chim acta, 2018, 480, 180-185.

(4) LU, H.F., XIE, C., CHANG, J., et al. Synthesis, cytotoxicity, metabolic stability and pharmacokinetic evaluation of fluorinated docetaxel analogs [J]. Eur J med chem, 2011, 46, 1743-1748.

(5) HUANG, J., SI, L., FAN, Z., et al. In vitro metabolic stability and metabolite profiling of TJ0711 hydrochloride, a newly developed vasodilatory β-blocker, using a liquid chromatography-tandem mass spectrometry method [J]. J Chromatogr B, 2011, 879, 3386-3392.

(6) RILEY, R.J., GRIME, K.. Metabolic screening in vitro: metabolic stability, CYP inhibition and induction [J]. Drug Discov Today: Tech 1, 2004, 365-372.

(7) DIERKS, E.A., STAMS, K.R., LIM, H.K., et al. A method for the simultaneous evaluation of the activities of seven major human drug-metabolizing cytochrome P450s using an in vitro cocktail of probe substrates and fast gradient liquid chromatography tandem mass spectrometry [J]. Drug Metab Dispos, 2001, 29, 23-29.

(8) ZHANG, T.Y., ZHU, Y.X., GUNARATNA, C. Rapid and quantitative determination of metabolites from multiple cytochrome P450 probe substrates by gradient liquid chromatography-electrospray ionization-ion trap mass spectrometry [J]. J Chromatogr B, 2002, 780, 371-379.

(9) LI, X.Y., CHEN, X.Y., LI, Q., et al. Validated method for rapid inhibition screening of six cytochrome P450 enzymes by liquid chromatography-tandem mass spectrometry [J]. J Chromatogr B, 2007, 852, 128-137.

(10) ZHANG, D., ZHU, M., HUMPHREYS, W.G., Drug Metabolism in Drug Design and Development [J]. Basic Concepts and Practice, 2007, 484-487.

(11) ZHANG, D., SURAPANENI, S. ADME-Enabling Technologies in Drug Design and Development, 2012, 201-203.

(12) 陈彦，贾晓斌，Caco-2细胞单层研究淫羊藿黄酮类成分的吸收转运[J]. 中草药，2009，40(2)：220-224.

(13) 沙先谊，方晓玲，吴云娟. 硝基喜树碱在Caco-2细胞模型中的体外摄取、转运及外排动力学[J]. 药学学报，2004，39：839-843.

(14) HILGERS AR1, CONRADI RA, BURTON PS. Caco-2 cell monolayers as a model for drug transport across the intestinal mucosa [J]. Pharm Res, 1990, 7: 902-10.

(15) LIU Y, HU M. Absorption and metabolism of flavonoids in the caco-2 cell culture model and a perused rat intestinal model [J]. Drug Metab Dispos, 2002, 30: 370-7.

(16) BESSEMS, M.,' T HART, N.A., TOLBA, R., et al. The isolated perfused rat liver: standardization of a time-honoured model [J]. Lab Anim, 2006, 40, 236-246.

(17) MISCHINGER, H.J., WALSH, T.R., LIU, T., et al. An improved technique for isolated perfusion of rat livers and an evaluation of perfusates [J]. J surg res, 1992, 53, 158-165.

(18) SALPHATI, L., CHILDERS, K., PAN, L., et al. Evaluation of a single-pass intestinal-perfusion method in rat for the prediction of absorption in man [J]. J pharm pharmacol, 2001, 53, 1007-1013.

(19) ESCRIBANO, E., SALA, X.G., SALAMANCA, J., et al. Single-pass intestinal perfusion to establish the intestinal permeability of model drugs in mouse [J]. Int J pharm, 2001, 436, 472-477.

(20) DEZANI, T.M., DEZANI, A.B., JUNIOR, J.B., et al. Single-Pass Intestinal Perfusion (SPIP) and prediction of fraction absorbed and permeability in humans: A study with antiretroviral drugs [J]. Eur J pharm biopharm, 2016, 104, 131-139.

（21）曹旭，谢玉敏，朱迪，等．杜仲提取物中五个成分血浆蛋白结合率的测定［J］．中国药理学通报，2015，31：131-135．

（22）吴中杰，张艳，胡佳骅．橙皮素的大鼠血浆蛋白结合率研究［J］．世界中西医结合杂志，2015，10：1222-1224．

（23）ILLAMOLA SM，LABAT L，BENABOUD S，et al．Determination of total and unbound concentrations of lopinavir in plasma using liquid chromatography-tandem mass spectrometry and ultrafiltration methods［J］．Chromatogr B analyt technol biomed life Sci，2014，965：216-23．

（24）TAYLOR S，HARKER A.Modification of the ultrafiltration technique to overcome solubility and non-specific binding challenges associated with the measurement of plasma protein binding of corticosteroids［J］．Pharm biomed anal，2006，41：299-303．

# 第八章

# 生物学前沿技术

## 第一节 多模态磁共振成像技术

### 一、磁共振成像技术的原理和特点

磁共振成像（magnetic resonance imaging，MRI）是一种非侵入式的活体成像技术，其基本原理是利用射频脉冲（radio frequency，RF）对置于外加磁场（B0）中具有磁性的原子核进行激发，产生核磁共振现象（nuclear magnetic resonance，NMR），利用接收线圈获得与组织弛豫信息和质子密度等相关信息，采集共振信号，通过图像重建方法（数学方法），形成磁共振图像的一种技术。由于科研用小动物磁共振成像需要更高的分辨率和灵敏度，因此目前主流的用于临床前研究的小动物磁共振成像仪主磁场强度为7.0 Tesla和9.4 Tesla。与其他临床前活体成像技术相比磁共振成像具有其自身的优势和特点：首先磁共振成像具有较高的组织对比度和空间分辨力，尤其是对于软组织的对比度要明显高于电子计算机断层扫描（computed tomography，CT）；其次磁共振成像能够实现多参数、多序列成像，除了能获取传统的T1加权和T2加权等形态学信息之外，还能提供与疾病相关的功能、代谢等丰富的诊断信息；再者磁共振成像能获得轴位、冠状位、矢状位及任何倾斜方位分层面成像，便于呈现体内解剖结构和病变的空间位置及相互关系；最后MRI以射频脉冲作为成像的能量源，无电离辐射、无创伤。除上述优势和特点外，磁共振成像不足之处在于其对运动特别敏感，因此在进行腹部脏器和心脏成像时需配合使用呼吸触发和心电门控系统。另外由于小动物磁共振成像价格昂贵，运行维护成本高，限制了其大规模推广和使用。

### 二、多模态磁共振成像及其应用

近年来，随着磁共振技术的快速发展，出现了磁共振波谱成像（magnetic resonance spectroscopy，MRS）、扩散加权成像（diffusion weighted imaging，DWI）、扩散张量成像（diffusion tensor imaging，DTI）、灌注加权成像（perfusion weighted imaging，PWI）、基于血氧水平依赖效应（blood oxygenation level dependent effect，Bold）的脑功能磁共振成像（functional MRI，fMRI）、磁共振血管成像（magnetic resonance angiography，MRA）、化学交

换饱和转移技术（chemical exchange saturation transfer，CEST）、磁化传递技术（magnetization transfer，MT）等一系列新的磁共振成像技术，这些方法和技术能够实现结构与功能相结合的影像学分析，在生命科学领域的应用越来越广泛，同时也成为临床前研究中不可或缺的技术手段。多模态磁共振成像（multimodality MRI）是指将多种功能磁共振成像融合起来进行研究的一种方法，能同时提供组织解剖结构、功能、代谢等多方面的信息，具有高分辨率、高精度、非侵袭性等特点。多模态磁共振成像技术能够同时获得更为准确和丰富的影像学信息，避免了不同技术单独应用时的偏差。下面简要介绍小动物磁共振成像在临床前研究中的常用方法和应用。

磁共振波谱成像能够无创的定性和定量检测特定组织中代谢物的情况，在脑功能障碍相关疾病中应用较多。研究发现颞叶海马区N-乙酰天冬氨酸（N-acetyl aspartate，NAA）/肌酸（creatine，Cr）值降低，肌醇（myo-inositol，MI）/Cr比值升高对轻度认知障碍（mild cognitive impairment，MCI）患者有一定的临床诊断效果。

扩散加权成像和扩散张量成像都是测定水分子的弥散情况，但由于原理不同，具有不同的临床应用。DWI主要用于脑缺血急性期和超急性期的诊断；DTI能够在活体状态下反应白质纤维束的走行、方向和髓鞘等信息，因此主要应用于中枢神经系统组织形态学和病理学研究。灌注加权成像能够无创的描述血流动力学变化，通过团注对比剂（一般为Gd-DTPA）影响局部磁场的变化，反映组织的微血管通透性、血管灌注情况等。PWI主要用于脑部血流灌注情况状态的评价，研究认为PWI与DWI失配（mismatch）部分为缺血半暗带（ischemic penumbra，IP）区。另外，利用自身血液作为内源性示踪剂的动脉自旋标记（Arterial Spin Labeling，ASL）也是PWI技术的常用方法。

基于血氧水平依赖效应的脑功能磁共振成像通过不同脑区氧合血红蛋白/脱氧血红蛋白的变化情况，反映任务态（task state）和静息态（resting state）脑区神经元的激活情况。该方法在认知、精神类相关的脑功能疾病方面有广泛的应用，如阿尔兹海默病、精神分裂症、抑郁症、自闭症等。

磁化传递技术和化学交换饱和转移技术是最新发展起来的磁共振成像新技术，这两种方法都需要预先施加饱和预脉冲对特定物质进行饱和。MT技术对结合水进行饱和，半定量的反应组织中大分子蛋白含量的变化；CEST对含活泼氢的物质进行饱和，可以检测葡萄糖、谷氨酸等小分子功能代谢物的变化。

磁共振血管成像利用MRI技术描绘解剖组织中血管路径的方法，时间飞跃法（time of flight，TOF）是目前应用较多的MRA方法，该方法不需要使用对比剂，利用血液流动与静止的血管壁及周围组织形成对比而直接显示血管。在小动物磁共振成像仪中，该方法主要用于显示颅脑部血管的病变，如大脑中动脉阻塞（middle cerebral artery occlusion，MCAO）模型中血管闭塞情况。

心脏电影磁共振成像（cardiac cine magnetic resonance imaging，cine-MRI）已经成为心脏功能检测的常用手段之一。配合心电门控和呼吸触发技术，小动物磁共振cine-MRI已被广泛的应用于心脏形态、功能、灌注、心肌缺血及活性的临床前研究。

## 三、典型实例（图2-8-1，图2-8-2，图2-8-3）

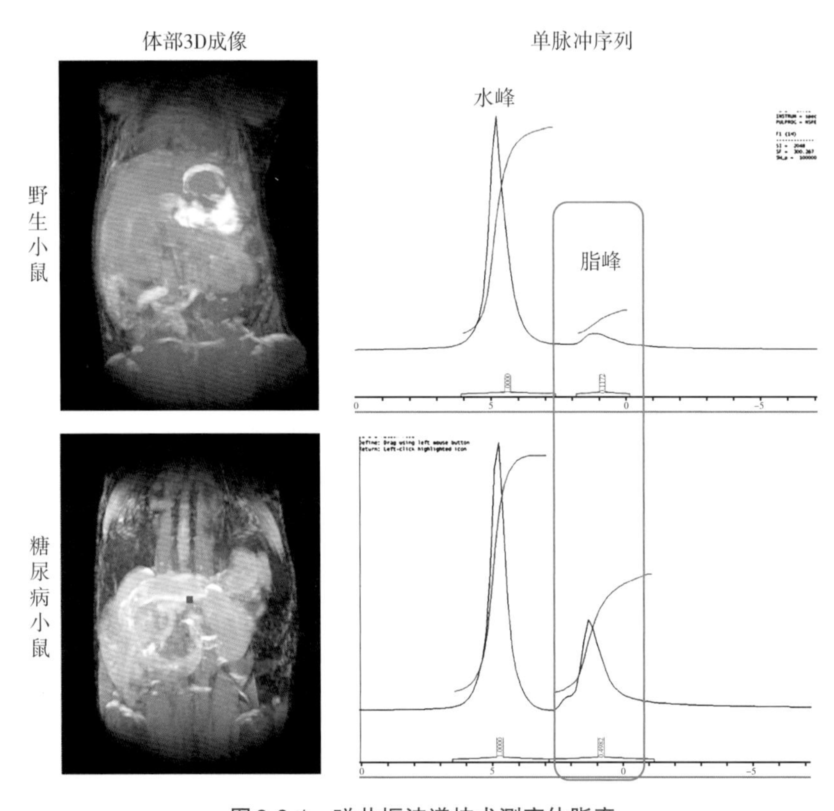


图2-8-1 磁共振波谱技术测定体脂率

（图片由中国医学科学院药物研究所蒋建东研究员课题组提供）

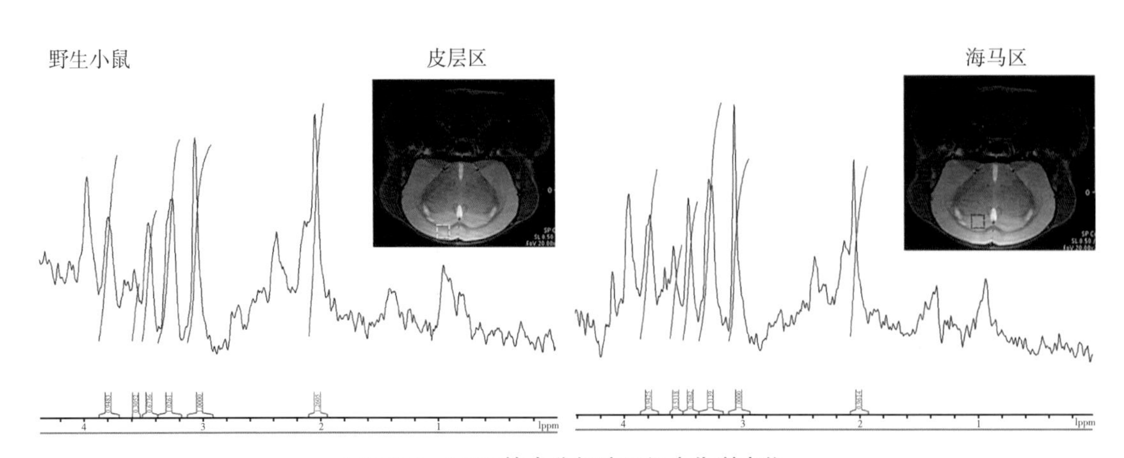


图2-8-2 MRS技术分析脑组织中代谢产物

（图片由中国医学科学院药物研究所王晓梁研究员课题组提供）

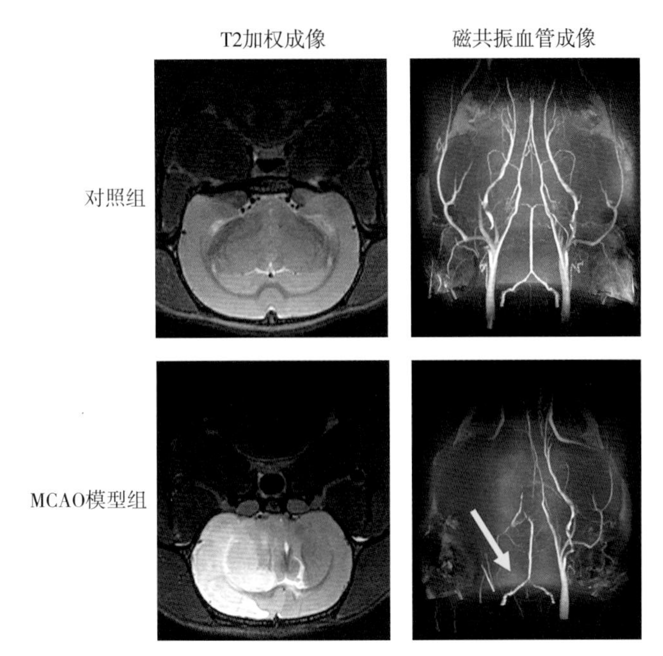


图2-8-3　MRA成像研究缺血性脑卒中
（图片由中国医学科学院药物研究所朱海波研究员课题组提供）

（李铁钢　杨　敏）

# 第二节　光声成像技术

## 一、简介

光声成像（photoacoustic imaging，PAI）是近年来发展起来的一种无损伤、无辐射的新型生物医学成像方法，其对比度高、分辨率好、穿透能力强，能够对目标组织进行无损、实时、多层面、多对比度的可视化动态成像。因此，光声成像技术在生物组织的形态结构、功能代谢、生理及病理特征研究中具有广泛应用。

## 二、光声成像原理

当脉冲激光照射吸收体时，吸收体吸收脉冲光能量，致使其电子从低能级向高能级跃迁，由于激发态电子极不稳定，将再次跃迁回低能级，从而以光或热量的形式释放出能量。由于激光脉宽很窄，吸收的能量不能在短时间内释放，会导致温度瞬间发生变化，进而转化为热膨胀产生压力波，周期性热流使周围的介质热胀冷缩而激发超声波，即为光声信号。光声信号的产生过程即为“光能”—“热能”—“机械能”的转化过程。

光声检测仪利用超声探测器接收光声信号，通过特定的图像重建算法，实现对样品结构学和功能学的信息呈现。

## 三、MOST inVison128

目前，中国医学科学院药物研究所分子影像中心拥有的小动物活体多光谱断层扫描成像系统（MOST inVison128）可对小动物活体进行实时、3D、全身的光声信号成像，为研究生物组织的形态结构、功能代谢、生理及病理特征提供技术支持，可用于研究脑部功能、肿瘤分子成像、肿瘤血管新生、血氧分布、血管形态与功能、组织器官代谢、药物动力学与分子探针开发等等。该仪器具有如下特点：

1. 拥有波长范围在680～980 nm脉冲可调式近红外激光，探针可选范围广。

2. 脉冲能量最高达120 MJ，保证深层信号的激发，深层成像深度达40 mm，切面空间分辨率＜150 μm。

3. 360°均匀环状激发，保证体内任何位置信号都可被激发，并用于后续的3D重建。

4. 128位超声侦测器和270°弧状接收，确保更全面地接收探针发出的信号。

5. 配套冷冻切片小鼠解剖图库，可与即时观察摄像头进行搭配，可自动调出和实验切面相同的切片资料图，并在分析介面上直接进行叠合。

## 四、主要应用

1. 脑部研究　对脑组织深层信号的无损性高分辨率成像，确定颅内探针分布，描述血脑屏障完整性。

2. 肿瘤研究　实时监测肿瘤靶向探针的累积及分布变化情况，确定肿瘤组织血氧状态，成像及定量肿瘤内血管。

3. 免疫学研究　跟踪免疫细胞移行、归巢等活动，利用探针对类风湿性关节炎等疾病进行早期诊断成像，动态监测药物对免疫疾病的疗效。

4. 心血管研究　显示动脉粥样硬化斑块的精细结构，定量斑块组分，为预测心血管事件发病风险提供依据。

5. 生物材料研究　生物材料在活体内的光声信号检测，材料在活体内的生物分布和代谢动力学分析。

## 五、典型图（图2-8-4，图2-8-5，图2-8-6，图2-8-7）

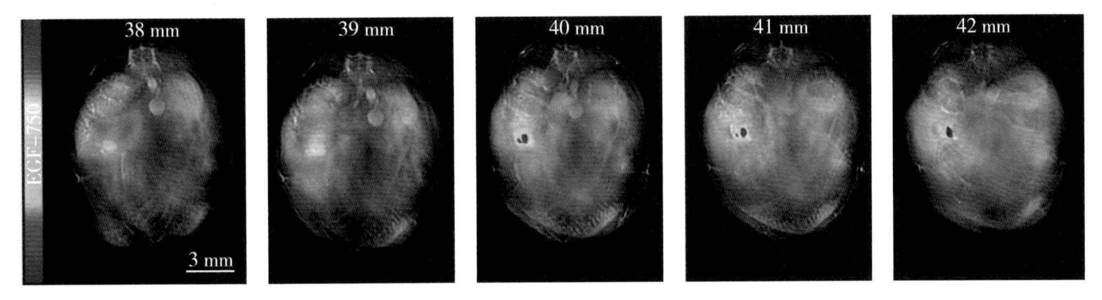


图2-8-4　探针在肿瘤区域富集

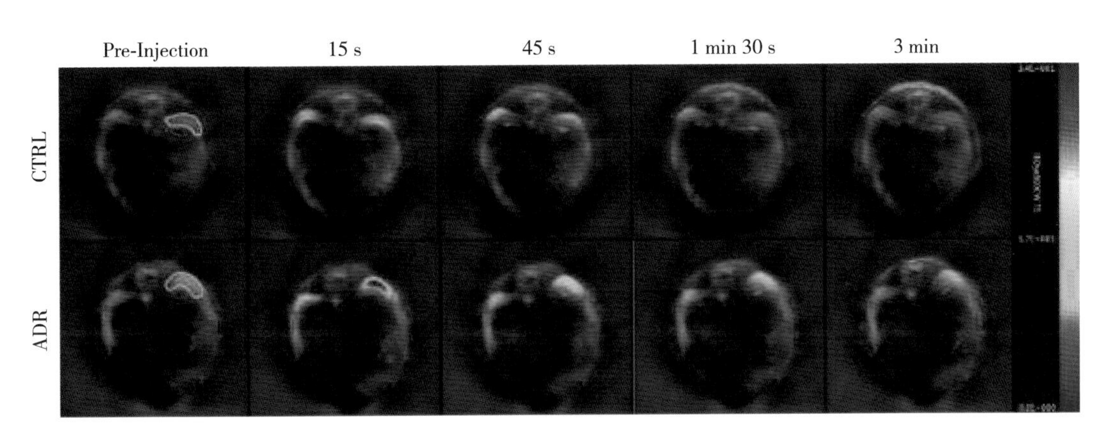


图2-8-5　肾脏代谢

注：Pre-Injection：注射前；CTRL：空白对照组；ADR：不良反应组。

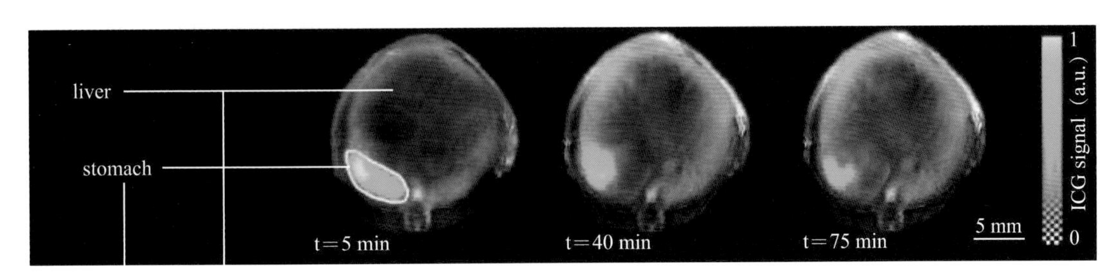


图2-8-6　胃排空

注：liver：肝脏；stomach：胃；ICG signal（a.u.）：ICG信号（a.u.）。

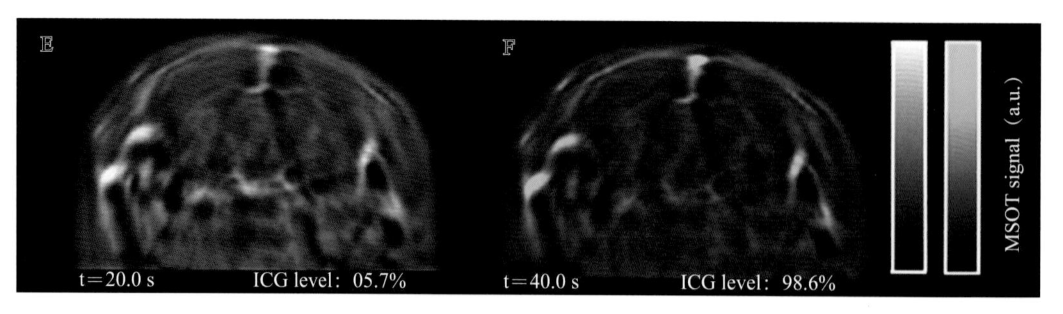


图2-8-7　脑血流

注：ICG level：05.7%：ICG水平：05.7%；ICG level：98.6%：ICG水平：98.6%；MSOT signal（a.u.）：MSOT信号（a.u.）。

（吕思霖　杨　敏）

## 第三节　小动物三维活体光学成像技术

### 一、简介

IVIS Spectrum CT是全球顶尖的小动物活体三维光学/CT二合一成像系统。一方面，IVIS Spectrum CT能够对生物发光或荧光标记的研究对象进行光学成像。另一方面，IVIS Spectrum CT创新性的整合了适合于活体小动物长期观测的低剂量microCT成像功能，实现功能性光学成像与结构性CT成像的完美集成。另外，光学和CT成像模式也可分别独立运行，满足不同研究需求。IVIS Spectrum CT使研究人员能够更全面的了解活体动物体内复杂的生物学现象，实现从宏观（如在活体水平对疾病整体发展过程的观测）到微观（如在活体水平对细胞动态变化及基因表达的实时观测）的系统性研究。

### 二、主要特点和优势

1. 集光学和microCT成像于一体，可同时获得3D功能学与CT结构学信息。

2. 具有业内公认最高灵敏度，在检测微小转移灶、轻微感染以及观测体内深层脏器及开展颅内检测等研究中具有绝对优势。

3. 探针选择灵活且满足多探针成像，IVIS Spectrum CT配备18个高分辨率20 nm窄带滤片，观测范围涵盖了从430～885 nm的整个可见光及近红外光区域，市面上几乎所有荧光探针都可应用。同时，基于荧光多光谱分离技术，在一个实验中可以利用多种不同波长的探针监测不同的对象，满足多探针成像的要求。

4. 金标准的定量方法，保证定量数据的准确度及重复性。对于生物发光信号定量，IVIS技术检测的数据是动物体表绝对发光量（photons/sec/cm$^2$/sr）；对于荧光信号定量，IVIS

技术采用Radiant Efficiency（photons/sec/cm$^2$/sr/uw/cm$^2$）为定量单位。

## 三、应用

1. 神经疾病研究　对神经肿瘤的发生发展及治疗效果进行长期监测；通过构建生物发光标记的疾病动物模型或应用功能性荧光探针，观测神经退行性疾病的发生发展；在活体水平监测神经干细胞的移植、存活和增殖，对干细胞在体内的分布和迁移进行示踪。

2. 肿瘤研究　对肿瘤生长及转移进行长时间监测；在活体动物水平进行抗肿瘤药物的药效评价以及观测药物在活体动物体内的靶向、分布及代谢；应用生物发光技术研究癌症相关基因的作用；应用功能性荧光试剂观测肿瘤内部特异性分子事件的发生。

3. 免疫学研究　监测免疫疾病的发生发展及治疗效果，监测免疫细胞的免疫应答，探究免疫疾病机理。

4. 糖尿病研究　观测胰岛移植，观测干细胞在糖尿病小鼠中的分布和评价疾病治疗效果，研究糖尿病相关信号通路。

## 四、典型图

应用中国医学科学院药物研究所分子影像中心的IVIS Spectrum CT 小动物活体成像系统发表的相关文章（图2-8-8，图2-8-9）。

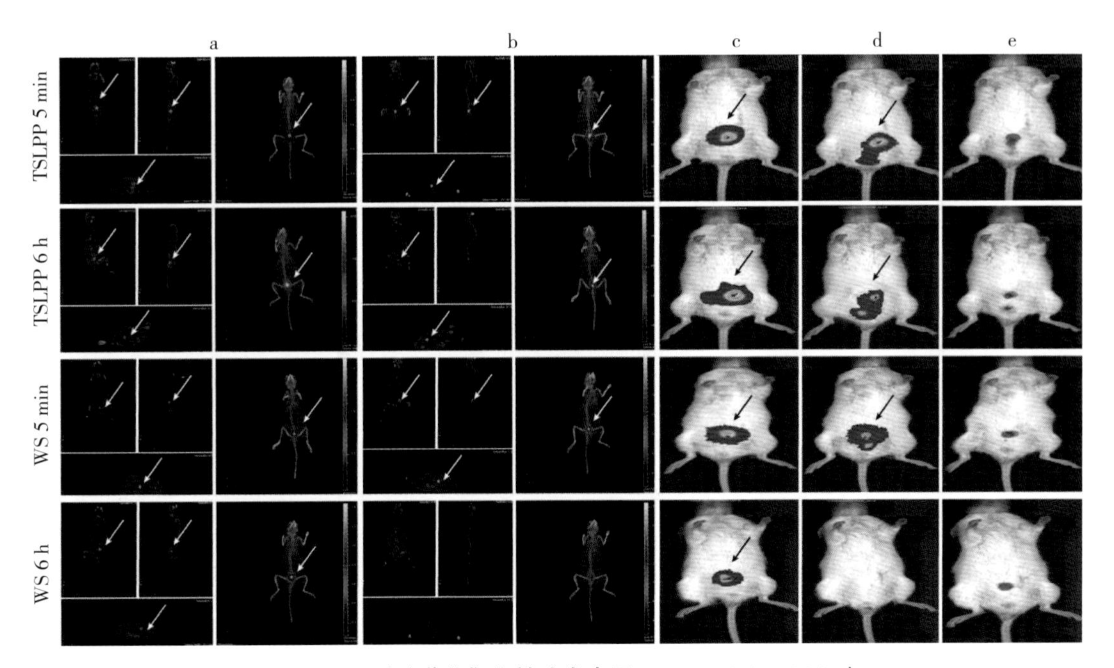


图2-8-8　肿瘤药物靶向性（发表于Biomaterials，2017）

注：TSLPP 5 min：TSLPP 5分钟；TSLPP 6 h：TSLPP 6小时；WS 5 min：WS 5分钟；WS 6 h：WS 6小时。

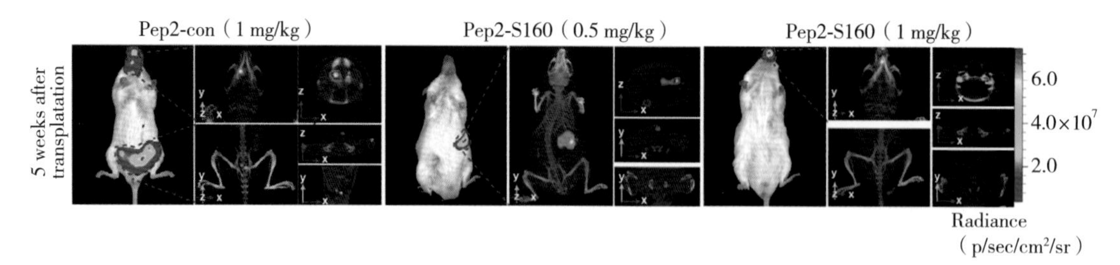


图2-8-9　Pep2-S160抑制急性早幼粒细胞白血病（发表于Cancer Cell，2017）

注：5 weeks after transplatation：移植后5周；Radiance（p/sec/$cm^2$/sr）：辐射亮度（p/sec/$cm^2$/sr）。

（吕思霖　杨　敏）

# 第四节　小动物超声技术

## 一、简介

超声技术是一种功能强大的、非侵入性的活体成像手段，其在心脏形态与功能实时监测中具有重要应用，而啮齿类动物具有体积小、心率快的特点，这使得传统超声技术在评价小鼠心血管功能中存在一些问题。随着医疗技术的发展，小动物超声成像技术取得了重大进展。Foster等报道的高频生物微成像系统，可展示小鼠从5.5天的胚胎发展到成年的整个过程，并且能清楚地观察到胎鼠、新生鼠和成年小鼠的心脏。高分辨率超声成像技术已成为无创动态观察小动物结构及功能的理想工具。下面以vevo770为例对小动物超声的操作流程进行介绍。

## 二、成像准备

1．将异氟醚麻醉的动物仰卧固定于平台，用鼻锥盖住老鼠口鼻，以0.5%～1%浓度的异氟醚维持麻醉。

↓

2．鼠爪固定于电极板，超声成像过程中可对心电图、身温和呼吸频率等生理指标进行实时监测（图2-8-10）。

↓

3．脱毛霜涂于老鼠胸部和上腹部。

↓

4．2 min后用纱布抹去脱毛膏。

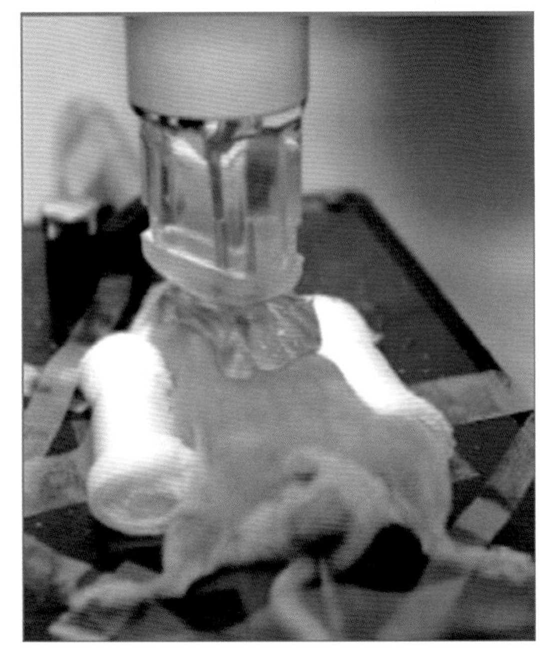

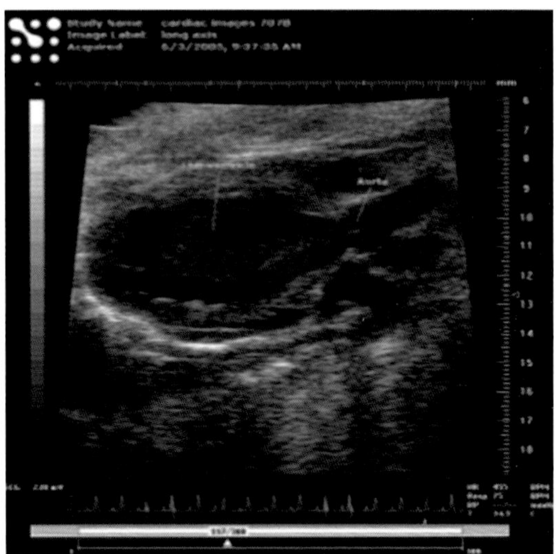

图2-8-10　探头定位于小鼠左胸骨长轴切面及切面左心室B型超声图像

## 三、左胸骨旁长轴观察的操作流程

1．成像准备后，将动物处理平台水平面向左侧整体旋转30°。

↓

2．传感器垂直于动物处理平台并逆时针旋转10°，并将传感器的缺口指向鼠尾部。

↓

3．二维观看/视频“B模式”，传感器沿左胸骨旁线下移，直至观察到到肺动脉时采集图像并保存（图2-8-10）。

↓

4．保持视频“B”状态，将传感器左右移动，辨别主动脉流出，必要时可旋转探头以确保与心脏长轴对齐。

↓

5．视频采集数据及分析：将视野缩小化以确保高帧速率及对下游区域的分析，每次视频捕获优先以100帧速保存。

↓

6．切换至“Color Doppler”即“彩色多普勒”模式。

↓

7．监视血流方向和速度，并对图像进行采集。彩色多普勒模式窗口栏中，血流显示红色，表明血流流向探头。血流显示蓝色，表明血流方向远离探头。

8. 将采集的彩超数据，转换成脉冲波模式，用于数字化评价血流方向和流速变化。

## 四、左乳头肌中短轴观察的操作流程

1. 短轴超声心动图可观察整个左心室的收缩情况，并可基于B型和M型超声方式对心脏功能和形态进行准确评估（图2-8-11）。

2. 在B模式中，将传感器垂直于左胸骨旁线长轴的乳头肌平面并旋转。

3. 联合M-模式，采集样本的心室容积数据。

4. 在必要的情况下，利用软件的三维模块，获得完整的三维重建图像。

5. 启动三维成像模块并采集如呼吸频率、心电图等获得心脏舒张末期的三维图像，获得完整的三维重建图像。

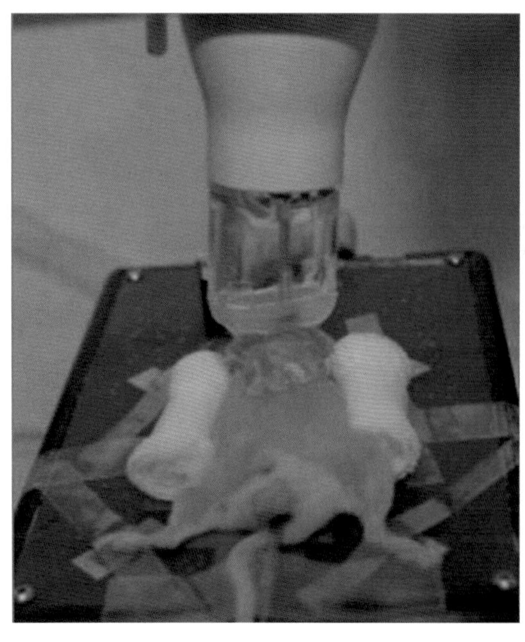

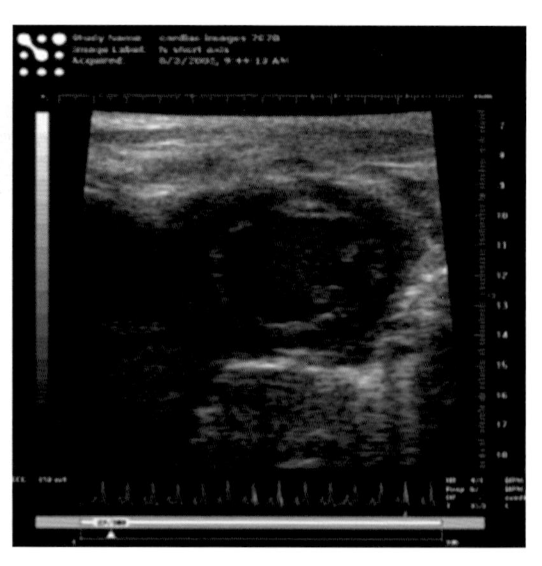

图2-8-11 探头定位小鼠胸骨旁短轴切面及切面B型超声图像
（图片来源于：Vevo 770™进行小动物微小超声心动图研究使用指南）

## 五、肋下（四腔）观察的操作流程

1．肋下观察是测量跨二尖瓣压力梯度和功能的有效方法。

↓

2．将动物处理平台左上角倾斜，传感器定位于动物的右肩处，旋转探头短轴。

↓

3．在B模式下，传感器由上腹部移至膈膜下。使用彩色多普勒模式进行观察（如图2-8-12所述）。

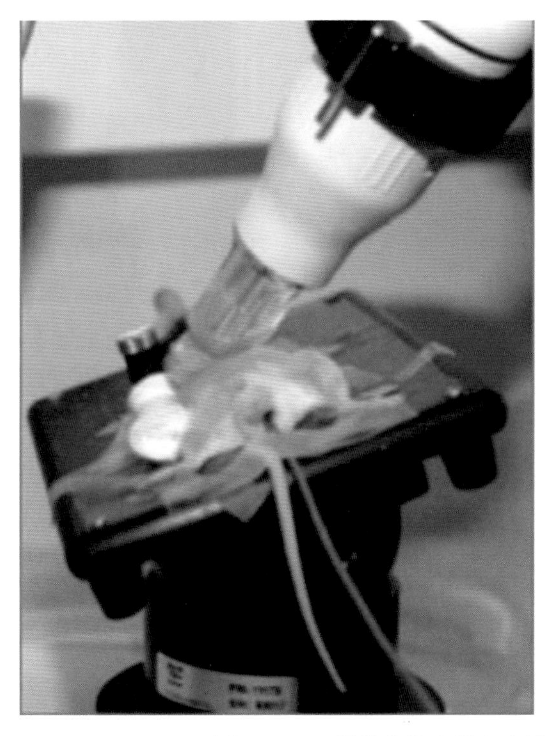

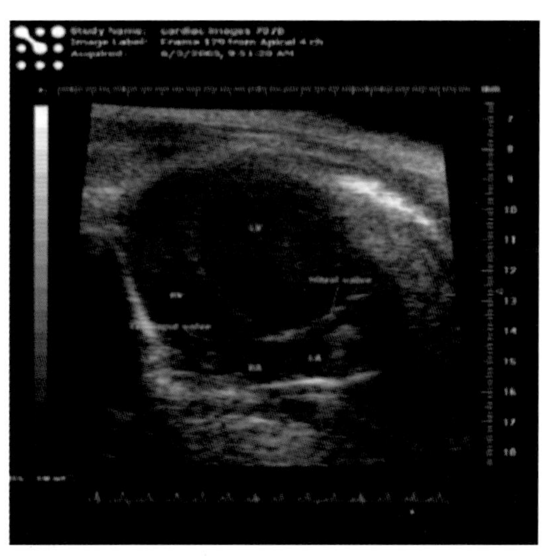

图2-8-12　探头定位小鼠心尖四腔切面及该切面的B型超声图像
（图片来源于：Vevo 770™进行小动物微小超声心动图研究使用指南）

## 六、主动脉弓观察的操作流程

1．将动物处理平台向左倾斜，使动物保持左侧卧位，传感器放置于老鼠肩胛骨水平。

↓

2．将传感器沿腋前表面移至右肩，观察主动脉弓，并获取图像。

↓

3．将动物头抬起，传感器移至胸骨上切迹，使用彩色多普勒观察血流并获取图像（如图2-8-13所述）。

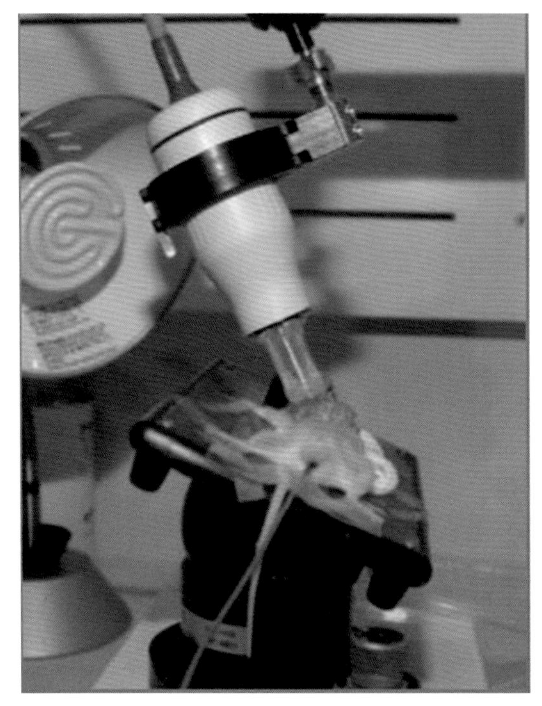

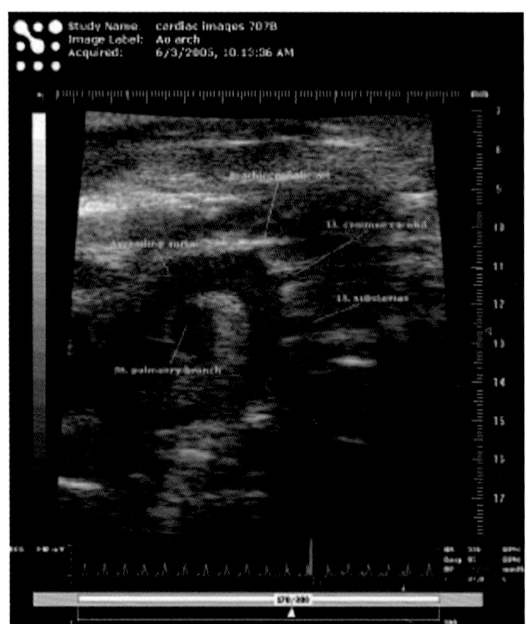


图2-8-13　传感器定位于老鼠的主动脉弓切面B型超声图像

（图片来源于：Vevo 770™进行小动物微小超声心动图研究使用指南）

（闫　征　王宏旭　杨　敏）

## 第五节　多重免疫荧光染色技术

### 一、技术原理

该方法主要依赖TSA技术（Tyramide Signal Amplification™，酪胺信号放大技术），即利用带有荧光素的酪胺在二抗标记HRP催化的过氧化物酶反应下，形成大量的带有共价键结合位点的酶促产物，这些产物能够与临近蛋白的色氨酸、组氨酸及酪氨酸残基共价偶联，从而与蛋白样品稳定结合。并且通过微波处理，前一轮非共价结合的抗体可被洗掉，而共价结合的荧光素仍留存于样品上。如此依次更换抗体并使用不同颜色的酪胺荧光素，反复操作，即可实现多色荧光标记。

## 二、所需实验材料

待检测细胞/组织石蜡切片样本；二甲苯；无水乙醇；95%乙醇；80%乙醇；蒸馏水；pH 6.0柠檬酸钠抗原修复液；PBS；3% $H_2O_2$；一抗封闭液；一抗；HRP标记二抗；酪胺荧光素；1 μg/ml DAPI；防荧光淬灭封片剂；微波炉；恒温箱；激光共聚焦显微镜。

## 三、实验步骤

1. 切片脱蜡至水　二甲苯Ⅰ，5 min；二甲苯Ⅱ，5 min；无水乙醇，3 min；95%乙醇，3 min；80%乙醇，3 min；自来水洗2 min；蒸馏水洗2 min。

↓

2. 抗原修复　微波加热抗原修复液至沸腾，将切片浸入抗原修复液中，微波持续加热处理10～20 min。

↓

3. 蒸馏水洗5 min，PBS洗5 min×2次。

↓

4. 滴加3% $H_2O_2$，室温孵育10 min。

↓

5. PBS洗5 min×3次。

↓

6. 切片置入湿盒中，滴加一抗封闭液，室温孵育30 min。

↓

7. 甩掉封闭液，滴加一抗，37℃孵育60 min。

↓

8. PBS洗5 min×3次。

↓

9. 滴加HRP标记二抗，37℃孵育30 min。

↓

10. PBS洗5 min×3次。

↓

11. 滴加酪胺荧光素（含0.02% $H_2O_2$），室温避光孵育30 min。

↓

12. PBS洗5 min×3次。

↓

13．重复步骤（2）～（12），对不同的抗原加入不同的特异性一抗及相应的酪 胺荧光素，二抗可用同一种二抗。

14．如需要染核，滴加1 μg/ml DAPI，室温孵育10 min。

15．抗荧光淬灭封片剂封片，共聚焦显微镜观察拍照。

## 四、应用示例（图2-8-14）

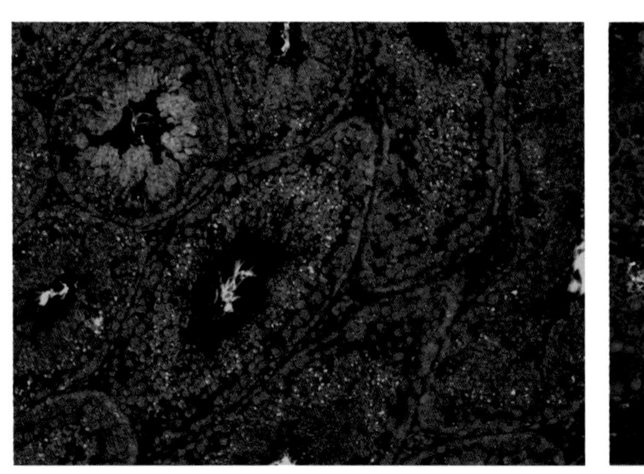
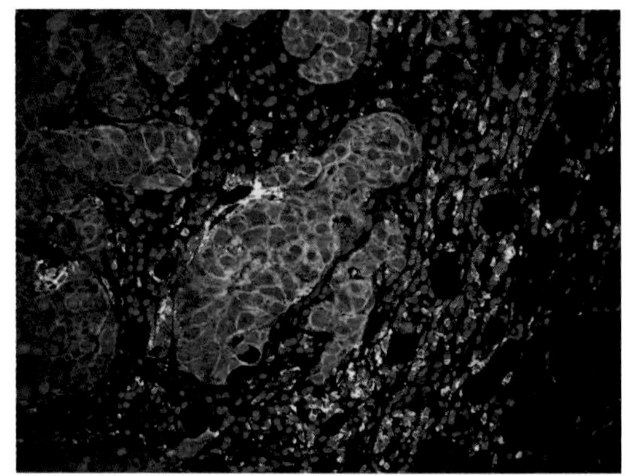

图2-8-14 小鼠睾丸组织（左图）及人乳腺癌组织（右图）多重荧光染色

◆ 注意事项

1．使用防脱切片，否则在染色过程中易掉片。

2．石蜡切片脱蜡要充分、彻底。

3．一抗、二抗等试剂浓度及孵育条件并非定数，应根据预试验结果进行摸索调整。

4．涉及荧光素操作的步骤均应注意避光。

5．切片水化至染色结束的整个过程务必保证样本不要干燥，否则严重影响染色结果。

（甘文强　杨　敏）

# 第六节　原位杂交染色技术

## 一、技术原理

原位杂交是用含有已知序列的、经特定标记物标记的核苷酸链作为探针与组织切片、细胞涂片、培养细胞或染色体标本中的靶核苷酸进行分子杂交，形成杂交体（碱基互补），然后再用特定的显色方法显示出标记探针在细胞组织中的分布，从而在显微水平检测出目标基因或转录产物在细胞内的位置及数量。

## 二、所需实验材料

待检测细胞/组织切片样本；二甲苯；无水乙醇；95%乙醇；80%乙醇；双蒸水；0.2M HCl；蛋白酶K；0.1M甘氨酸/PBS；4%多聚甲醛；0.05M PBS；0.25%乙酸酐；预杂交液（含柠檬酸盐、甲酰胺、牛血清白蛋白和鲑鱼精DNA/RNA）；杂交液（预杂交液中加入硫酸葡聚糖）；0.1M醋酸-2.5M醋酸酐；20×SSC（pH7.0）；去内源性酶液；0.4% Triton-X100；已标记探针；杂交炉；显微镜。

## 三、实验步骤

1. 石蜡切片脱蜡至水，若是冰冻切片则用4%多聚甲醛室温固定30 min。

↓

2. 切片用去内源性酶液浸洗，室温30 min。

↓

3. PBS洗涤5 min。

↓

4. 0.1M甘氨酸/PBS浸洗，室温15 min。

↓

5. 0.4% Triton-X100室温作用10 min。

↓

6. 滴加蛋白酶K，37℃孵育30 min。

↓

7. PBS洗涤5 min。

↓

8．0.1M醋酸-2.5M醋酸酐室温孵育10 min。

9．2 × SSC洗涤5 min。

10．滴加预杂交液，42℃孵育30 min。

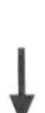

11．使用杂交液稀释已标记探针，滴加至样本，于杂交炉中80℃加盖孵育10 min，后冷却至37℃～ 42℃杂交4 ～ 6 h。

12．4 × SSC洗涤，37℃洗涤15 min。

13．使用2 × SSC配制10 μ g/ml　RNA酶溶液，37℃洗涤30 min。

14．0.5 × SSC，37℃洗涤15 min。

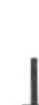

15．根据探针标记物选用相应的检测系统进酶免反应和底物显色，如地高辛标记检测系统及AP-BCIP/NBT显色系统。

16．显微镜观察分析。

## 四、应用示例（图2-8-15、图2-8-16）

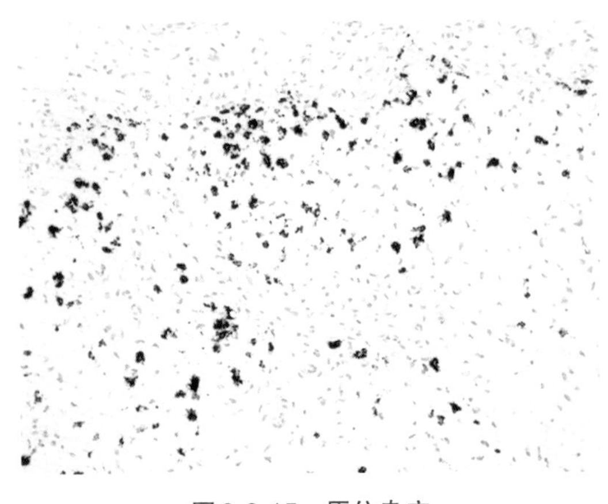

图2-8-15　原位杂交

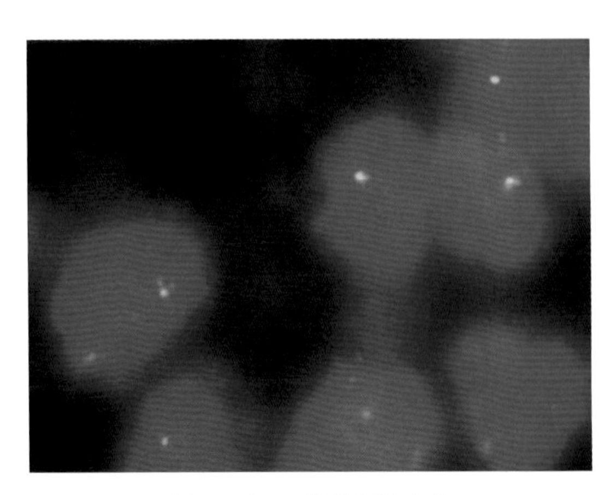

图2-8-16　荧光原位杂交

◆ 注意事项

1. 须使用防脱片。

2. 如探针是通过酶促法检测，必须灭活样品内相应内源性酶。

3. 在DNA-DNA杂交实验中，RNase的处理可去除内源性RNA，增加实验的信噪比。在进行mRNA为靶标的检测时，RNase处理的样品也可作为质控对照。

4. 探针标记方法种类多样，不同标记探针检测方法不同，应视情况而定。

5. 样本预处理步骤和杂交条件并非绝对，应视具体实验做相应调整。

（甘文强 杨 敏）

# 第七节 数字病理切片全景扫描及图像分析技术

## 一、技术原理

利用全自动显微扫描系统，结合软件系统，把传统玻璃病理切片进行扫描、无缝拼接，生成一整张全视野的数字切片（whole slide image，WSI）。利用配套的数字病理切片浏览软件，对图像进行任意比例放大或缩小以及任意方向移动的浏览和分析处理，也称虚拟切片（virtual slide of pathology）。

## 二、技术应用

1. 数字化图像采集 数字化全切片自动扫描，方便样本染色图像储存、管理、传输及远程浏览。

2. 图像分析

（1）染色切片的面积定量分析

1）染色分离：计算机可将图像上多种染色自动分离，并计算每种染色的强度、面积及比例，可对图像整体或局部进行定量分析。

2）染色共定位：可对多种染色进行叠加，并计算共定位区域和总体区域的面积和强度比例等。

（2）免疫组化染色分析 可对组织细胞的细胞核/膜/浆中的阳性染色信号进行定位、计数及强度定量分析。

（3）原位杂交/荧光原位杂交信号分析 可对组织中基因表达和扩增情况进行定性、定位、定量分析，并支持全自动分级及自定义分级分析。

（4）自动化组织识别 通过设定已知阳性样本与阴性样本条件，对软件进行识别训练。系统通过训练后可实现对未知样本的组织类型识别，并对阳性区域进行定量分析（图

2-8-17）。

（5）微血管分析　可对组织中微血管数量、密度、面积、血管周长、血管面积、管壁厚度及染色强度和总面积等进行自动计算分析。

（6）组织芯片分析　可快速便捷实现对数百个组织芯片点的定性定量分析。

（7）稀有事件分析　可快速完成全切片范围内的特殊细胞检测及计数，如在外周血中快速查找转移瘤细胞。

## 三、全切片分析软件常用工具及其功能（表2-8-1，图2-8-17）

表2-8-1　全切片分析软件常用工具及其功能

| 工具 | | 功能 |
|---|---|---|
| 多重染色分析 | 染色定量分析 | 能够定量检测图像中每种染色的强度，如能够从细胞质当中识别细胞膜 |
| | 共染区定量分析 | 能够定量分析同一位置的多达3种颜色之间的重叠程度及强度，如在CLL中，CD19与CD5共有区确认 |
| 细胞分析 | 细胞核定量分析 | 适于明场细胞核检测及染色强度分析。如ER，PR，Ki67细胞核的快速定量分析 |
| | 细胞膜定量分析 | 适于明场细胞膜检测及染色强度分析。如HER2，EGFR等细胞膜的快速定量分析 |
| | 细胞质定量分析 | 适于明场细胞质检测及染色强度分析。如前列腺中P63的常规应用 |
| 组织分析 | 组织模式识别 | 能够从整张组织切片中识别出特定（使用者定义）细胞、组织类型。如复杂组织中上皮和亚结构的确认 |
| | 微血管分析 | 能够自动化检测血管、血管壁及内壁厚度。能够对血管覆盖区域检测，血管发生检测操作方便，重复性好 |
| | 稀有事件检测 | 通过独特模式和颜色识别程序，能够简化对血液中肿瘤细胞的识别 |
| | 区域定量 | 用于检测染色或荧光标记区域的准确性和一致性，如肝组织纤维化级别的评估 |
| | 阳性像素点计数 | 用于特染覆盖区域的定量分析 |

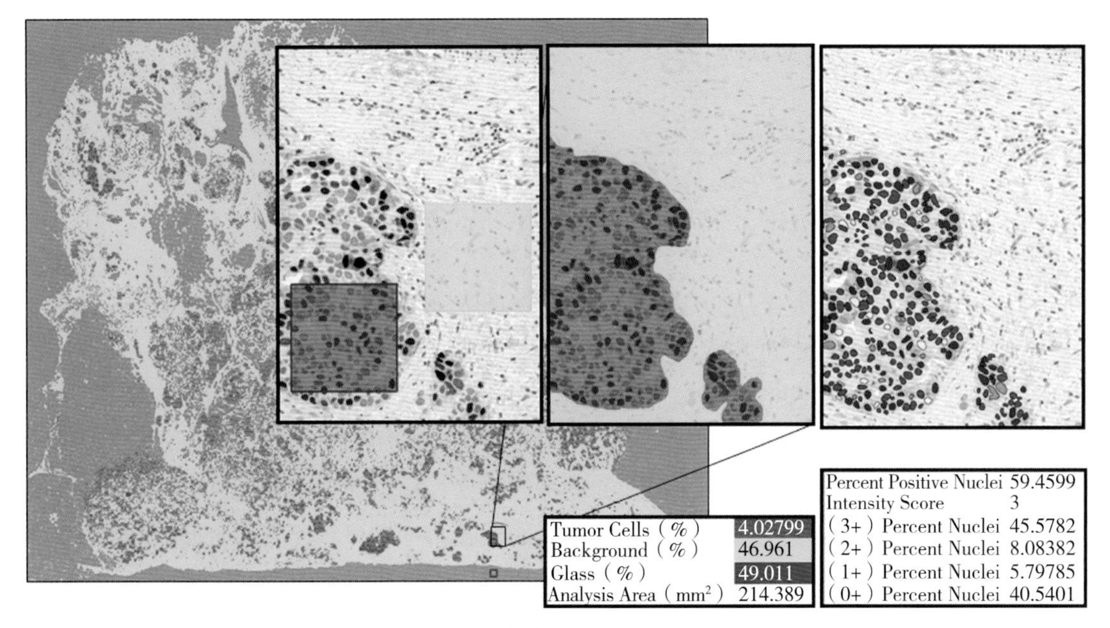


图2-8-17　自动化组织识别及分析

（甘文强　杨　敏）

# 第八节　分子筛层析分离纯化蛋白技术

## 一、原理与应用

分子筛层析是一种利用被分离组份分子量的差异进行分离的层析技术。分子筛层析柱的固定相是惰性的珠状凝胶颗粒，内部具有立体网状结构，形成很多孔穴，含有不同大小分子的样品进入分子筛层析柱后，各个组分向孔穴内扩散的程度取决于孔穴的大小和分子大小，越大的组分越少进入孔穴，越早流出，而越小的组分进入的孔穴越多，越后流出，从而达到分离纯化的目的。分子筛层析是生物化学中一种常用的分离手段，它具有设备简单、操作方便、样品回收率高、实验重复性好、特别是不改变样品生物学活性等优点，因此广泛用于蛋白质、多肽、核酸、多糖等生物分子的分离纯化，同时还应用于蛋白质分子量的测定、脱盐、样品浓缩等。

分子筛层析的实现依赖于蛋白纯化系统，蛋白纯化系统除可用于分子筛层析外，还广泛用于亲和层析、离子交换层析、疏水层析、反相层析等，需要根据分离组份的理化性质选择合适的层析方法。本文操作步骤以GE公司的蛋白纯化系统AKTA purifier10为例。

## 二、所需实验材料

蛋白样品；层析柱；缓冲液；纯水；20%乙醇；样品收集管。

## 三、实验步骤

1．准备　根据待分离样品的分子量大小，选择合适型号的分子筛层析柱；缓冲液和样品需要经0.45 μm的滤膜过滤，样品也可高速离心后取上清备用。

2．开机　打开主机和电脑电源，待仪器自检完毕，双击桌面上UNICORN图标，进入操作界面。

3．清洗管道及装柱　首先进行泵洗和缓冲液置换：根据需要选择用A1或B1管道，将待用管道放入缓冲液中，进行泵洗，泵洗程序运行完后自动结束，接着用缓冲液冲洗系统管路，待冲洗20 ml左右后，把柱子装入系统，装柱时用小流速（＜0.5 ml），将进样阀的1号位管道接入柱子的柱头，稍微拧紧后将柱下端的堵头卸掉，用连接线接入系统管路。根据柱子说明书设置报警压力。

4．平衡柱子　选择合适的流速，用缓冲液平衡柱子，观察紫外、电导COND、pH的数值，待曲线走稳柱子就平衡好了。此时，将紫外调零，准备上样。

5．上样及洗脱　用样品环上样，将样品吸进注射器，注意不要有气泡，上样环调成load模式，从进样阀的3号位推入（进样量不得低于样品环的体积），不要取下注射器，上样环调成inject模式，将样品注入管路中，用缓冲液洗脱一个柱体积，将样品洗出柱子。

6．收集

（1）固定体积收集：选择manual→Frac→fractionation_900，输入每管收集体积，按固定体积收集，结束收集时选择Frac→fractionation_stop_900。

或

（2）峰收集：选择manual→Frac→Peak_FracParametersUV，输入峰收集参数，点击Peak_Fractionation_900，输入每管最大收集体积。峰收集结束时选择Peak_FracStop_900。

7．清洗系统及拆柱　待冲洗一个柱体积妥善收集样品后，继续用缓冲液冲洗柱子，以冲出柱子中尚未洗出的蛋白，直到紫外吸收值趋于平稳；然后，将A1管路放入纯水中，先进行泵洗，然后冲洗整个管路及柱子，待纯水冲洗约2个柱体积后，再用20%乙醇封闭系统及柱子，同样先泵洗，然后冲洗管路及柱子，冲洗约2个柱体积；待柱子中充满20%乙醇后，拆柱子，使用慢流速，设置系统保护压力，先拆柱子的下端，拧上堵头，再拆柱子的上端，拧上堵头。

8．关机　从软件控制系统的第一个窗口unicorn manager点击退出，其他窗口不能单独关闭。然后关闭AKTA主机电源，关闭电脑电源。

## 四、示例图片

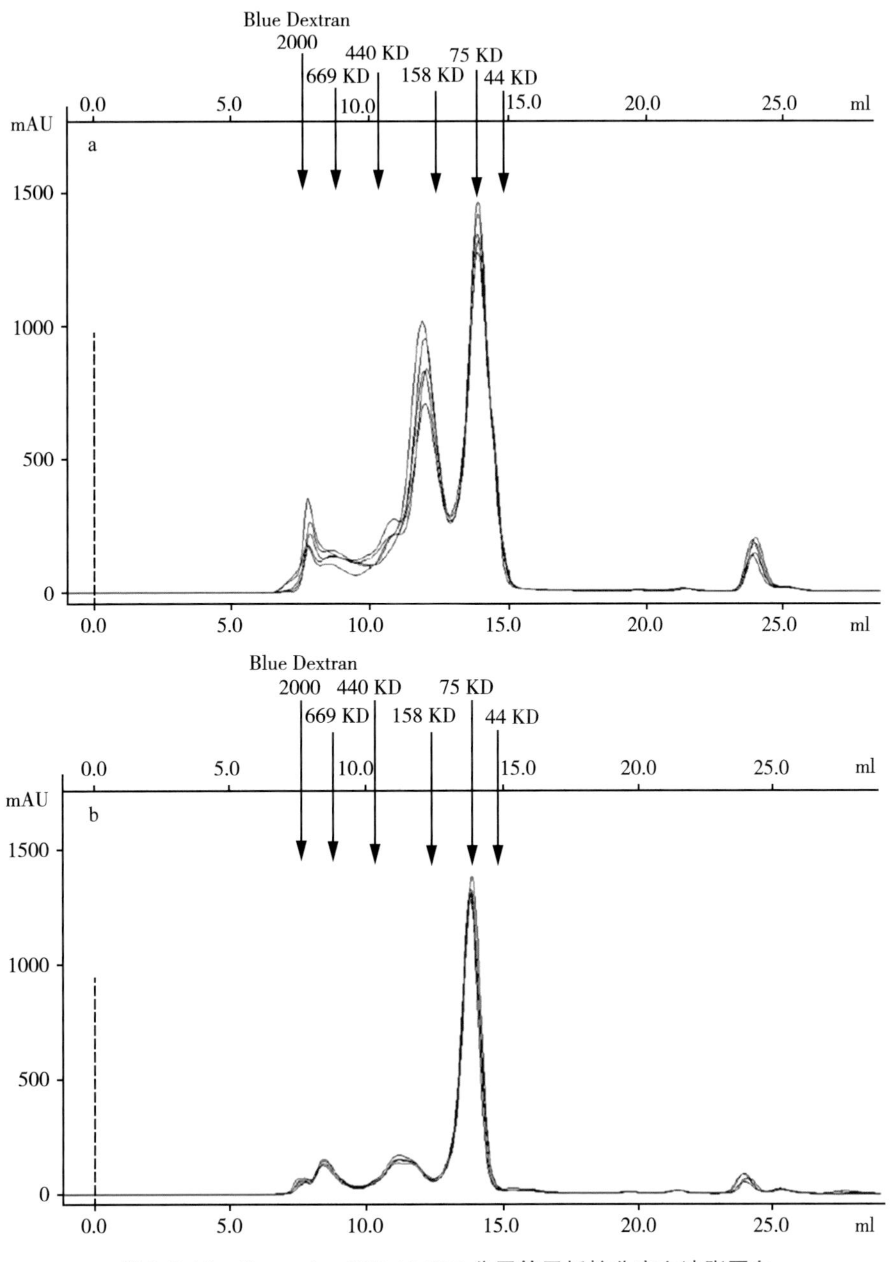


图2-8-18　Superdex 200 10/300分子筛层析柱分离血清脂蛋白

注：（a）人血清；（b）C57 BL/6小鼠血清。

◆ 注意事项

1．所有的工作溶液和样品必须经过0.45 μm的滤膜过滤，样品也可高速离心后取上清备用；

2．当缓冲液中含有有机溶剂（如乙腈、甲醇），需在使用前用低频超声脱气10 min；

3．设好柱压报警。

如果压力超过柱压上限会损伤柱内填料，因此，装入柱子后需要按说明书设好柱压上限。

（侯玉芳　杨　敏）

# 第九节　基于表面等离子共振的分子相互作用分析

## 一、原理与应用

表面等离子共振（surface plasmon resonance，SPR）是一种光学物理传感技术，当入射光波的传播常数与表面等离子波的传播常数相匹配时，引起金属膜内自由电子产生共振，即表面等离子体共振。应用SPR原理检测生物传感芯片上配体与分析物之间的相互作用情况，已经广泛应用于各个领域。利用SPR技术进行相互作用分析时，先在芯片表面固定一层生物大分子，作为配体，然后将待测样品流过芯片表面，若样品中有能够与芯片表面的配体相互作用的分子，会引起金膜表面折射率变化，最终导致SPR角的变化，通过监测SPR角的变化，可以获得样品和配体是否结合、结合的特异性和亲和力，对于有动力学过程的结合还可以获得动力学常数，此外还可以用于检测目标分子的浓度、钓取和配体相互作用的有效成分等。SPR技术的特点是不需要对样品分子进行任何标记，适用于蛋白与蛋白、蛋白与核酸、蛋白与小分子、核酸与核酸之间的相互作用分析，随着基于SPR技术的商品化仪器的不断发展，这一技术已经得到广泛的应用，尤其是在生物制药领域，从化合物初筛到药品质量控制都有很好的应用。

基于SPR的相互作用应用非常广泛，限于篇幅本文只介绍通用的一些事项，实际使用时需要根据实验目的和样品情况选择芯片、偶联方法等。

## 二、所需实验材料

1．传感芯片

（1）CM系列芯片：具有共价连接于金膜表面的羧甲基化葡聚糖基质，可通过多种化学方法，利用配体上常见的功能基团（如氨基、巯基和醛基等）将配体连接于葡聚糖基质。CM5为最常用的通用芯片，具有较高的表面载量，可用于固定从低分子量有机分子到蛋白质、核酸和糖类的多种配体；CM4与CM5相比其羧甲基化的程度较低（约为CM5的30%），所以其配体固定容量较低，适用配体垂钓中分析物较为复杂的情况，适用于动力学分析；CM3上葡聚糖基质由较短的葡聚糖链构成，适用于分析大分子（分子量大于约1000 KD）和颗粒物（如病毒和整个细胞），其固定容量低（约为CM5的30%），适用于动力学分析；传感芯片CM7上其葡聚糖基质的摩尔羧甲基化水平是传感芯片CM5的3倍，适用于小分子化合物（药物筛选）及分子片段分析。

捕获芯片：

（2）SA芯片：SA芯片表面上有葡聚糖基质，该基质上连接了链霉亲和素，适用于固定生物素化的核酸、蛋白、糖类等配体，链霉亲和素与生物素之间亲和力非常强，因此，SA芯片是不可再生的。

（3）NTA芯片：NTA芯片具有固定化的氨基三乙酸（NTA）的葡聚糖表面基质，通过金属螯合作用可以捕获带多聚组氨酸标签（His）的配体，该表面易于用EDTA再生。

2. 偶联试剂盒及缓冲液　根据配体特点选择合适的芯片、偶联方法，采用配套试剂盒及缓冲液。

3. 配体　配体需要尽量纯，母液浓度要高于1 mg/ml。

4. 样品　亲和力或动力学测定时样品纯度要在90%以上，特异性或浓度测定或垂钓实验可以是混合样品。

## 三、实验步骤

以CM5芯片，研究蛋白与小分子间互作为例。

1. 固定配体　采用氨基偶联试剂盒，需要高配体偶联水平，配体偶联水平在10 000 RU以上。偶联之前需要做静电吸附测试，静电吸附测试时，配体浓度可以从20 μg/ml开始尝试，醋酸钠pH值从5.5到4.0进行尝试，静电吸附测试时响应值要在10 000 RU以上（正式偶联时通常小于此值）。通过静电吸附测试确定合适的醋酸钠缓冲液和配体浓度。配体偶联，手动模式进行配体偶联，通常活化7 min，偶联7～15 min，封闭7 min，偶联前后基线RU值的差异即为配体的偶联水平（以RU值表示）。

2. 分子间相互作用分析　如果小分子的溶解性差需要DMSO助溶，那么需要在缓冲液中添加DMSO，需要做溶剂校正。GE公司Biacore T200最高能够耐受10%的DMSO，通常使用5%的DMSO。溶剂校正要在结合实验之前做，通常一次实验做一次校正就行。小分子的浓度可以从50 μM-200 μM起倍比稀释，至少5个浓度梯度（通常多设几个），需要设置零浓度和重复浓度，检测时从零浓度开始直至最大浓度，最后测重复浓度。通常蛋白和小分子的相互作用不是很强，不需要洗脱。

3. 结果分析　使用分析软件进行分析，查看溶剂校正曲线，要在合理范围之内；查看结合水平，随着浓度增大结合水平升高；查看参比通道结合水平，要小于10 RU。计算亲和力，如果有明显的结合和解离过程，可以选择Kinetics模式，如果结合和解离速度特别快，选择

Affinity模式，进行拟合，Kinetics模式可以得到亲和力、结合速率和解离速率，Affinity模式只能得到亲和力。要对结果的可靠性进行评估，Kinetics模式自动给出质控结果，在quality control栏，如果前两个指标都是绿色那么结果可靠，如果有一个是红色，那么结果不可靠，Affinity模式首先要考虑结合曲线是否随着蛋白浓度增大呈稳定的上升，其次,KD值要落在检测浓度之内。

## 四、示例图片（图2-8-19、图2-8-20）

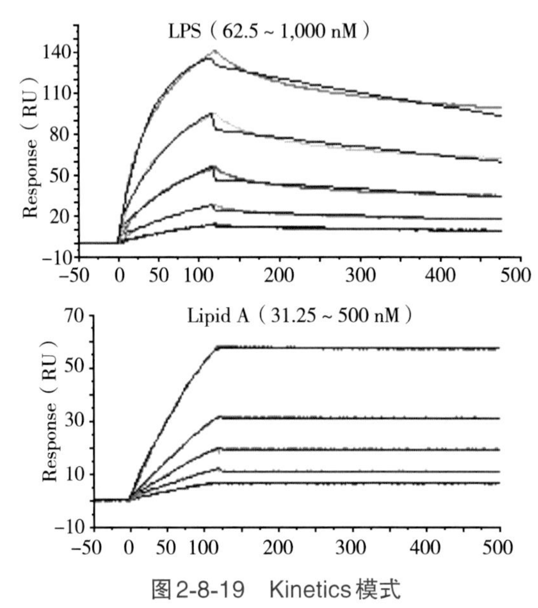


图2-8-19　Kinetics模式

注：LPS（62.5 ～ 1000 nM）：脂多糖（62.5 ～ 1000 nM）；Response（RU）：响应值（RU）；Lipid A（31.25 ～ 500 nM）：脂质A（31.25 ～ 500 nM）。

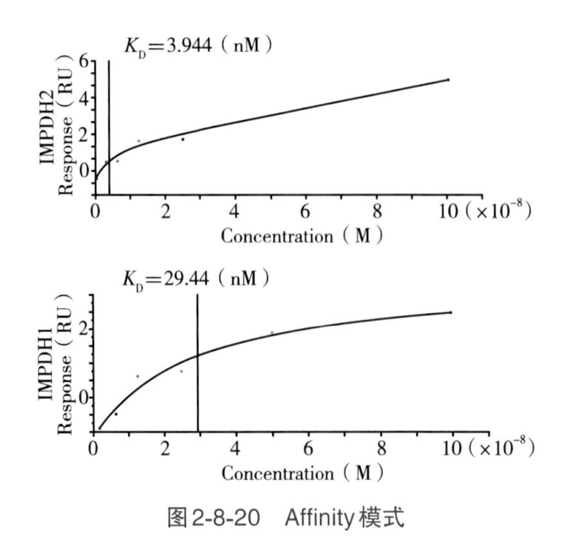


图2-8-20　Affinity模式

注：IMPDH2 Response（RU）：IMPDH2 响应值（RU）；Concentration（M）：浓度（M）；IMPDH1 Response（RU）：IMPDH1 响应值（RU）。

◆ 注意事项

1. 所有进入系统的流动相，包括样品及缓冲液，均需要经0.22 μm滤膜过滤；

2. 缓冲液要新鲜配置，过滤好的缓冲液过夜后需要重新过滤；

3. 偶联阶段，不能选用Tris等含有伯胺基的缓冲液；

4. 偶联缓冲液pH值应高于3.5，但低于配体蛋白等电点，酸性蛋白做配体时可以选用CM系列以外的芯片。

（侯玉芳　杨　敏）

## 参 考 文 献


（1）DEL SOLE，A.，MALASPINA，S.，MAGENTA BIASINA，A.，Magnetic resonance imaging and positron emission tomography in the diagnosis of neurodegenerative dementias［J］. Funct neurol，2016，31，205-215.

（2）CANAZZA，A.，MINATI，L.，BOFFANO，C.，et al. Experimental models of brain ischemia：a review of techniques，magnetic resonance imaging，and investigational cell-based therapies［J］. Front Neurol，2014，5，19.

（3）SALO，R.A.，MIETTINEN，T.，LAITINEN，T.，et al. Diffusion tensor MRI shows progressive changes in the hippocampus and dentate gyrus after status epilepticus in rat-histological validation with Fourier-based analysis［J］. Neuroimage，2017，152，221-236.

（4）曾洪武，王培军，磁共振扩散加权与弥散张量成像原理分析及比较［J］. 中国医学影像技术，2005，21，1945-1947.

（5）REID，E.，GRAHAM，D.，LOPEZ-GONZALEZ，M.R.，et al. Penumbra detection using PWI/DWI mismatch MRI in a rat stroke model with and without comorbidity：comparison of methods［J］. Cereb blood flow metab，2012，32，1765-1777.

（6）TANAKA，Y.，NAGAOKA，T.，NAIR，G.，et al. Arterial spin labeling and dynamic susceptibility contrast CBF MRI in postischemic hyperperfusion，hypercapnia，and after mannitol injection［J］. Cereb blood flow metab，2011，31，1403-1411.

（7）CAI，K.，HARIS，M.，SINGH，A.，et al. Magnetic resonance imaging of glutamate［J］. Nature medicine，2012，18，302-306.

（8）Wu，B.，WARNOCK，G.，ZAISS，M.，et al. An overview of CEST MRI for non-MR physicists. EJNMMI phys，2016，3，19.

（9）杨正汉，冯逢，王霄英. 磁共振成像技术指南—检查规范、临床策略及新技术（修订版）［J］. 中国医学影像学杂志，2010.

（10）TYRANKIEWICZ，U.，SKORKA，T.，ORZYLOWSKA，A.，et al. Comprehensive MRI for the detection of subtle alterations in diastolic cardiac function in apoE/LDLR（-/-）mice with advanced atherosclerosis［J］. NMR Biomed，2016，29，833-840.

（11）LI，C.，WANG，L.V. Photoacoustic tomography and sensing in biomedicine［J］. Phys med biol，2009，54，R59-97.

（12）WANG，Y.，XING，D.，ZENG，Y.，et al. Photoacoustic imaging with deconvolution algorithm［J］. Phys med biol，2004，49，3117-3124.

（13）YANG, D.W., XING, D., YANG, S.H., et al. Fast full-view photoacoustic imaging by combined scanning with a linear transducer array [ J ]. Opt express, 2007, 15, 15566-15575.

（14）KNEIPP, M., TURNER, J., HAMBAUER, S., et al. Functional real-time optoacoustic imaging of middle cerebral artery occlusion in mice [ J ]. PLoS one 9, 2014, e96118.

（15）FENG, G., HAO, L., XU, C., et al. High-intensity focused ultrasound-triggered nanoscale bubble-generating liposomes for efficient and safe tumor ablation under photoacoustic imaging monitoring [ J ]. Int J nanomedicine, 2017, 12, 4647-4659.

（16）KANG, N.Y., PARK, S.J., ANG, X.W., et al. A macrophage uptaking near-infrared chemical probe CDnir7 for in vivo imaging of inflammation [ J ]. Chem commun ( camb ), 2014, 50, 6589-6591.

（17）JANSEN, K., WU, M., VAN DER STEEN, A.F., et al.. Lipid detection in atherosclerotic human coronaries by spectroscopic intravascular photoacoustic imaging [ J ]. Opt express, 2013, 21, 21472-21484.

（18）MAJI, S.K., SREEJITH, S., JOSEPH, J., et al. Upconversion nanoparticles as a contrast agent for photoacoustic imaging in live mice [ J ]. Adv mater, 2014, 26, 5633-5638.

（19）HUDSON, S.V., HUANG, J.S., YIN, W., et al. Targeted noninvasive imaging of EGFR-expressing orthotopic pancreatic cancer using multispectral optoacoustic tomography [ J ]. Cancer res, 2014, 74, 6271-6279.

（20）SCARFE, L., RAK-RASZEWSKA, A., GERACI, S., et al. Measures of kidney function by minimally invasive techniques correlate with histological glomerular damage in SCID mice with adriamycin-induced nephropathy [ J ]. Sci rep 5, 2015, 13601.

（21）MORSCHER, S., DRIESSEN, W.H., CLAUSSEN, J., et al. Semi-quantitative Multispectral Optoacoustic Tomography ( MSOT ) for volumetric PK imaging of gastric emptying [ J ]. Photoacoustics 2, 2014, 103-110.

（22）BURTON, N.C., PATEL, M., MORSCHER, S., et al. Multispectral opto-acoustic tomography ( MSOT ) of the brain and glioblastoma characterization [ J ]. Neuroimage, 2013, 65, 522-528.

（23）AHMED, N., SALSMAN, V.S., KEW, Y., et al. HER2-specific T cells target primary glioblastoma stem cells and induce regression of autologous experimental tumors [ J ]. Clin cancer Res, 2010, 16, 474-485.

（24）BRADBURY, M.S., PANAGIOTAKOS, G., CHAN, B.K., et al. Optical bioluminescence imaging of human ES cell progeny in the rodent CNS [ J ]. Neurochem, 2007, 102, 2029-2039.

（25）HSU, A.R., HOU, L.C., VEERAVAGU, A., et al. In vivo near-infrared fluorescence imaging of integrin alphavbeta3 in an orthotopic glioblastoma model [ J ]. Mol imaging biol, 2006, 8, 315-323.

（26）ADAMS, J.Y., JOHNSON, M., SATO, M., et al. Visualization of advanced human prostate cancer lesions in living mice by a targeted gene transfer vector and optical imaging [ J ]. Nat med, 2002, 8, 891-897.

（27）AKENS, M.K., YEE, A.J., WILSON, B.C., et al. Photodynamic therapy of vertebral metastases: evaluating tumor-to-neural tissue uptake of BPD-MA and ALA-PpIX in a murine model of metastatic human breast carcinoma [ J ]. Photochem photobiol, 2007, 83, 1034-1039.

（28）BLUM, G., VON DEGENFELD, G., MERCHANT, M.J., et al. Noninvasive optical imaging of cysteine protease activity using fluorescently quenched activity-based probes [ J ]. Nat chem biol, 2007, 3, 668-677.

（29）ABDEL-AZIM, H., ZHU, Y., HOLLIS, R., et al. Expansion of multipotent and lymphoid-committed human progenitors through intracellular dimerization of mpl [ J ]. Blood, 2008, 111, 4064–4074.

( 30 ) AZADNIV, M., DUGGER, K., BOWERS, W.J., et al. Imaging CD8 + T cell dynamics in vivo using a transgenic luciferase reporter [ J ]. Int immunol, 2007, 19, 1165–1173.

( 31 ) BACKER, R., SCHWANDT, T., GREUTER, M., et al. Effective collaboration between marginal metallophilic macrophages and CD8 + dendritic cells in the generation of cytotoxic T cells [ J ]. Proc natl acad sci USA, 2010, 107, 216–221.

( 32 ) CAO, Y.A., BACHMANN, M.H., BEILHACK, A., et al. Molecular imaging using labeled donor tissues reveals patterns of engraftment, rejection, and survival in transplantation [ J ]. Transplantation, 2005, 80, 134–139.

( 33 ) CARLSEN, H., HAUGEN, F., ZADELAAR, S., et al. Diet-induced obesity increases NF-kappaB signaling in reporter mice [ J ]. Genes nutr, 2009, 4, 215–222.

( 34 ) CHAN, K.M., RAIKWAR, S.P., ZAVAZAVA, N. Strategies for differentiating embryonic stem cells ( ESC ) into insulin-producing cells and development of non-invasive imaging techniques using bioluminescence [ J ]. Immunol res, 2007, 39, 261–270.

( 35 ) WANG, L.L., FENG, C.L., ZHENG, W.S., et al. Tumor-selective lipopolyplex encapsulated small active RNA hampers colorectal cancer growth in vitro and in orthotopic murine [ J ]. Biomaterials, 2017, 141, 13–28.

( 36 ) LI, K., WANG, F., CAO, W.B., et al. TRIB3 promotes APL progression through stabilization of the oncoprotein PML-rARalpha and inhibition of p53-mediated senescence. Cancer cell, 2017, 31, 697–710 e697.

( 37 ) FOSTER, F.S., ZHANG, M.Y., ZHOU, Y.Q., et al. A new ultrasound instrument for in vivo microimaging of mice [ J ]. Ultrasound in medicine & biology, 2002, 28, 1165–1172.

( 38 ) COLLINS, K.A., KORCARZ, C.E., LANG, R.M., Use of echocardiography for the phenotypic assessment of genetically altered mice [ J ]. Physiol genomics, 2003, 13, 227–239.

( 39 ) SCHERRER-CROSBIE, M., STEUDEL, W., HUNZIKER, P.R., et al. Determination of right ventricular structure and function in normoxic and hypoxic mice: a transesophageal echocardiographic study [ J ]. Circulation, 1998, 98, 1015–1021.

( 40 ) TODA, Y., KONO, K., ABIRU, H., et al. Application of tyramide signal amplification system to immunohistochemistry: a potent method to localize antigens that are not detectable by ordinary method [ J ]. Pathology international, 2010, 49, 479–483.

( 41 ) WANG, G., ACHIM, CL., HAMILTON, R.L., et al. Tyramide signal amplification method in multiple-Label immunofluorescence confocal microscopy [ J ]. Methods, 1999, 18, 459–464.

( 42 ) SHIMADA, J., HAYASHI, I., INAMATSU, T., et al. Clinical trial of in-situ hybridization method for the rapid diagnosis of sepsis [ J ]. Journal of infection & chemotherapy, 1999, 5, 21–31.

( 43 ) LEONG, F.J.W.M., MCGEE, J.O.D. Automated complete slide digitization: a medium for simultaneous viewing by multiple pathologists [ J ]. Journal of Pathology, 2001, 195, 508.

( 44 ) WEBSTER, J.D., DUNSTAN, R.W. Whole-slide imaging and automated image analysis: considerations and opportunities in the practice of pathology [ J ]. Veterinary Pathology, 2014, 51, 211–223.

( 45 ) YANG, L., FAN, B., YANG, K. et al. Chem phys lipids, 2012, 165, 133–141.

( 46 ) SHI, J., ZHAO, Y., WANG, Y., et al, Inflammatory caspases are innate immune receptors for intracellular LPS. Nature, 2014, 514: 187–192.

( 47 ) LIAO, L.X., SONG, X.M., WANG, L.C., et al. Highly selective inhibition of IMPDH2 provides the basis of antineuroinflammation therapy. Proc natl acad sci USA, 2017, 114: E5986–E5994.